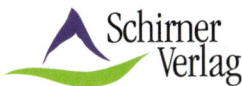

Schirner
Verlag

Janakananda

# AYURVEDA

## NAHRUNG UND BEWUSSTSEIN

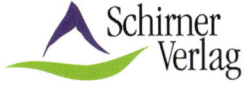

Schirner
Verlag

Hinweis:
Die hier zur Verfügung gestellten Informationen sollen Ihnen als Unterstützung dienen, damit Sie – zusammen mit Ihrem Arzt oder Heilpraktiker – eigenverantwortliche Entscheidungen in Gesundheitsfragen treffen können. Bei gesundheitlichen Störungen sollten Sie die vorgestellten Methoden erst nach Absprache mit Ihrem Arzt oder Heilpraktiker anwenden, sie bieten keinen Ersatz für eine von diesem verordnete Behandlung. Weder Autor noch Verlag übernehmen für eventuelle Schäden, die aus der Anwendung der im Buch erteilten Hinweise entstehen, eine Haftung.

ISBN 978-3-89767-088-4

© Schirner Verlag, Darmstadt
Erste Auflage 2007

Alle Rechte vorbehalten
(ausgenommen für die Buchveröffentlichung in Italienisch)

Umschlag: Murat Karaçay
Fotografien allgemein: Daniel Jenni Unternehmungen GmbH, www.yfaverlagsgmbh.ch
Fotografien auf den Seiten 10, 18, 30, 62 & 116 © World Health Organization WHO/P. Virot
Redaktion & Satz: Kirsten Glück, Sharmila Maas
Herstellung: Reyhani Druck & Verlag, Darmstadt

Printed in Germany

www.schirner.com

# INHALTSVERZEICHNIS

## Vorwort des Autors

Liebe Leserinnen, liebe Leser

Ayurveda offenbart uns in seiner wichtigsten Darlegung die Beziehung des Menschen zur Natur. Die Natur wird in ihrer Ganzheit als Ursprung jeglicher physischer als auch geistiger Evolution erkannt. Alles, was innerhalb des menschlichen Lebens geschieht, ist auf die Erzeugnisse der Natur zurückzuführen. Gemäß der ayurvedischen Lehre ist es unmöglich, den Geschmack einer Frucht, den Duft einer Blume oder die Liebe im Herzen eines Menschen voneinander zu trennen. Je nach unserem Umgang mit der Natur erhalten wir unterschiedliche Wirkungen in unserem täglichen Leben. Alle körperlichen Probleme und Schwierigkeiten haben letztlich ihren Ursprung im Umgang mit der Nahrung.

Sind wir uns bewußt, daß Geduld, Vertrauen, Weisheit und Nächstenliebe durch die Nahrung gewonnen werden können? Sind wir nicht alle viel zu oft der Meinung, daß wir die Errungenschaften unseres Lebens ohne Natur und auch ohne unsere Mitmenschen gewonnen hätten?! Was aber, wenn wir ohne die Natur weder handeln noch erkennen könnten; gehörte dann nicht der Natur das Vollbrachte und das Erreichte? Jedesmal, wenn wir uns selbst schmücken, so kommt es mir vor, stehlen wir den Apfel vom Baum des Lebens, gleich dem biblischen Sündenfall.

So lehrt uns der Ayurveda, daß Zorn und Unwissenheit auf den falschen Umgang mit Nahrung und Natur zurückzuführen sind. Auch die Launen der Natur haben ihren Ursprung in einem Ungleichgewicht zwischen Mensch und Umwelt. Die Einnahme von Nahrung schenkt allen Menschen, ob jung oder alt, Frieden und Glück, bringt in uns die höchsten menschlichen Werte zur Entfaltung, und doch sind wir oft nicht in der Lage, der Natur die Bedeutung beizumessen, die ihr gebührt.

Ich wünsche mir, daß durch dieses Buch mehr Bewußtsein und Liebe für unsere tägliche Nahrung geweckt wird, so daß mit ihr nicht nur unser Bauch, sondern auch Geist und Herz genährt werden. Gleichzeitig soll es Aufschluß geben über die Zusammenhänge zwischen Nahrung und Leben im Sinne des Ayurveda.

**JANAKANANDA**

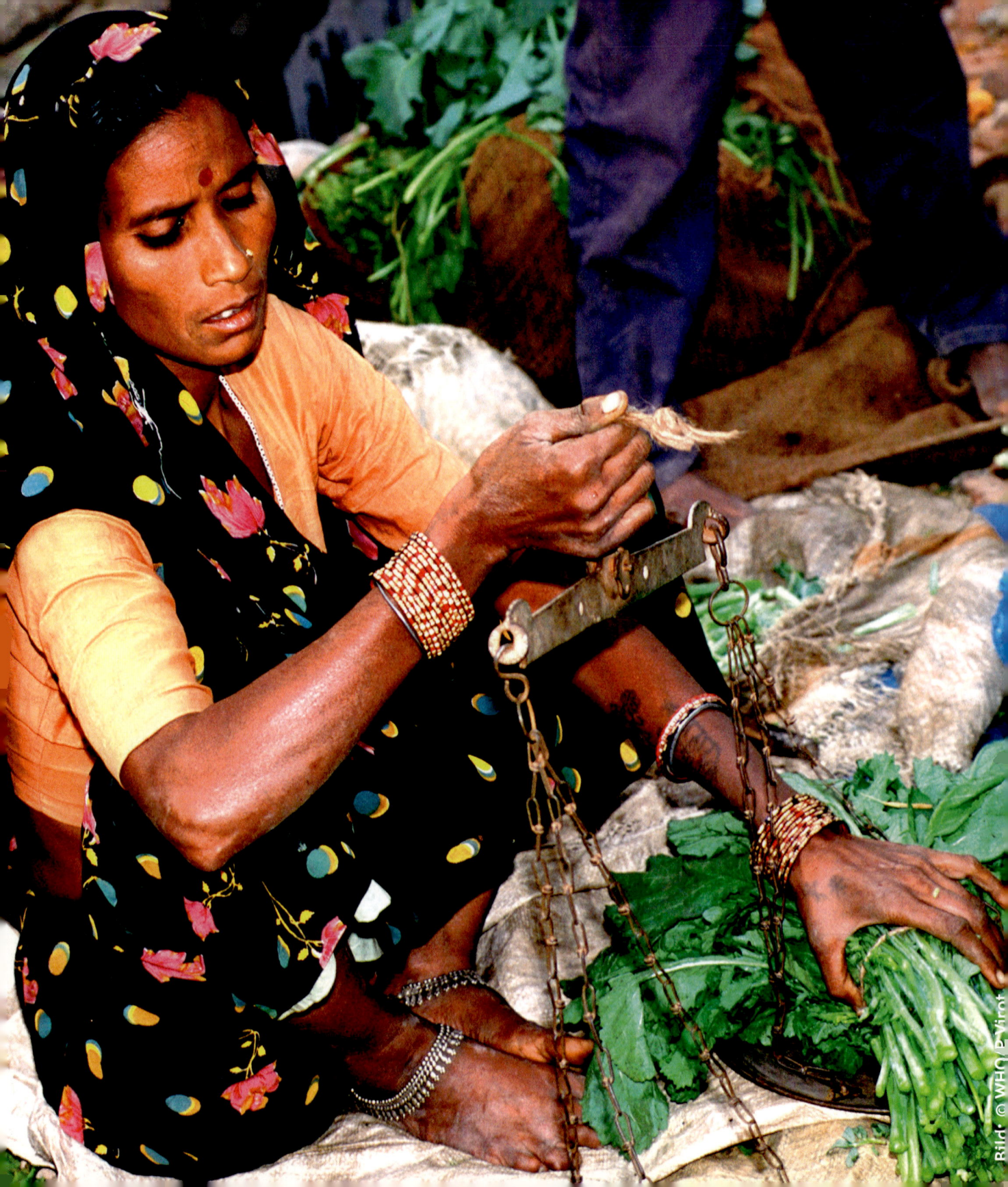

# Ursprung des Ayurveda

Ayurveda bedeutet übersetzt Wissen über das Leben. Das Wort Ayurveda wurde in den vergangenen Jahrzehnten bekannt durch seine im Westen erfolgte Verbreitung als Nahrungslehre. Die meisten Menschen begrenzen Ayurveda auf Kochrezepte, Massagen und heilende Kräuter, die der Gesundheit des Menschen dienen, und sehen die ayurvedische Lehre als ein technisches Wissen über Nahrung. Ayurveda umfaßt jedoch mehr als Nahrung und kann auf allen menschlichen Daseinsebenen die Entfaltung von Seele, Geist und Körper harmonisieren und beschleunigen.

Die Veden, die heiligen Schriften Indiens, bestehen aus vier Teilen. Der Rigveda ist der älteste Teil und beschreibt den Ursprung der göttlichen Offenbarung. Samaveda wird der zweite Teil genannt, der auch als Veda der göttlichen Lieder und Gesänge bekannt ist. Der Yajurveda bildet den dritten Teil und beinhaltet die göttlichen Gebete und Opfersprüche. Atharvaveda ist der vierte Veda und enthält das Wissen über die Gesundheit und das Heilen des menschlichen Körpers. Der Ayurveda ist ein Bestandteil des Atharvaveda und befaßt sich vor allem mit der medizinischen Wissenschaft. Die Essenz seiner Lehre besteht darin, den Menschen mit Hilfe der Natur in Einklang mit sich selbst zu bringen.

Die ältesten Werke des Ayurveda stammen von den indischen Weisen Caraka, Sushruta und Vagabhata. Caraka verfaßte den Teil über die allgemeine Medizin; Sushruta dokumentierte die Lehre über die Chirurgie; Vagabhata fasste die Werke von Caraka und Sushruta zusammen.

Lahiri Mahasaya (1828–1895), der große indische Heilige und Vater des Kriya-Yoga, gab in bezug auf Ayurveda zu verstehen, daß das letzte Geheimnis seiner Lehre nicht durch die Schrift, sondern durch das Herz wiedergegeben werden kann. So lehrte er seine Schüler, daß die Schrift die Funktion eines Wegweisers habe, die Heilung jedoch ausschließlich durch das Herz geschehen könne. Wenn wir also einem durstigen Menschen ein Glas Wasser reichen, so könnte man das Glas mit der Schrift vergleichen und das Wasser mit der Essenz unseres Herzens. Beides ist voneinander abhängig, ein leeres Glas kann aber niemals Durst löschen. Ein reines Herz läßt alle körperlichen und geistigen Unreinheiten verdunsten und macht uns glücklich. In der heutigen Zeit ist die Entwicklung des Menschen in bezug auf sein Herz eher mangelhaft, und so forderte Lahiri Mahasaya seine Schüler auf, zuerst durch Meditation und Dienst am Mitmenschen ihr Herz zu läutern, bevor sie mit dem Studieren der Schriften beginnen, da sie sonst die Schriften falsch verstehen. Die Unwissenheit über diese Tatsache hat dazu geführt, daß derart viele falsche Deutungen und Erklärungen über die Schriften aller Religionen verfaßt wurden.

Meine nachfolgenden Erläuterungen basieren einerseits auf den ursprünglichen Werken des Ayurveda, und andererseits versuche ich, den unsichtbaren Teil der Lehre so wiederzugeben, wie ich ihn empfangen habe. Dieses Buch beschreibt natürlich nur einen kleinen Teil des ganzen Ayurveda, wobei die Bedeutung der täglichen Nahrung den Kernpunkt bildet. Alle Darlegungen können im eigenen Leben direkt nachvollzogen werden. Es sind jedoch Ausdauer, Geduld und Liebe erforderlich, bis man die Tiefen dieser wunderbaren Lehre verinnerlichen kann. Als ich begonnen habe, mich mit der ayurvedischen Lehre zu befassen, ist mir klargeworden, daß Ayurveda einen das ganze Leben lang begleitet, bewußt oder unbewußt. So ist mir bereits als Kind aufgefallen, daß mit bestimmten Mahlzeiten immer auch gewisse Menschen, Worte und Situationen verbunden waren. So ist mir klargeworden, daß die Dinge, die man mag oder nicht mag, immer auf Ereignisse in diesem Zusammenhang zurückzuführen sind. Später achtet man nur noch auf

Nahrung und gesundes Essen und würdigt die dazugehörenden Lebensfaktoren wie Mitmenschen und Lebensumstände viel zu wenig. Ja, man ist gar nicht in der Lage, wirklich festzustellen, was gesund ist und was nicht! Genauso wie man Bücher liest und Dinge lernt, um jemand zu sein, und dann durch Schicksalsschläge, die einen lehren, nichts zu sein, die Lebensweisheit findet, die wie ein wertvoller Schatz aus unserem Herzen emporleuchtet. Eines Tages habe ich dann verstanden, daß der Umgang mit dem Leben die Nahrung gesund oder ungesund macht. Denn Nahrung und Bewegung des Körpers sind untrennbar miteinander verbunden. So steht in den Schriften, daß jede Nahrung eine darauffolgende Bewegung des Körpers herbeiführt. Die Früchte der Bewegung sind Kommunikation und geistige Errungenschaften. Der Widerstand, einer entsprechenden Bewegung des Körpers Folge zu leisten ist Ursprung aller physischen und geistigen Krankheiten. Diese Widerstände zu beseitigen, ist das Ziel der Ayurvedalehre.

Jesus Christus äußerte sich im Neuen Testament ebenfalls zur täglichen Nahrung:

*Was zum Mund hineingeht,*
*das macht den Menschen nicht unrein,*
*sondern was aus dem Mund herauskommt,*
*das macht den Menschen unrein.*
MATTHÄUS 15,11

Die Nahrung, die wir zu uns nehmen, kann uns also nicht unrein machen. Nun stellt sich die Frage, wie dann trotzdem Probleme im Körper entstehen können. Gemäß dem Ayurveda – und so könnte man die Worte Jesu Christi auch verstehen – entsteht die Unreinheit durch den Umgang mit den nahrungsverbundenen Lebenssituationen. Oft lehnen wir sie durch unsere Worte und Gedanken ab und ziehen damit unbewußt auch die Nahrung in unserem Körper in Mitleidenschaft. Gedanken drehen sich innerhalb unseres Kopfes, und wohin soll ihre Kraft abfließen, wenn nicht in Stoffwechsel und Blutkreislauf? Letztlich sagt der Ayurveda, daß die Bewegung des Körpers, die Worte und die Gedanken in Wahrheit nur unterschiedliche Ebenen derselben Nahrungsform sind. Die Bewegungen schenken uns Frieden, die Worte Weisheit und die Gedanken Liebe - oder sie erzeugen in uns Unzufriedenheit, Sorgen und Ängste, die wiederum langfristig zu Krankheiten führen. Es versteht sich von allein, daß das richtige Einnehmen der Nahrung den Menschen ganzheitlich in Körper und Geist gesund erhalten kann. Natürlich werden wir alle auch von Atem und Sonnenlicht genährt, aber jeder Nahrung liegen diese beiden Bestandteile ebenfalls zugrunde, so daß das Betrachten der grobstofflichen Nahrung gleichzeitig auch die feinstofflichen Ebenen berücksichtigt. Letztlich bildet sich die Nahrung durch das Zusammenspiel der Erde, des Atems und des Lichtes. Diese Hauptelemente bilden gleichzeitig auch die drei menschlichen Ebenen des Handelns, Fühlens und Denkens; sind diese in vollständiger Harmonie, ist der Mensch glücklich.

Es gibt also keine guten oder schlechten, gesunden oder ungesunden Nahrungsmittel, diese entstehen nur durch unsere Unzulänglichkeiten dem Leben gegenüber. Die Unfähigkeit, Begriffe wie Ayurveda und Vegetarier richtig zu verstehen, hat dazu geführt, daß heute in bezug auf Nahrung Urteile über Mitmenschen gefällt werden, wo doch Ayurveda den Menschen gegeben wurde, auf daß sie sich jeglichen Urteils an Natur und Mensch enthalten. In Einklang zu sein mit der Nah-

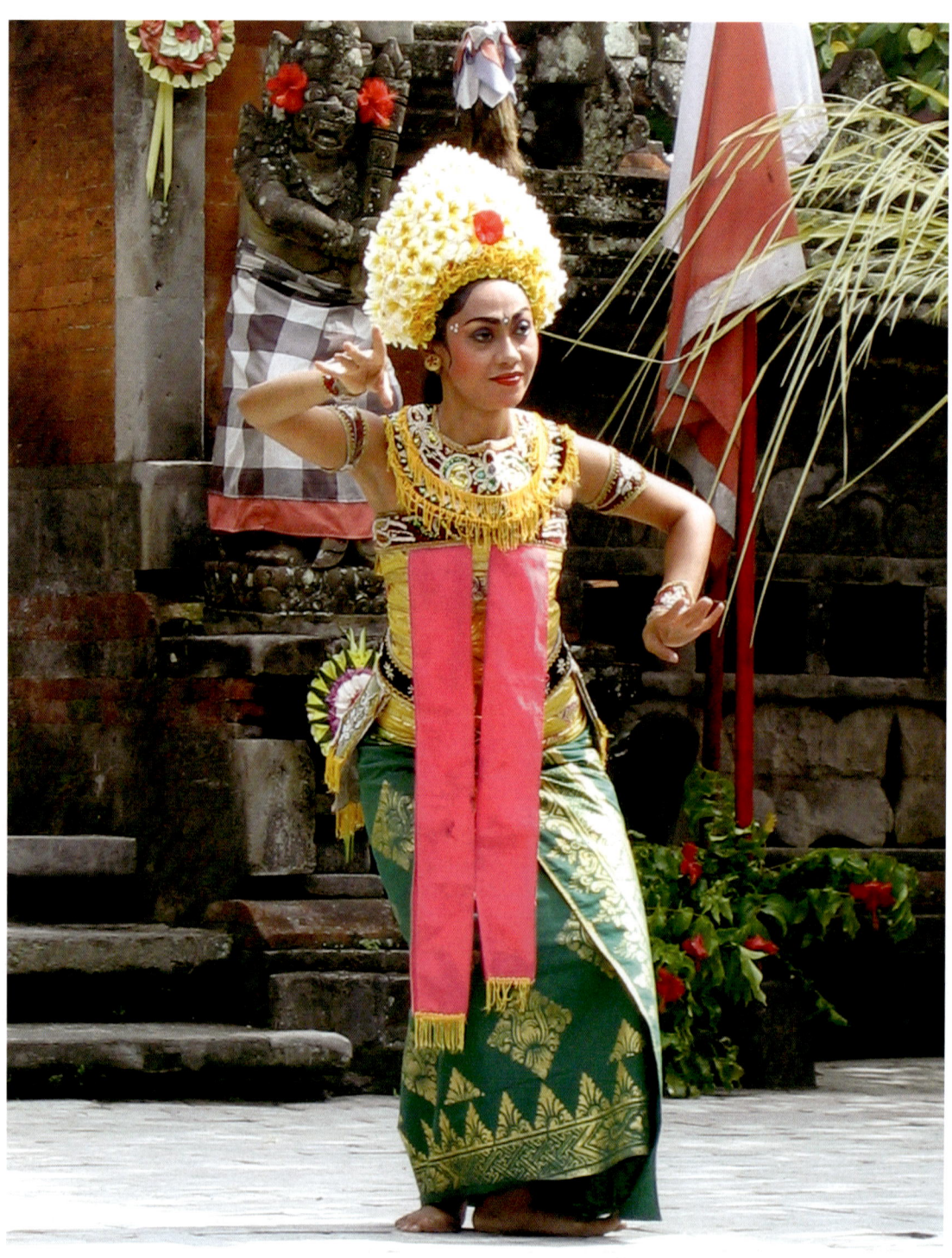

rung, die wir zu uns nehmen, bedeutet Frieden und Ausgewogenheit in jeder Lebenslage, was die Gesundheit des Körpers ganz von allein herbeiführt.

## Nahrung ist Leben, und Leben ist Bewegung und Freude

Gemäß der ayurvedischen Lehre beginnt sich die Unausgeglichenheit von Körper und Geist auf drei Arten zu manifestieren. Diese drei ersten Anzeichen von bevorstehender Krankheit werden wie folgt unterschieden: Bei übermäßigem Schleim spricht man von zuviel Kapha, bei zuviel Luft von Vata und bei zuviel Galle von Pitta. Wird dieses Ungleichgewicht nicht behoben, so entstehen Krankheiten. Schleim führt zu Erkältungskrankheiten, Luft zu Blähungen und Rückenschmerzen und Galle zu Übersäuerung und Verdauungsproblemen. Schlußendlich kann jede Krankheit in ihren Ursprüngen auf die Unausgewogenheit dieser drei Körperflüssigkeiten zurückgeführt werden.
Ein Bereich der ayurvedischen Lehre befaßt sich mit der Wiederherstellung des körperlichen Gleichgewichts und hat die Nahrung zu diesem Zweck in Gruppen sortiert, um durch Einschränkung bestimmter Eßgewohnheiten den Körperhaushalt wieder in Ordnung zu bringen. Man unterscheidet die Nahrung nach ihren Gunas (Grundeigenschaften) und teilt sie entsprechend ihrer Wirkung auf den Menschen in drei Gruppen ein; diese Einteilung ist aber ohne Wertung. Leichte Nahrung, wie Früchte und Gemüse, ist geprägt von Sattva Guna und aktiviert die Intelligenz. Gewürze und leichtverdauliche Nahrung gelten als Raja Guna und aktivieren die Energie. Fleisch und schwerverdauliche Nahrung werden als Tama Guna bezeichnet und festigen den physischen Körper. Der Mensch braucht, je nach dem Leben, das er führt, von der einen oder anderen Nahrung mehr oder weniger. Das Ungleichgewicht zwischen Lebensführung und Nahrung erzeugt alle unangenehmen Folgen innerhalb unseres Körperhaushaltes. Schwere Kost wird durch zuwenig physische Bewegung nicht verbrannt, leichte Kost hingegen gibt dem Körper zuwenig Kraft für anstrengende Arbeit.
Die Wirkung der Nahrungsformen zu erkennen ist also ein wichtiger Faktor für die Rückgewinnung verlorengegangener Gesundheit.
Jede Nahrungsaufnahme versetzt den menschlichen Körper in Bewegung und lenkt ihn in irgendeine Richtung mit dem Ziel, uns Freude zu spenden. Wehren wir uns aufgrund von Vorstellungen und Festhalten an bestehenden Lebensgewohnheiten gegen die einzuschlagende Richtung, so entstehen drei Arten von Spannung, die gleichgesetzt werden können mit den im Ayurveda erwähnten übermäßigen Körperflüssigkeiten. So führt die mentale Spannung zu einer Überproduktion von Schleim, die emotionale Spannung verursacht ein Übermaß an Luft, und zuviel körperliche Anstrengung läßt die Gallensäure ansteigen. Wir erkennen also, daß jeder körperlichen Krankheit eine innere Spannung vorausgeht. Diese inneren Spannungen entstehen durch Anhaftung an materielle Dinge und durch Ego-Zentriertheit. Sie verhindern wahres Wissen, Einsicht und Liebe. Deswegen ist das Ziel des Ayurveda, dem Menschen zusätzlich zur richtigen Nahrungsaufnahme auch die rechte Sichtweise zu lehren, da ansonsten keine Wirkung erzielt werden kann. So ist es die Einstellung zum Leben, die den Menschen über das irdische Dasein hinaustragen kann und

seinen Geist für nachkommende Generationen zu einer Quelle der Weisheit werden läßt. Auch Jesus hat über diese wichtige Bedeutung der Nahrung gesprochen:

*Dies ist das Brot, was vom Himmel gekommen ist.*
*Es ist nicht wie bei den Vätern,*
*die gegessen haben und gestorben sind.*
*Wer dies Brot ißt, der wird leben in Ewigkeit.*
JOHANNES 6,58

Das Brot des Himmels symbolisiert die geistige Erkenntnis, die das unsichtbare Gegenstück des physischen Nährwertes darstellt. Hinter allen Naturerzeugnissen verbirgt sich die göttliche Fügung, und so ist es möglich, auch innere Werte wie Vertrauen, Geduld und Liebe über das richtige Aufnehmen der Nahrung zu verwirklichen. Der falsche Umgang mit der Nahrung führt logischerweise zu den gegenteiligen Ergebnissen. Ängste, Sorgen und Mißtrauen entstehen dadurch, daß man der Nahrung nicht den richtigen Stellenwert einräumt. Gesundheit hängt also im ayurvedischen Sinne nicht so sehr davon ab, was man zu sich nimmt, sondern davon, ob man sich von der Nahrung in die entsprechende Lebensrichtung führen läßt. Geschieht dies, so entwickeln sich Nächstenliebe, Einsicht und Toleranz ganz von allein. Denn letztlich sind die inneren Werte des Menschen bestimmend für die Gesundheit des Körpers und des Geistes.

Es gilt also, die Nahrung mit Demut und Liebe aufzunehmen. Dadurch bringen wir Nahrung und Körperbewegung in Einklang. Das Einswerden mit den Bewegungen des Körpers in Sehen, Verstehen und Handeln erfahren wir als tiefen Frieden und Seligkeit. Alles Leben strebt nach dieser Freude, sie ist das Aufflammen der Seele und ein zeitweiliges Eintauchen in den Ursprung des Lebens, in die Ewigkeit Gottes. Letztlich ist der Mensch also in der Lage, durch richtiges Aufnehmen und Verarbeiten der Nahrung des ewigen Friedens der Seele gewahr zu werden.

Die Verbindung zwischen Nahrung und täglichem Leben ist der Hauptbestandteil der ayurvedischen Lehre. So entwickeln sich die drei Körperflüssigkeiten Kapha, Vata und Pitta parallel zu Denken, Fühlen und Handeln. Der Ayurveda offenbart uns, daß sich hinter dem Denken die Familie verbirgt, hinter dem Fühlen die Kommunikation und hinter dem Handeln die tägliche Arbeit. Entstehen Probleme mit den Körperflüssigkeiten, so kann man folgendes festhalten: Wer zuviel Schleim im Körper hat, ist mit seinem Familienleben nicht in Einklang. Wer zuviel Luft im Körper hat, ist nicht in Harmonie mit dem natürlichen Entwicklungsweg, sondern will ohne Kommunikation und Einfügung in die Gesellschaft seine Ziele erreichen. Wenn zuviel Galle entsteht, so zeigt dies, daß der Betroffene im Arbeitsleben nicht glücklich ist. Auftretende Körperprobleme können gemäß des Ayurveda nur geheilt werden, wenn auch im täglichen Leben eine entsprechende Bewußtseinsveränderung stattfindet. Wird der Körper nur einseitig auf der physischen Ebene geheilt, so führt dies zur geistigen Überspannung. Diese wiederum bewirkt hektische und spannungsvolle Einflüsse des Umfeldes auf den Menschen. Gemäß Ayurveda können alle Umstände, die auf den Menschen einwirken, auf diese innere Überspannung zurückgeführt werden. Viele Menschen sind leider der irrtümlichen Meinung, daß Unfälle und Krankheiten einem Zufallsmechanismus unterliegen. Dem ist jedoch nicht so. Alle äußeren Wirkungen haben ihren Ursprung im Inneren des Menschen. In der indischen Weisheitslehre wird dies so formuliert:

*Das Herz des Menschen,*
*die unsichtbare Seite seines Wesens,*
*bestimmt alle sichtbaren Umstände seines Lebens.*

In der christlichen Lehre finden wir ähnliche Worte:

*Wenn aber dein Auge, dein Herz böse ist,*
*so wird dein ganzer Leib finster sein.*
MATTHÄUS 6,23

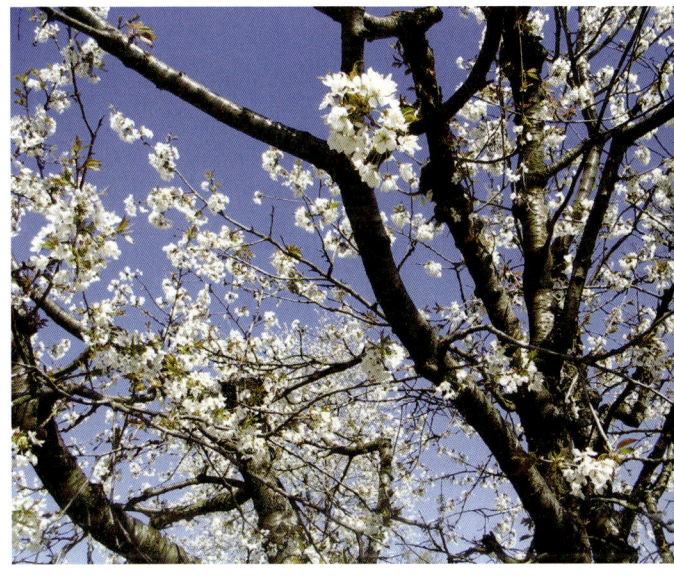

Als Menschen unterliegen wir weitgehend Umständen, die wir durch unser Denken, Kommunizieren und Handeln selbst zu verantworten haben. Eine rein wissenschaftliche Analyse der Probleme unserer Zeit wird uns nicht vor deren Konsequenzen schützen, das können nur Einsicht und Bewußtsein. Die Essenz der Ayurvedalehre besteht nun darin, aufzuzeigen, wie die Nahrung unser Bewußtsein verändern kann. Um dies besser zu verstehen, müssen wir uns zuerst mit dem Aufbau des menschlichen Körpers befassen.

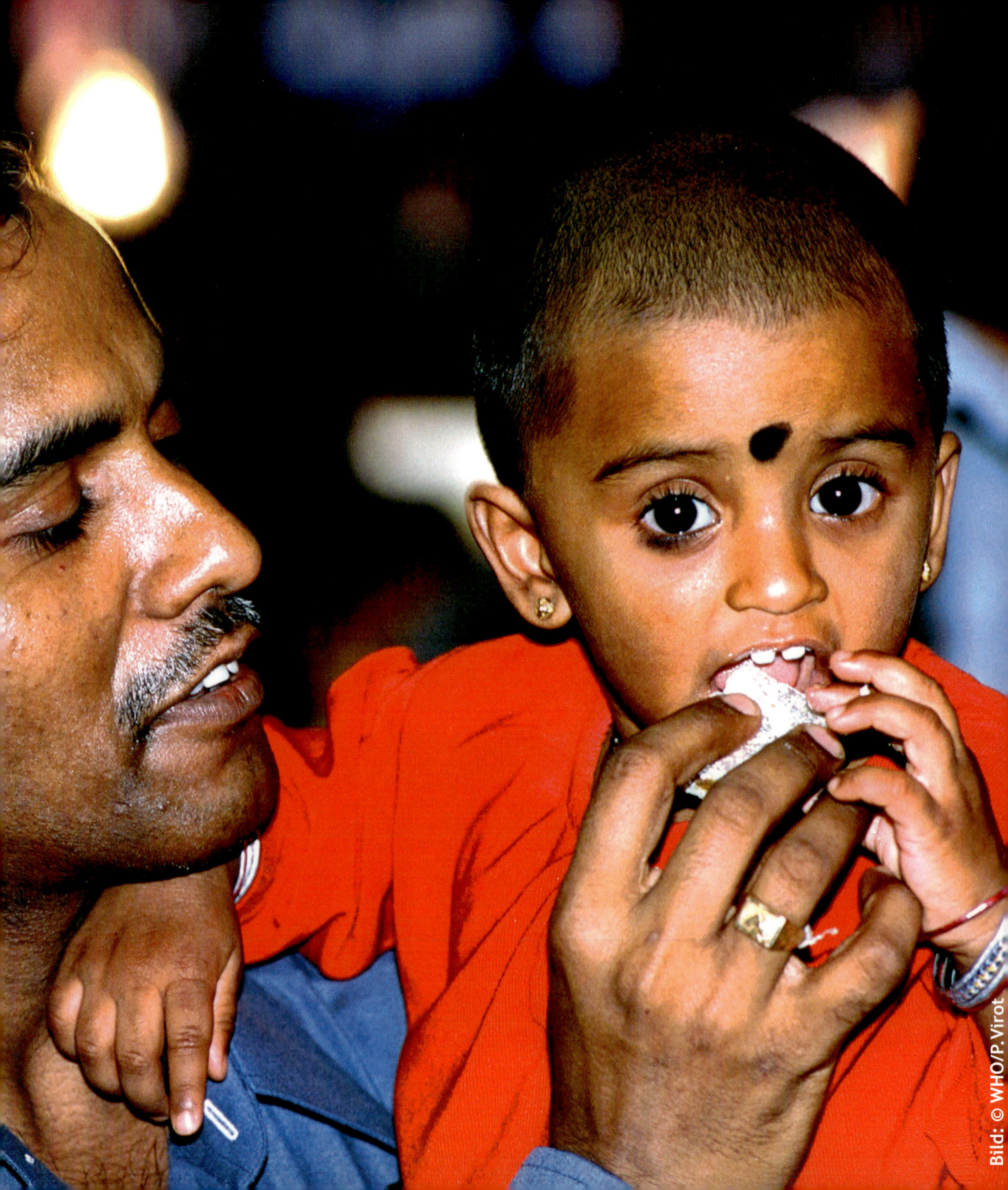

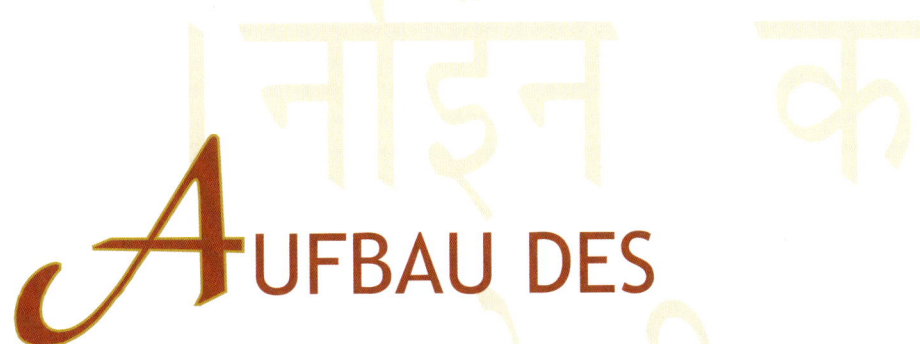

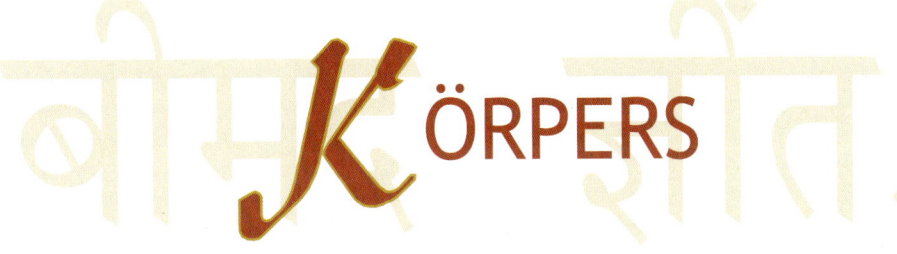

# Aufbau des menschlichen Körpers

Der Ayurveda unterteilt den menschlichen Körper in sieben Bestandteile, die sogenannten Dhatus. Sie formen den physischen Aufbau des Körpers. Ihr Gegenstück auf der geistigen Ebene wird symbolisiert durch die sieben Chakras. Chakras sind feinstoffliche Wirkungsebenen, die dem Körper Bewußtsein schenken und den unsichtbaren Teil des Menschen bilden. Das Nerven- und Drüsensystem übernimmt dabei die Vermittlerrolle zwischen Körper (Dhatus) und Geist (Chakras). Nachfolgende Spalten geben uns die Übersicht:

*Dhatu Sanskrit:* Rasa
*Deutsch:* Nahrungssaft
*Chakra Sanskrit:* Muladhara
*Deutsch:* Steißbein
*Drüse:* After

*Dhatu Sanskrit:* Rakta
*Deutsch:* Blut
*Chakra Sanskrit:* Swadisthana
*Deutsch:* Kreuzbein
*Drüse:* Geschlechtsdrüse

*Dhatu Sanskrit:* Mamsa
*Deutsch:* Fleisch
*Chakra Sanskrit:* Manipura
*Deutsch:* Nabelebene
*Drüse:* Bauchspeicheldrüse

*Dhatu Sanskrit:* Meda
*Deutsch:* Fett
*Chakra Sanskrit:* Anahata
*Deutsch:* Herzebene
*Drüse:* Thymusdrüse

*Dhatu Sanskrit:* Asthi
*Deutsch:* Knochen
*Chakra Sanskrit:* Vishudhya
*Deutsch:* Nackenebene
*Drüse:* Schilddrüsen

*Dhatu Sanskrit:* Majja
*Deutsch:* Knochenmark
*Chakra Sanskrit:* Ajna
*Deutsch:* Markebene
*Drüse:* Hypophyse

*Dhatu Sanskrit:* Shukra
*Deutsch:* Samen
*Chakra Sanskrit:* Sahasrara
*Deutsch:* Fontanelle
*Drüse:* Zirbeldrüse

Nicht nur der menschliche Körper, sondern alle Formen des Lebens bilden sich aus diesen sieben Hauptelementen. Der Ursprung allen Lebens beginnt immer im unsichtbaren Herzen der Natur oder in der Lebenskraft. Aus ihr entstehen Samen und Eizelle, vereint bildet sich daraus als nächstes das Knochenmark, danach entstehen die Knochen, das Fett, das Fleisch und dann das Blut sowie die Haut, die als Teil des Nahrungssaftes erachtet wird.
Der Mensch benötigt für die Aufrechterhaltung dieser Lebenssubstanzen die entsprechenden Nährbestandteile; aus der täglichen Nahrung wird zuerst der Nahrungssaft gewonnen, dieser wiederum nährt das Blut, das Blut das Fleisch, das Fleisch das Fett, das Fett die Knochen, die

Knochen das Knochenmark, das Knochenmark den Samen, und der Samen die Lebenskraft. Auf diese Weise erhalten alle Körperbestandteile ihre Nahrung und bleiben gesund. Interessanterweise geschieht die Erhaltung des Körpers in umgekehrter Abfolge zu seiner Schöpfung. Dies scheint zu verwirren, bei genauerer Betrachtung erkennen wir jedoch dieses Grundprinzip auch als Basis unseres täglichen Lebens. So können wir feststellen, daß der körperlichen Bewegung immer zuerst eine geistige Aktivität in Form einer Idee vorausgeht. Der ganze Umfang der Idee wird uns jedoch erst durch die Bewegung des Körpers vollständig ins Bewußtsein gebracht. Oft wird einem erst durch die Handlung bewußt, was man vorher als Idee und Absicht in sich getragen hat – und doch wissen wir, daß der Gedanke zuerst da war. Auf diese Weise kann man auch den Sinn des Lebens verstehen. Tief in uns tragen wir das Seelenbewußtsein, aus dem wir hervorgegangen sind. Um dieses Bewußtsein freizulegen, brauchen wir jedoch alle Lebenserfahrungen der äußeren Welt. Deswegen streben wir durch jede Lebenserfahrung danach, herauszufinden, was immer schon war. Die Wissenschaft forscht nach diesen Prinzipien genauso wie der Gottesgläubige, der nach dem Ursprung der Seele sucht. Geburt und Tod nähren sich gegenseitig und verkörpern die höchsten Zeugen dieses Naturgesetzes.

Die Nahrung, die wir zu uns nehmen, ist nun je nach Qualität und Beschaffung mehr oder weniger in der Lage, die einzelnen Hauptbestandteile des Körpers zu nähren. Die Vollkommenheit der Natur hat uns sieben Nahrungsformen geschenkt, welche das Gegenstück zu den sieben Körperessenzen bilden. Jede Nahrung ist in der Lage, den ganzen Körper zu ernähren, aber je nach Nahrung werden bestimmte Körperbestandteile mehr oder weniger begünstigt.

Die Ayurvedalehre verbindet mit jedem Körperbestandteil eine bestimmte Nahrung sowie eine dazugehörige Bewegung. Stimmen Bewegung und Nahrung nicht überein, so entstehen zuerst Spannungen in unserem Geist und danach die körperlichen Krankheiten. Die vollkommene Harmonie von Nahrung und Bewegung ist also der Weg zur Gesundheit. Folgende Spalten geben uns Klarheit über die unterschiedlichen Körper- und Nahrungsebenen:

*Körperbestandteil:* Samen
*Nahrung:* Wasser/Milch
*Bewegung:* Lebenskraft/Glücklichsein

*Körperbestandteil:* Fleisch
*Nahrung:* Getreide
*Bewegung:* Lernen/Dankbarkeit

*Körperbestandteil:* Knochenmark
*Nahrung:* Früchte
*Bewegung:* Unternehmungslust/Liebe

*Körperbestandteil:* Blut
*Nahrung:* Fleisch/Fisch
*Bewegung:* Arbeiten/Dienen

*Körperbestandteil:* Knochen
*Nahrung:* Gewürze
*Bewegung:* Zuhören/Weisheit

*Körperbestandteil:* Nahrungssaft
*Nahrung:* Nüsse/Pilze
*Bewegung:* Teilen/Verzichten

*Körperbestandteil:* Fett
*Nahrung:* Gemüse
*Bewegung:* Sprechen/Hingabe

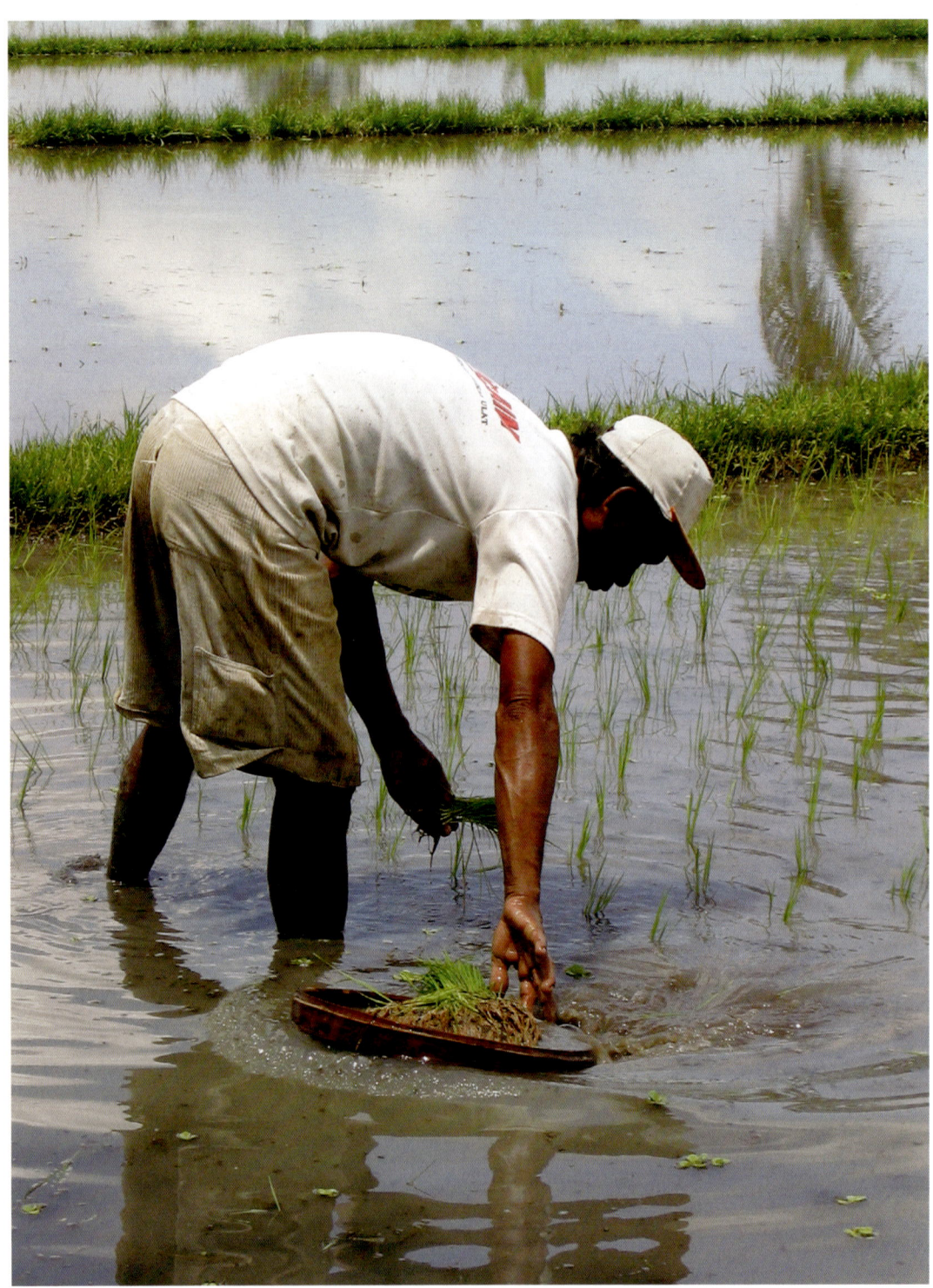

Wir können feststellen, daß entsprechend der Nahrung, die wir zu uns nehmen, die drei Körperebenen aktiviert werden. Wasser und Früchte aktivieren die Mentalebene, Gewürze und Gemüse die Emotionalebene und Getreide, Fleisch und Fisch sowie Nüsse und Pilze die körperliche Ebene. Wir erkennen, daß beim Heranwachsen eines Menschen die entsprechende Nahrung genau diese Wirkung hat. Die Nahrungsaufnahme eines Kleinkindes erfolgt nach einem natürlichen Lebenszyklus. So beginnt es mit der Einnahme von Flüssigkeit und Früchten, was den Lebensweg eröffnet, danach kommen die Gewürze und das Gemüse, was die Sprache hervorbringt. Mit zunehmendem Alter beginnt das Kind immer mehr feste Nahrung zu essen, was wiederum die Pflicht zur Arbeit hervorruft.

Gerade durch junge Menschen kommt es in Familien oft zu Spannungen, weil sie nicht essen, was die Eltern auf den Tisch bringen. Die Gesellschaft erzeugt einen Druck, sich gesund zu ernähren, aber Kinder tun sich oft schwer mit dem Essen von Früchten und Gemüse. Wenn wir uns näher mit der ayurvedischen Nahrungslehre befassen, werden wir verstehen, warum das so ist. Im vierten Kapitel werden alle Nahrungsformen genau nach ihrer Bedeutung definiert. Dort ist nachzulesen, daß Spinat die Tugend der Einfachheit im Menschen bewirkt. Wer Spinat ißt, muß also lernen, über Ambitionen zu sprechen, anstatt sie zu verdrängen. Offensichtlich handelt es sich hier um ein sehr effizientes und empfehlenswertes Gemüse für die Erwachsenenwelt. Worüber soll nun aber ein Kleinkind sprechen, das noch weit davon entfernt ist, seine Ambitionen wahrzunehmen?! Es wird natürlich Spinat meiden, weil die Bewegung, die das Essen von Spinat verlangen würde, noch nicht seiner Entwicklung entspricht – und nicht, weil es die Eltern verärgern will. Was geschieht nun, wenn Eltern aus Unwissenheit ihre Kinder zwingen, bestimmte Dinge zu essen? Die Kinder beginnen, sich wie Erwachsene zu verhalten, und überspringen wichtige Erfahrungen der Kindheit und der Jugend. Später fehlt ihnen diese langsame stufenweise Entwicklung, welche die Basis für Vertrauen und Lebensfreude darstellt.

Wie sehr hat mich die Botschaft des Ayurveda mitgerissen, die tiefe Erkenntnis darüber, daß keine Sache, keine Nahrung uns je schaden kann, es sei denn wir lassen uns nicht von ihr bewegen! Oft habe ich früher den Spruch gehört: »Du mußt dir Zeit nehmen, du mußt dich abgrenzen, usw. …« All diese sogenannten Weisheiten erschienen mir immer heuchlerisch und selbstbetrügerisch. Letztlich gewinnen wir Freiheit, wenn wir Grenzen überschreiten, und nicht, wenn wir sie ziehen. Wir gewinnen Zeit, wenn wir sie anderen schenken, und nicht, wenn wir sie für uns beanspruchen. Und nun endlich eine Lehre, die in ihrer ganzen Vollkommenheit genau dies darlegt. Täglich beobachte ich die Wirkungen dieser Lehre in meinem Leben und stelle fest, wie die Nahrung mir zu Bewußtsein und Frieden verhilft. Es erschien mir plötzlich völlig klar, daß die Worte Jesu Christi aus der Bergpredigt nicht zufällig mit der Speisung von Fisch und Brot verbunden sind und daß die Kreuzigung Christi sowie das Abendmahl eine Einheit zwischen Geist und Nahrung darstellen. Nur so bekommt das Abendmahl oder das Gegenstück der indischen Lehre in Form von *prasat* (geheiligte Speise) die wahre Bedeutung.

Diese Erfahrungen über die ayurvedische Lehre haben mich dazu bewogen, dem vorliegenden Buch den Titel »Ayurveda – Nahrung und Bewußtsein« zu geben.

## Die sieben Ausdrucksformen des menschlichen Körpers

Kein Tag ist wie der andere. Die Elemente verbinden sich täglich neu und vollbringen das Wunderwerk der Natur. Jeder Tag manifestiert in einzigartiger Weise das Zusammenspiel der Elemente, wobei das Rad der Zeit jeweils bestimmt, welche Naturkraft gerade die Oberhand hat.

Gemäß der ayurvedischen Lehre wird gleich dem Spiel der Natur auch jeder Mensch von einem der sieben Bestandteile besonders beeinflußt, was Rückschlüsse auf das Wesen des Menschen und damit seine geistigen und körperlichen Anlagen zuläßt. Der individuelle Lebensweg sowie die damit verbundene Bestimmung können aufgrund dieser Begebenheit besser erkannt werden.

Man unterteilt deswegen die Menschen in sieben Haupttypen. Diese Unterscheidung ist bei der ayurvedischen Behandlung sehr wichtig, da dadurch eine effiziente Behandlung von Schwachstellen im menschlichen Körper gewährleistet werden kann. Der Haupttyp gibt uns Klarheit darüber, welcher Körperbestandteil im jeweiligen Menschen sehr ausgeprägt vorhanden ist. Körper, Geist sowie das tägliche Leben wiederum bilden eine Einheit. Deswegen kann uns der Haupttyp nicht nur körperliche Schwächen und Stärken offenbaren, sondern ebenso die geistigen und alltäglichen Gewohnheiten des jeweiligen Menschen. Ayurveda zeigt uns die Grundkräfte der Natur; es erfordert allerdings viel Übung und Menschenkenntnis, das Leben eines Menschen im Ganzen zu erfassen.

Die sieben Bestandteile des Körpers repräsentieren einerseits eine geistige Tugend, und andererseits stehen sie jeweils für einen ganz bestimmten Lebensbereich. Die richtige Lebensführung offenbart jeweils die geistige Tugend und beschert uns Harmonie mit dem jeweiligen Lebensumfeld. Die Ego-Zentriertheit bewirkt das Gegenteilige. Man ordnet die Bestandteile wie folgt ein:

*Bestandteil:* Nahrungssaft
*Tugend:* Verzichten
*Umfeld:* materielles Umfeld

*Bestandteil:* Blut
*Tugend:* Dienen
*Umfeld:* Freundeskreis

*Bestandteil:* Fleisch
*Tugend:* Dankbarkeit
*Umfeld:* Arbeitsumfeld

*Bestandteil:* Fett
*Tugend:* Hingeben/Sprechen
*Umfeld:* Familie/Partner

*Bestandteil:* Knochen
*Tugend:* Erkennen/Zuhören
*Umfeld:* Gesellschaft

*Bestandteil:* Mark
*Tugend:* Unternehmungslust
*Umfeld:* persönliche Lebenserfahrung

*Bestandteil:* Samen
*Tugend:* Glück
*Umfeld:* Lebenskraft

Tugend und Umgang eines Menschen mit seinem Umfeld sind die wahren Zeugen der Gesundheit seines Körpers. Fehlen diese wesentlichen Merkmale des Herzens, so kann man davon ausgehen, daß auch der Körper nicht wirklich gesund ist. Krankheiten haben sich bereits im Inneren festgesetzt, sind jedoch noch nicht ausgebrochen, sondern werden durch geistige Spannungen verdrängt und aufgeschoben.
In unserer westlichen Welt bevorzugen wir einen gesunden Körper und vermeiden Krankheiten krampfhaft. Dies ist viel zu oft jedoch nicht wahre Gesundheit, sondern Verdrängung. Das erkennen wir an der latenten Unzufriedenheit in unserer Gesellschaft.

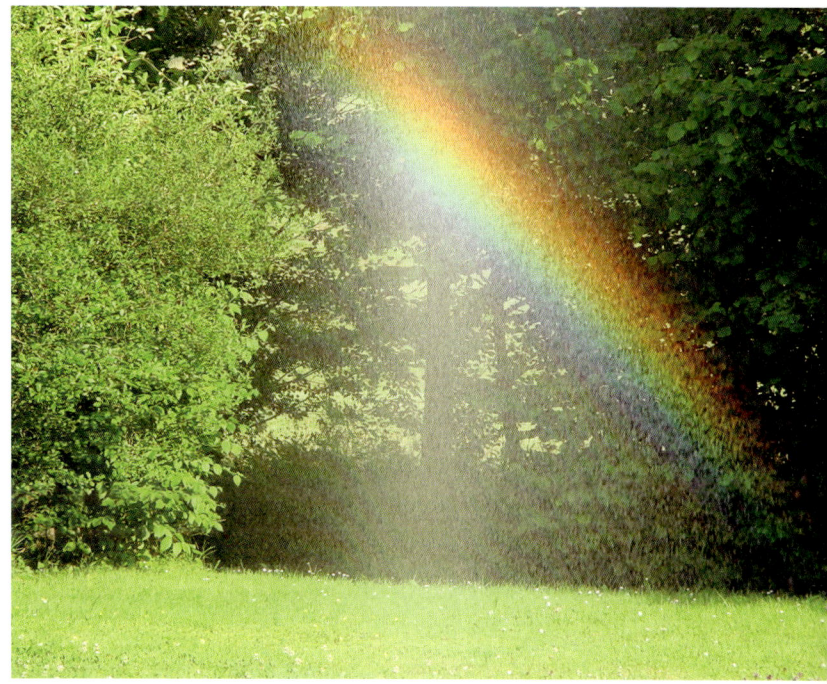

Gemäß dem Ayurveda kann innerer Frieden nur hergestellt werden, wenn man auch bereit ist, den physischen Körper für die Fehler des Geistes leiden zu lassen, beziehungsweise bereit ist, schwierige Lebenssituationen zu meistern, um seinen Frieden wiederzugewinnen. Wer dies nicht tut, leidet an geistigen Spannungen in Form von Ängsten und Sorgen. In dem Wissen, daß Körper, Geist und Leben eine Einheit bilden, kann man mit Leichtigkeit nachvollziehen, welche Auswirkungen geistige Spannungen langfristig auf unseren Körper sowie auf das tägliche Leben haben werden. Die Beseitigung der geistigen Ursache einer jeglichen Krankheit bedeutet Rückgewinnung von Lebenskraft und Glück.

Der Aufbau des menschlichen Körpers gibt uns Klarheit über den Lebensweg eines Menschen und zeigt uns an, in welchem Umfeld seine persönliche Herausforderung liegt. Wie wir unser Leben meistern, kann letztlich an den geistigen und körperlichen Auswirkungen erkannt werden. Ayurveda kann uns aufzeigen, durch welche Nahrung wir Erleichterung unserer Probleme bewirken können. Die nachfolgende Übersicht gibt eine Einsicht in die sieben Grundcharaktere des Menschen. Unsere Mitmenschen haben oft ein objektiveres Bild unseres Wesens, und es ist ratsam, einen guten Freund einzubeziehen, um festzustellen, welchem Typus wir angehören. Außerdem ist es möglich, daß wir von zwei Elementen stark beeinflußt sind, und es braucht Erfahrung und Intuition, um dann Klarheit zu gewinnen.

# FLÜSSIGKEITSTYP

## Körperliche Erscheinung:
Der Körper dieses Menschen ist immer glänzend. Die Haut ist zart, glatt und dünn und das Haar weich. Der Flüssigkeitstyp hat eine gute Durchblutung, so daß seine Handflächen und Fußsohlen oft sehr warm sind. Dieser Typus hat eine anziehende Ausstrahlung.

## Geistige Erscheinung:
Für den Flüssigkeitstypus steht die Intelligenz im Vordergrund. Auf andere wirkt er zuvorkommend und sympathisch. Er strebt persönlichen Erfolg und den Genuß materieller Dinge an.

## Nahrung:
Er liebt salzige, scharfe und auch süße Nahrung sowie kalte Getränke. Nüsse und Pilze haben eine wohltuende Wirkung auf seine Gesundheit.

## Körperliche Probleme:
Hautprobleme und Entzündungen, Gallenbeschwerden, Erkältungskrankheiten und Blähungen.

## Geistige Probleme:
Kleine Hindernisse und Schwierigkeiten versetzen ihn schnell in Angst, und er bekommt Herzklopfen. Platzangst und Panik können ebenfalls auftreten. Streit und Ärger weicht er aus. Körperliche Arbeit führt bei ihm schnell zu Erschöpfung und Trägheit.

## Umfeld/persönliche Herausforderung:
Die Beziehung zu den Eltern sowie zu den eigenen Kindern stellt die Hauptaufgabe dieses Typus dar. Die Wahrnehmung darüber, welche Wünsche ihm wirklich Erfüllung bringen und welche nicht, gehört ebenfalls zu seiner persönlichen Aufgabe.

# DER BLUTTYP

## Körperliche Erscheinung:
Der Körper dieses Typus zeigt einen rötlichen Glanz. Hinter dem Bluttyp verbirgt sich ein temperamentvoller Mensch mit viel Tatendrang. Ihm wird deswegen auch sehr schnell heiß, und er hat oft großen Durst. Seine Venen sind meistens gut sichtbar.

## Geistige Erscheinung:
Bei ihm steht Hilfsbereitschaft im Vordergrund. Er wirkt charmant und anziehend. Er hat einen Drang, die Probleme anderer kennenzulernen. Er hat gute Lösungsvorschläge und gibt gern Ratschläge. Humor und Witz sind Teil seines Wesens.

## Nahrung:
Er liebt salzige und scharfe Nahrung, außerdem braucht er viel Flüssigkeit. Fleisch und Fisch haben auf ihn eine gute Wirkung und stärken seine Vitalität.

## Körperliche Probleme:
Krankheiten, die durch das Blut verursacht werden; trockene Haut und Krampfadern sowie Hämorrhoiden und Verstopfung.

## Geistige Probleme:
Der Bluttyp ist leicht erregbar und hat oft Auseinandersetzungen mit Freunden und Mitmenschen. Er kann schnell beleidigt sein und fühlt sich oft mißverstanden, ist jedoch nicht nachtragend.

## Umfeld/persönliche Herausforderung:
Der Bekannten- sowie der Freundeskreis bilden die Hauptaufgabe. Unzufriedenheit bei der Arbeit kann auftreten. Er liebt das Familienleben, grenzt sich jedoch oft zu stark von anderen Menschen ab. Die richtige Verbindung zum Freundeskreis ist sein Weg, die eigene Bestimmung zu finden und glücklich zu sein.

# DER FLEISCHTYP

## Körperliche Erscheinung:
Der Körper dieses Menschen ist fleischig und massig. Die Knochen sind nicht sichtbar, selbst wenn der betreffende Mensch sehr schlank ist. Der Körper ist wohlgeformt und wirkt nie abgemagert. Sein Wesen wirkt offen und klar.

## Geistige Erscheinung:
Die persönliche Tätigkeit sowie das daraus gewonnene Wissen stehen für diesen Typus im Vordergrund. Er ist in der Regel sehr gebildet, so daß er seine Mitmenschen durch sein vielseitiges Wissen über die unterschiedlichsten Themen des Lebens bereichert und inspiriert.

## Nahrung:
Er liebt vielseitige Nahrung und ist begeistert von neuen Rezepten und Kochideen. Alle Getreideformen, insbesondere Brot, fördern Gesundheit und innere Ruhe.

## Körperliche Probleme:
Fleischverlust an Gesicht, Bauch und Gesäß. Parallel dazu können Schmerzen auftreten. Der Körper erscheint zeitweise eingefallen. Rheumatische Beschwerden sowie Entzündungen der Harnorgane können ebenfalls auftreten.

## Geistige Probleme:
Der Fleischtyp klagt oft über schwierige Lebensumstände und hat die Neigung, diese abzulehnen. Voreiliges Handeln, welches hinterher bereut wird, gehört zu diesem Typus.

## Umfeld/persönliche Herausforderung:
Familienleben und Partnerschaft in Harmonie und Ausgeglichenheit mit dem Arbeitsleben zu bringen ist seine Hauptaufgabe. Andere mit dem erworbenen Wissen nicht zu erdrücken, sondern ihnen zu dienen, bedeutet für ihn, glücklich zu werden.

# DER FETTTYP

## Körperliche Erscheinung:
Der Körper dieses Menschen hat eine glänzende Haut. Die Stimme ist wohlklingend. Beim Lachen beginnen seine Augen zu tränen. Er kann andere gut unterhalten und ist oft Mittelpunkt einer Gruppe.

## Geistige Erscheinung:
Der Fettyp fällt durch sein gutes Benehmen und seine Anpassungsfähigkeit auf. Er hat diplomatisches Geschick, ist großzügig und zuvorkommend. Er nimmt andere in all ihren Anliegen ernst und bleibt doch unberührt.

## Nahrung:
Er liebt Eier und weiches Fleisch, ißt in der Regel aber vielseitig. Insbesondere Salat sowie alle Gemüse schenken ihm Harmonie und Lebenskraft.

## Körperliche Probleme:
Herzkrankheiten sowie Leberbeschwerden können auftreten. Atemprobleme und Krankheiten des Afters sind ebenfalls möglich, ausgetrocknete Haut sowie Augenbrennen.

## Geistige Probleme:
Mißmut und übertriebene Kritik an der Außenwelt sind beim Fettyp häufig; Pessimismus ist das Resultat dieses Verhaltens. Oft werden andere von ihm in Frage gestellt, wodurch er selbst viel Lebensenergie verliert und an Einsamkeit zu leiden beginnt.

## Umfeld/persönliche Herausforderung:
Die Partnerschaft und das Zusammenleben mit einem Menschen dürften die Hauptaufgabe des Fettyps sein. Die Suche nach der verlorenen Ruhe kann nur durch Zuwendung und Hingabe wieder zurückgewonnen werden.

# DER KNOCHENTYP

## Körperliche Erscheinung:
Der Körper des Knochentyps hat starke und dicke Knochen. Alle Gelenke wie Knie und Ellbogen sowie das Kinn, der Kopf und die Finger sind bei ihm stark und fest. Dieser Typus wirkt souverän und bestimmt.

## Geistige Erscheinung:
Der Knochentyp ist sehr aktiv und fleißig. Er kann hart arbeiten und verfügt über eine große Willenskraft. Er ist entschlossen und teamfähig. Vom Wesen her ist er praktisch veranlagt.

## Nahrung:
Er liebt vielseitige, weiche Nahrung und trinkt gern Tee oder Kaffee. Alle Gewürze, insbesondere Ingwer und Zimt, wirken wohltuend auf sein Wesen.

## Körperliche Probleme:
Gelenkschmerzen sowie Zahnschmerzen und Zahnausfall sind Krankheiten des Knochentyps. Blähungen und Schlaflosigkeit sowie Verlust der Haare und der Nägel können auch auftreten.

## Geistige Probleme:
Der Knochentyp stellt oft hohe Erwartungen an andere Menschen und wird demzufolge öfter enttäuscht. Nur wenige Menschen entsprechen seinem Ideal. Schwierigkeiten mit den unmittelbaren Nachbarn sowie Sturheit gehören zu seinen Tendenzen.

## Umfeld/persönliche Herausforderung:
Die Gesellschaft und ihre natürlichen Strukturen zu akzeptieren und in Einklang damit zu leben ist die Hauptaufgabe des Knochentyps. Sich genauso anleiten zu lassen, wie man andere leitet, ist sein Weg zur Weisheit.

# DER MARKTYP

## Körperliche Erscheinung:
Der Körper dieses Menschen ist wohlgeformt und schön seine Haut ist glatt. Die Erscheinung ist optisch sehr kompakt und harmonisch. Der Marktyp ist eher groß und seine Stimme sehr angenehm. Er gilt als offener und direkter Mensch.

## Geistige Erscheinung:
Der Marktyp wirkt auf andere dynamisch und kraftvoll. Er hat Mut und Durchsetzungskraft und kann andere begeistern. Er spricht offene Fragen an und hat gute Ideen. Er liebt es, nachts lange aufzubleiben.

## Nahrung:
Er liebt jegliche Form der Nahrung. Insbesondere Bananen und andere Früchte schenken ihm Lebenskraft und Frieden.

## Körperliche Probleme:
Rückenschmerzen, Kopfschmerzen sowie körperliche Schmerzen gehören zum Marktyp. Haut- und Augenkrankheiten sind ebenfalls möglich. Im Alter können Knochenschmerzen auftreten.

## Geistige Probleme:
Der Marktyp wird von Zweifeln geplagt und fühlt sich oft ausgenutzt. Er ist hin- und hergerissen von seinen Vorstellungen und Ideen. Er empfindet große sexuelle Leidenschaft, wenn jedoch die Berührung mit dem anderen Geschlecht stattfindet, fühlt er sich unwohl. Er hat Hunger, aber mag dann doch nichts essen.

## Umfeld/persönliche Herausforderung:
Die Lebenserfahrungen mit dem eigenen Wesen in Verbindung und Einklang zu bringen ist die Hauptaufgabe des Marktypen. Unerreichte Ziele plagen ihn aufgrund ihres Abstandes zur Gegenwart. Die richtige Verbindung zum Augenblick erlöst letztlich all seine Zweifel und Spannungen.

# Der Samentyp

## Körperliche Erscheinung:

Der Körper dieses Menschen ist sehr anziehend, sein Blick sanft und berührend. Er ist immer glücklich und voller Tatendrang. Die Stimme ist schwer, klar und doch wohlklingend. Seine Zähne sind schön und gut geformt.

## Geistige Erscheinung:

Er ist aktiv und liebt die Kunst. Schwierige Umstände beunruhigen ihn nie. Er ist ohne Furcht und traut sich alles zu. Der Samentyp ist geduldig und tolerant, er liebt die Gesellschaft anderer.

## Nahrung:

Er mag alle Nahrung, bevorzugt jedoch wasserreiche Kost. Viel Flüssigkeit, insbesondere Milchprodukte, begünstigen seine Gesundheit.

## Körperliche Probleme:

Ein Gefühl der Schwäche im ganzen Körper kann auftreten. Kopfschmerzen sowie Probleme im Genitalbereich sind möglich. Der Samen beim Mann wird dünn und rötlich. Es entsteht die Tendenz, Geschlechtsverkehr zu vermeiden. Erschöpfungszustände gehören ebenfalls zum Samentyp.

## Geistige Probleme:

Er fühlt sich trotz großer Anstrengungen oft unerfüllt. Die eigenen Ziele scheinen ihm unerreichbar, und er wird dadurch unglücklich und bekommt Depressionen. Er ist verstrickt in Gewohnheiten und hat Mühe, diese zu durchbrechen.

## Umfeld/persönliche Herausforderung:

Den Augenblick zu genießen, ohne nach neuen Lebensrichtungen zu suchen, ist die Hauptaufgabe des Samentyps. Das Geschehenlassen der Gegenwart löst seine Suche nach der Zukunft auf und schenkt ihm wahres Glück.

Bei der Analyse der unterschiedlichen Charaktere gilt es zu beachten, daß der entsprechende Mensch die dem jeweiligen Typus zugeordnete Nahrung zuviel oder gar nicht zu sich nimmt. Die entsprechende Nahrung symbolisiert jeweils die zu lösende Lebensaufgabe. Da wir häufig mit unserer Bestimmung hadern, ist das Eßverhalten gerade bei den für uns eigentlich wichtigen Nahrungsmitteln häufig am unausgeglichensten. Die Korrektur dieser Verhaltensweise kann uns neue Lebenskraft und Stabilität schenken.

Hiermit schließe ich meine Erläuterungen über den Aufbau des menschlichen Körpers und werde im nächsten Kapitel übergehen zur praktischen Anwendung des Ayurveda im Alltag.

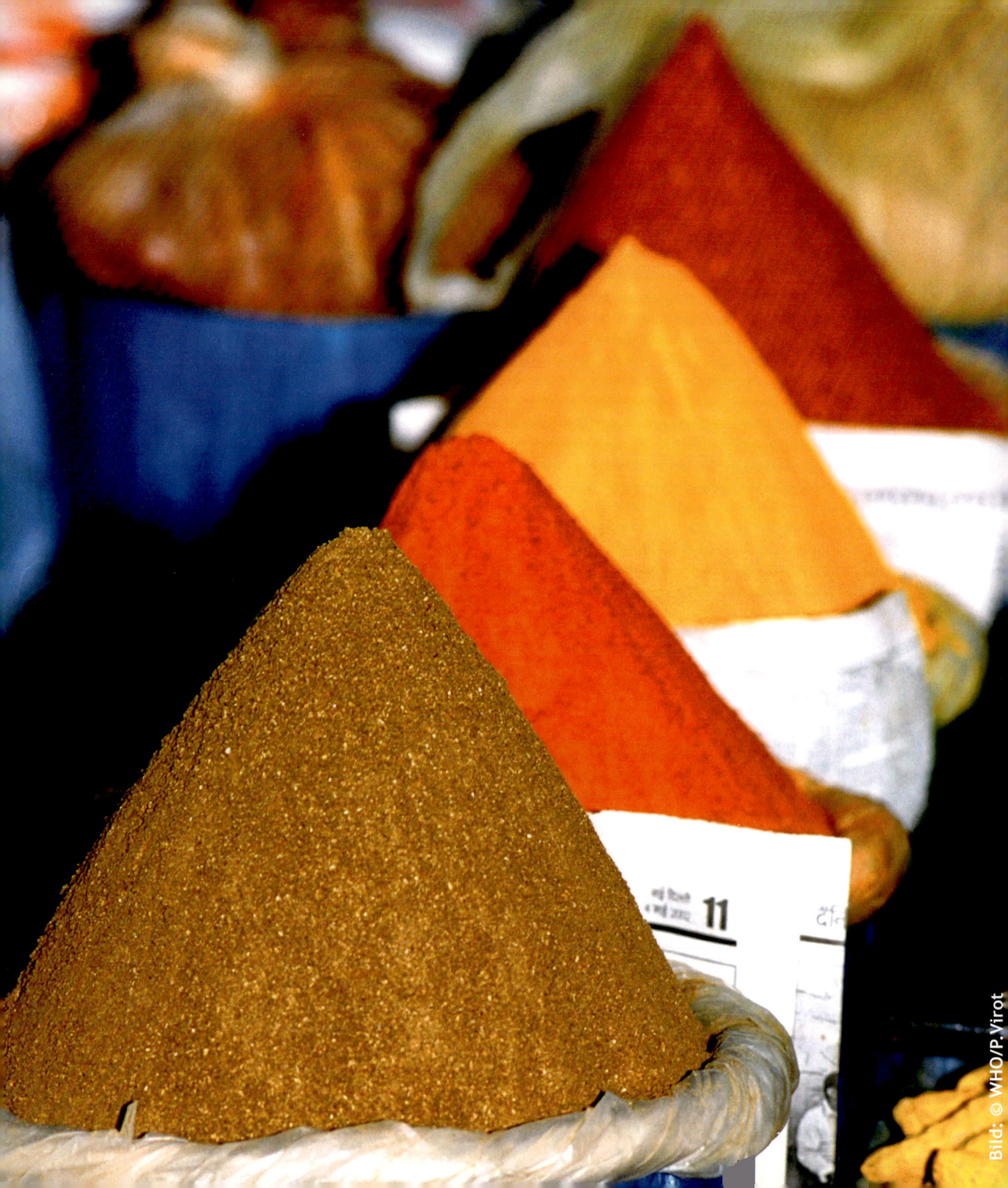

# DIE GRUNDPRINZIPIEN DER AYURVEDISCHEN NAHRUNGSLEHRE

## Geschmack und Tugend

Der ayurvedischen Lehre entsprechend wohnt allen Naturerzeugnissen eine göttliche Essenz inne, die über die Nahrungsaufnahme in uns zur Entfaltung gelangen kann. Letztlich nehmen wir zu uns, woraus unser Körper aufgebaut ist, und bekommen infolgedessen die Möglichkeit, uns durch die Nahrung selbst kennenzulernen. Die Nahrung verhilft dem Menschen somit zu der Fähigkeit, seinem Wesen Ausdruck zu verleihen. Sie bewirkt dieses Wunder in allen Formen des Lebens. Die Blume entfaltet sich im Duft, die Frucht im Geschmack und der Mensch in der reinen Herzensfreude. Geschmackvolle Nahrung bewirkt die Entwicklung der Seele des Menschen und offenbart sie in höchster Kraft, Tugend, Vertrauen und Liebe. Ein Kleinkind, das ganz in Harmonie mit Nahrung und Leben ist, offenbart diese Freude vollkommen.

Als Erwachsene haben wir diese Freude durch unsere Ego-Zentriertheit verloren. Wir haben begonnen, uns den vergänglichen Lebensfreuden zuzuwenden, und stellen Materie, Arbeit und Beziehung an erste Stelle. So aber verlieren wir unser Grundvertrauen in die Schöpfung und unsere Mitmenschen. Je mehr wir uns an den Äußerlichkeiten des Lebens festhalten, desto mehr verlieren sich die göttlichen Tugenden unserer Seele im Alltag. Ayurveda zeigt uns einen Weg, die verlorene Seite unseres Selbst zurückzugewinnen.

Daß wir den ursprünglichen Sinn der Nahrungsaufnahme verfälscht haben, nehmen wir meist erst wahr, wenn wir Probleme mit dem Essen bekommen. So mögen wir bestimmte Dinge nicht mehr, andere verursachen Blähungen oder Bauchweh, und wir suchen die Schuld in der Nahrung.

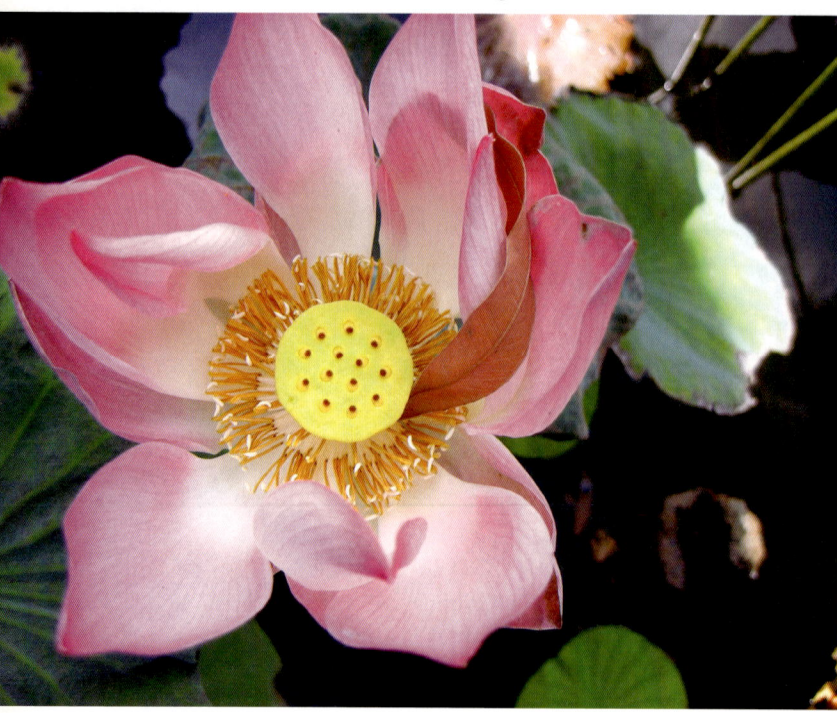

Alle Unstimmigkeiten in bezug auf Nahrung entstehen jedoch durch die menschliche Ego-Zentriertheit: Sie blockiert die Entfaltung unseres wahren Wesens, und unser Körper beginnt allmählich darunter zu leiden. Durch den Einfluß der Ego-Zentriertheit erbauen wir eine Scheinwelt, die nicht der Wirklichkeit entspricht. Wir beginnen ,unseren Mitmenschen unsere eigenen Charakterzüge und Gewohnheiten zuzuordnen, und erschaffen uns so ein Bild von der Welt, das allein das unsrige ist. Viel zu oft sind wir nur durch schwierige Lebensumstände und Schicksalsschläge gewillt, dies zu erkennen.

Die Vorstellungen und Bilder, die im Widerspruch zu unserer wahren Natur stehen, beeinflussen das ganze vegetative Nervensystem und bringen den Körper aus dem Gleichgewicht. Der Körper verändert sich entsprechend unserer Denkweise, was dazu führt, daß wir bestimmte Nahrungsmittel nicht vertragen und sie deshalb meiden. Wir entwickeln die Vorstellung, bestimmte Speisen zu mögen und andere nicht. Wir essen oft zuviel von dem, was wir eigentlich gar nicht benötigen, und zu wenig von dem, was uns stärken würde.

Hinter unseren täglichen Eßgewohnheiten verbergen sich zudem die jeweiligen geistigen Tendenzen; entsprechend ihrer Qualität schenken sie uns Freude oder Sorgen. Ein offener Geist erschafft einen Menschen, der jede Form der Nahrung liebt, ohne daß er sich dabei überißt.

Denkweise und die Nahrungsgewohnheiten gehören also zusammen. Deswegen verbinden wir auch die Mentalität eines Volkes mit seinen Hauptspeisen. Je offener die Menschen in bezug auf ihr Denken sind, desto größer ist die Vielfalt individueller Rezepte und Eßgewohnheiten. Dies fördert einerseits die Entwicklung und den geistigen Austausch; andererseits ist man bei zu vielfältiger Nahrung oft nicht in der Lage, den verschiedenen Aspekten der geistigen Essenz zu entsprechen, was wiederum zu Mißverständnissen, Beschwerden und Krankheit führen kann.

Die Lehre des Ayurveda vermittelt uns die Möglichkeit, durch die Umstellung der Nahrung das verlorene Gleichgewicht wiederherzustellen. Sie beschreibt, durch welche Nahrung welcher Körperbestandteil mit Lebenskraft versorgt wird. Folgt man ihren Anleitungen, führt dies zu einer harmonischen geistigen Veränderung, die uns wirksam von überalterten Vorstellungen erlöst und ein Wiedererwachen der göttlichen Tugend und Lebensfreude in uns bewirkt.

## Beschaffenheit und Bewegung

Die individuelle Beschaffenheit einer Frucht gibt uns erste Hinweise auf ihre geistige Wirkung. Beim Betrachten erkennen wir unterschiedliche Formen und Farben. Essen wir die Frucht, so vermittelt sie uns einerseits einen Geschmack und läßt andererseits unsere Zähne und unsere Verdauung mal mehr, mal weniger aktiv werden.

Ähnliche Hinweise erhalten wir durch die Beobachtung der Lebewesen. Auf der Ebene des Tieres nehmen wir die Gestalt, die Geräusche sowie die Bewegung wahr, wodurch wir Klarheit über sein Wesen erhalten. Auf der menschlichen Ebene verbinden wir die Kleidung, die Erscheinung sowie die Worte eines Menschen auch mit seinem Herzen. Es ist deshalb verständlich, daß die ayurvedische Lehre durch das genaue Betrachten der Nahrung auch entsprechende Bewegungen und geistige Inhalte für das menschliche Leben ableiten kann.

Im wesentlichen vermittelt Nahrung dem Menschen drei Qualitäten: Die Form der Nahrung bewirkt die Bewegung des Körpers und gibt uns Kraft und Gesundheit, die Beschaffenheit der Nahrung schenkt uns Erkenntnis und logisches Verstehen über die Zusammenhänge des Lebens, und letztlich offenbart uns der Geschmack der Nahrung Liebe und Bewußtsein.

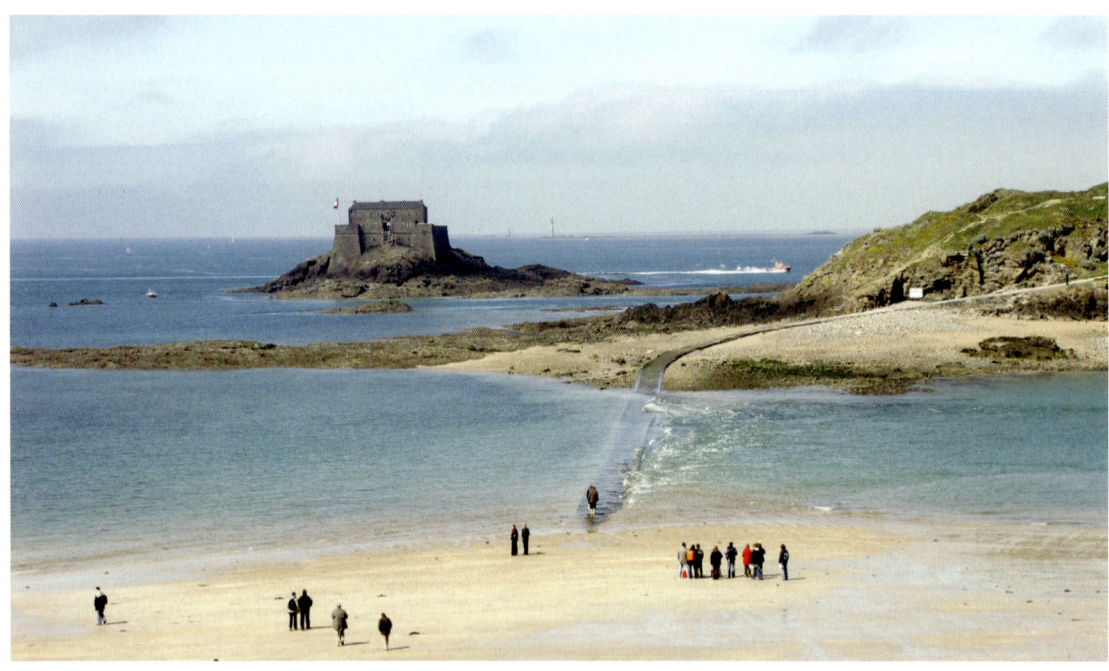

Form und Farbe der Nahrung gelten jeweils als eine Qualität und vermitteln uns gemeinsam die Fähigkeit der Bewegung. Man unterteilt entsprechend den Farben die Grundbewegungen des Körpers wie folgt:

Rot: dynamische Bewegung, aktivierend

Orange: passive Bewegung, beruhigend

Gelb: abgestimmte Bewegung, Dankbarkeit

Grün: losgelöste Bewegung, Hingabe

Blau: erkennende Bewegung, Weisheit

Weiß: liebende Bewegung, Klarheit und Liebe

Violett/Schwarz: fließende Bewegung, Glück

Die Form der jeweiligen Nahrung zeigt uns an, ob eine entsprechende Bewegung von uns weggehend, auf uns zukommend oder verbindender Natur ist. Man unterscheidet folgendermaßen:

Rund: empfangen, lernen

Stielförmig: abgeben, lehren

Oval: dauerhaft, verbindend

Machen wir uns das einmal anhand eines Beispiels klar: Ein grüner Apfel. Dieser aktiviert einerseits durch seine Farbe die Kraft der Loslösung und anderseits durch seine Form die Fähigkeit des Lernens. Denken wir zurück an unsere Schulzeit, und erinnern wir uns an die intuitive Handlung unserer Mutter, die uns vielleicht jeweils einen Apfel für die Schulpause mitgab.
Daran können wir die Herrlichkeit des Lebens erkennen: Ohne es bewußt wahrzunehmen,

verhalten wir uns entsprechend einem höheren Prinzip der Natur, welchem wir offensichtlich alle bewußt oder unbewußt unterworfen sind. Die ayurvedische Lehre schenkt uns Einblick in diese geheimnisvollen Zusammenhänge des Lebens.

Die Beschaffenheit der Nahrung gibt uns Klarheit über ihre Zusammensetzung. So wird jede Nahrungsform mehr oder weniger von einem der vier Elemente geprägt. Eine Frucht ist stark oder wenig wäßrig. Ein Gemüse ist sehr hart oder sehr weich, entsprechend ihrem Anteil an Erde und Luft. Die jeweilige Beschaffenheit ordnet sie den vier Grundelementen zu, welche Aufschluß über den Schwerpunkt einer Bewegung geben:

Hart - Erde - Arbeit, Widerstände
Weich - Luft - Familie, Ruhe
Trocken - Feuer - Lernen, Disziplin
Wäßrig - Wasser - Freizeit, Liebe und Bewußtsein

Der Geschmack aller möglichen Nahrungsformen ist Ausdruck der Liebe. Die individuelle Nahrungsform symbolisiert jeweils ein Bruchstück, einen Funken der allgegenwärtigen Liebe. So wie das menschliche Herz vier Blutbahnen vereint, so vereint die Liebe das Ich mit dem Du, die Intelligenz mit dem Leben. Man ordnet den Geschmacksrichtungen folgende Wirkungen zu:

Scharf - Ich - Liebe aller eigenen Gedanken
Mild - Du - Liebe der Gedanken anderer Menschen
Sauer - Intelligenz - Innenschau, Liebe des Nachdenkens
Süß - Leben - Liebe der Gedankenstille

Wenn wir nun abschließend das Beispiel des Apfels weiterführen, so stellen wir fest, daß er eher hartes und saures Fruchtfleisch besitzt. Dies aktiviert in uns die Fähigkeit, zu arbeiten, Widerstände zu erkennen und sie durch die Kraft der Intelligenz zu bewältigen. Auf dieselbe Weise können wir alle Arten der Nahrung analysieren. Sie werden staunen, wieviel Weisheit und Lenkung Sie tagtäglich durch die Natur erhalten. Es sind dies die wahren Wunder des Lebens.

# Dankbarkeit und Zubereitung

Sobald wir in diese Welt geboren werden, beginnen wir, Nahrung zu uns zu nehmen. Unsichtbar folgen wir dabei den Gesetzen der Natur. Vom Kind bis zum Erwachsenen wird uns stufenweise durch die natürliche Nahrungskette der Lebensweg eröffnet. Solange wir Kleinkind sind, bilden Milch, Wasser und Früchte unsere Hauptnahrung, was uns die Verbindung zu Familie und Mitmenschen ermöglicht und uns darin Geborgenheit finden läßt. Danach erhalten wir Gemüse und erste Gewürze, was uns befähigt, zu sprechen und zu kommunizieren. Getreide wiederum führt uns zum Gehorchen und Lernen. Für heranwachsende Jugendliche schließlich, die vielleicht eine Lehrstelle oder ein Studium antrete, werden Fleisch und Fischprodukte zunehmend wichtiger. Am Ende dieser Kette stehen Pilze und Nüsse, welche uns Eigenverantwortung und Pflichtbewußtsein übertragen. Wir sehen also, daß nichts in der Natur zufällig so ist, wie es ist. Alles ist eingebunden in die unendliche Weisheit göttlicher Liebe.

Während des Heranwachsens lernen wir auch, mit Löffel, Gabel und Messer umzugehen. Bei genauerer Betrachtung können wir in den verschiedenen Teilen des Eßbestecks auch die Daseinsebenen eines Menschen erkennen: Über den Löffel nehmen wir Flüssigkeit ein; diese wiederum steht für die Liebe Gottes und damit für die Gedankenebene. Die Gabel läßt uns weiche oder sperrige Nahrung aufnehmen; sie repräsentiert die Emotional- und Kommunikationsebene eines Menschen. Das Messer letztlich hilft uns, harte Nahrung zu zertrennen, es symbolisiert den physischen Körper. Mit dem Messer sollte man keine Nahrung zu sich nehmen, sondern nur zubereiten. Dies wiederum zeigt uns an, daß nicht die äußeren, sichtbaren Bewegungen eines Menschen von Bedeutung sind, sondern das, was er daraus lernt! Die aus den Lebenserfahrungen gewonnene Einsicht und Liebe öffnet uns den Weg zum wahren Leben, zum Glück unseres Herzens.

Nahrung, die man mit den Händen zu sich nimmt, wie Früchte und Brot, kann uns unmittelbar in Berührung mit unserem Herzen bringen, weil die direkte Berührung des Körpers mit der Nahrung eine unmittelbare Verbindung zu unserer Seele herstellt. Was gibt es Schöneres, als eine süße Frucht oder ein frisches Brot zu verzehren? Sobald diese Nahrung unsere Hände berührt, spüren wir die Essenz der Nahrung auch in unserem Herzen. Deswegen nehmen alle Kleinkinder die Nahrung lieber in die Hände und essen nicht so gern mit Löffel und Gabel.

Diese Gedanken mögen Ihnen zunächst vielleicht ein wenig abwegig erscheinen. Wenn wir aber die Früchte der Natur mit der menschlichen Gestalt vergleichen und uns dann vergegenwärtigen, wieviel Wärme wir in den Armen eines geliebten Menschen erfahren, dann kann man nachvollziehen, daß die Essenz der Nahrung durch die direkte Aufnahme mit den Händen eine intensivere Wirkung hinterläßt. Die Eßinstrumente sind, wie die Kommunikation unter Menschen, eine Möglichkeit der Annäherung. Deswegen bilden sie in der Ayurvedalehre einen wichtigen Bestandteil.

Ayurveda lehrt, daß der Umgang mit der Nahrung, die Körperhaltung während des Essens sowie der Gebrauch aller Küchen- und Eßinstrumente unmittelbar auf das Leben des Menschen einwirken. Hier können wir auch die bei uns bekannten Anweisungen des Freiherrn von Knigge einordnen, der die Bedeutung der richtigen Eßkultur in ihrer ganzen Tragweite erkannt haben dürfte. Gemäß der ayurvedischen Lehre könnten ein Drittel aller Krankheiten durch die richtige Körperhaltung während des Essens vermieden werden. Im weiteren sollte jede Form der Nahrung mit Demut und Dankbarkeit aufgenommen werden. Ausdruck dieser Tugend ist unter anderem auch die Harmonie zwischen Eßbesteck und Nahrung.

Ein weiterer wichtiger Bestandteil ist das Abwaschen und Abtrocknen der gebrauchten Gegenstände. Ayurveda lehrt uns, daß die Reinigung der Küche sowie des Geschirrs ebenfalls von großer Bedeutung ist. Wir sollten dies nicht hektisch, sondern erfüllt von Harmonie und Liebe tun. All diese Erläuterungen werden nachvollziehbar, wenn man sich einen geliebten Gegenstand vergegenwärtigt – zum Beispiel ein Auto, ein Sofa, ein Bild – und sich dann vorstellt, daß jemand damit unvorsichtig umgeht. Die Spannung, die dadurch in Leib und Seele hervorgerufen wird, spricht für sich. Daran können wir feststellen, wie sehr der Umgang mit den äußeren, grobstofflichen Gegenständen unseren Geist beeinflußt.

Letztlich stehen alle unsere Gedanken unmittelbar in Verbindung mit der äußeren Welt, in der wir leben, und so wird nachvollziehbar, daß der Umgang mit der Materie den Geist in die Unwissenheit oder in die Weisheit führen kann. Leben wir im Einklang mit der Welt, in die wir geboren wurden, so ermöglichen wir unserem Herzen, uns wahren Frieden zu schenken.

## Folgende Hinweise sind beim ayurvedischen Kochen zu beachten

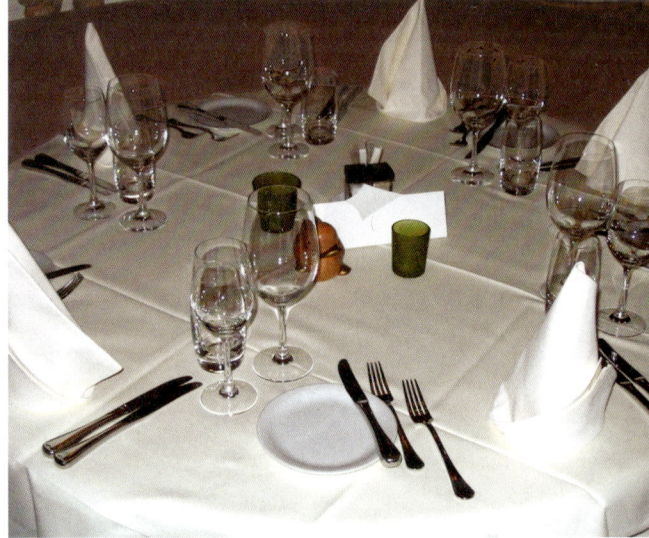

### Zubereitung:

Hektische Bewegungen sollten vermieden werden. Bereits beim Zubereiten der Nahrung sollte man versuchen, die Küche sauberzuhalten und einen Teil des Geschirrs bereits abzuwaschen.

### Körperhaltung:

Vor dem Essen sollte man ein bis zwei Minuten lang die Gedanken zur Ruhe bringen und geistig mit der Nahrung in Verbindung treten.

Der Körper, insbesondere die Wirbelsäule, sollte während des Essens aufrecht gehalten werden. Die Beine sollten nicht verschränkt sein und die Füße den Boden berühren. Außerdem sollte man die Ellbogen nicht auf dem Tisch abstützen und während des Essens nicht zuviel sprechen. Es ist von Vorteil, Wasser und Getränke zu Beginn oder am Ende des Essens einzunehmen, nicht währenddessen.

### Küchenreinigung:

Nach dem Essen sollte man ein wenig ruhen. Anschließend macht man sich daran, das Geschirr zu spülen und die Küche zu reinigen. Dies muß gründlich und mit Liebe geschehen. Essensreste sollten übrigens nicht länger als einen Tag aufbewahrt werden.

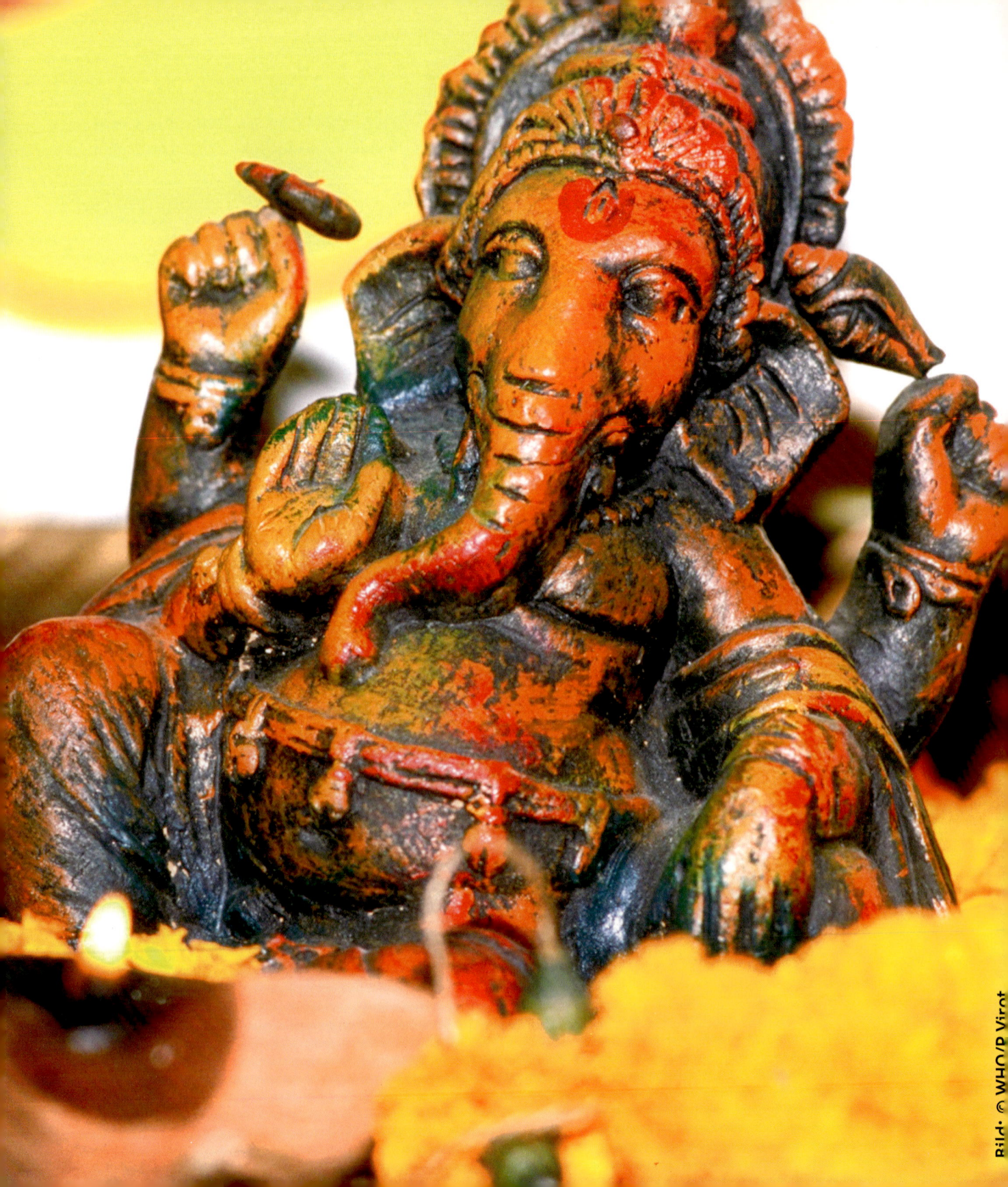

# Nahrung und ihre Wirkung auf Körper und Bewusstsein

# MILCH UND WASSER

Milch ist unsere erste Nahrung und Wasser die Grundlage allen Lebens; beide sind die Hauptbestandteile unserer täglichen Ernährung. Wasser wird im ganzen Körperhaushalt benötigt, es begünstigt alle Körperteile, insbesondere den Blutkreislauf und den Stoffwechsel. Milch stärkt den ganzen Körper und hilft bei der Blutbildung. Sie fördert die Gesundheit der Zähne und unterstützt das Herz beim Abbau von Giftstoffen.

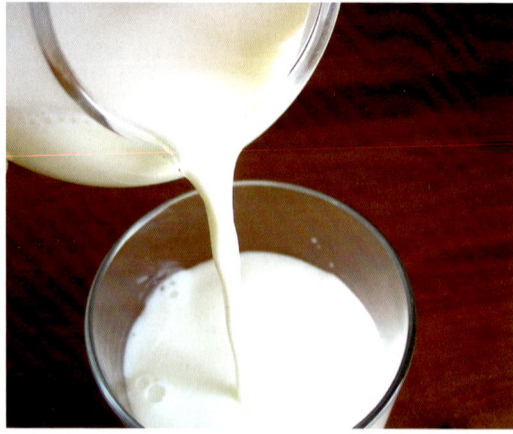

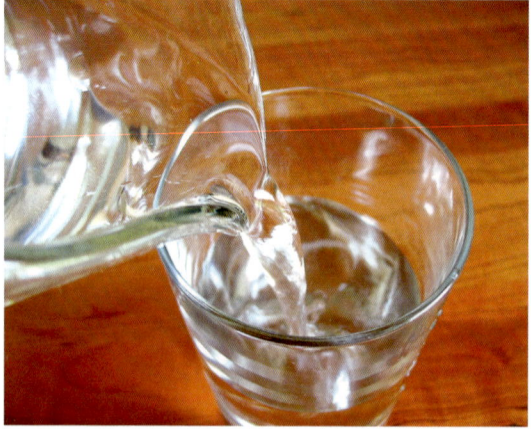

Milch fördert unsere Verbindung zur Natur und unseren Mitmenschen, die Grundlagen des Glücks sind. Sie begünstigt das innere Wachstum und stärkt unsere Aufnahmefähigkeit sowie unser Selbstvertrauen.

Wasser öffnet uns den Zugang zu einem höheren Bewußtsein und zum Glück. Wenn wir genügend Wasser zu uns nehmen, so fördert dies nicht nur die Gesundheit unseres Körpers, sondern auch die Entfaltung unserer Seele. Mit ihm empfangen wir neue Lebenskraft in Form von Hoffnung, Glauben und Liebe.

# FRÜCHTE

Das Essen von Früchten aktiviert in unserem Bewußtsein Liebe und Vertrauen. Die sichtbaren Merkmale dieser Nahrung sind eine wohlwollende Einstellung gegenüber der Welt und den Mitmenschen sowie Lebensmut und Unternehmungslust. Unser individuelles Glück oder Unglück wurzelt im Denken. Aus ayurvedischer Sicht verhelfen uns Früchte einerseits zu körperlicher Gesundheit, anderseits zu mehr geistiger Kraft, und zwar indem sie unsere Auffassungsgabe fördern.

HINWEIS: Kerne oder Steine der Früchte sollten nicht verzehrt werden.

## ANANAS

*Körper:* verbessert den Stoffwechsel des ganzen Körpers, fördert die Gesundheit der Nerven
*Bewußtsein:* Wir lernen, anderen Menschen zu vertrauen, und erhalten dadurch mehr Selbstbewußtsein.

## APFEL

*Körper:* fördert die Gesundheit des Gehirns und des Nervensystems
*Bewußtsein:* Vitalität und Auffassungsgabe werden unterstützt.

## APRIKOSE

*Körper:* für gesunde Verdauungsorgane, günstig insbesondere für den Magen
*Bewußtsein:* Wir entwickeln Barmherzigkeit und lernen, uns für andere einzusetzen.

## BANANE

*Körper:* für gesunde Knochen, unterstützt die Reinigung des Darms
*Bewußtsein:* Bescheidenheit und die Fähigkeit, auf unnötige Dinge zu verzichten, werden aktiviert.

## BIRNE

*Körper:* stärkt die Gesundheit der Gehirnzellen; unterstützt die Aktivierung der Zirbeldrüse
*Bewußtsein:* Das Verständnis und die Kompromißbereitschaft werden gefördert; man findet Frieden.

## BROMBEERE

*Körper:* hilft, Allergien der Haut vorzubeugen, sowie bei Heuschnupfen
*Bewußtsein:* Verdrängte Gedanken werden uns bewußt, und wir lernen, sie auszusprechen.

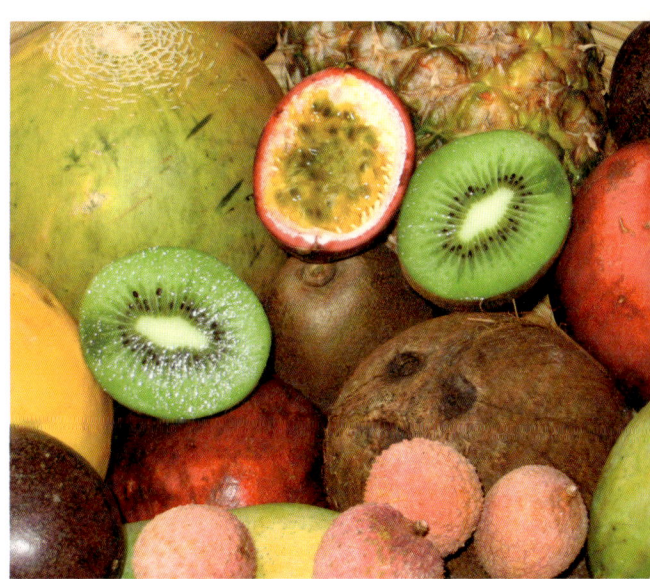

## DATTEL

*Körper:* fördert die Gesundheit der Sinnesorgane und das Gleichgewicht des Körpers
*Bewußtsein:* Ein offenes Herz und ein sanftmütiger Geist sind die Essenz dieser Nahrung.

## ERDBEERE

*Körper:* hilfreich bei Unreinheiten der Haut, fördert eine gute Verdauung
*Bewußtsein:* Wir lernen, andere Menschen und ihre Ratschläge in unser Leben einzubeziehen.

## FEIGE

*Körper:* fördert die Gesundheit der Rückenmarksnerven und stärkt insbesondere die Wirbelsäule
*Bewußtsein:* Wir lernen, auf alle Umstände des Lebens zuvorkommend und flexibel zu reagieren.

## GRANATAPFEL

*Körper:* bei Blutarmut und für eine gesunde Wirbelsäule
*Bewußtsein:* Die Einstellung »leben und leben lassen« ist das Geschenk dieser Nahrung.

## GRAPEFRUIT

*Körper:* fördert die Reinigung des Blutes; stärkt die Prostata und den ganzen Genitalbereich
*Bewußtsein:* Ein tiefes Interesse für alle Belange des Lebens wird aktiviert.

## HIMBEERE

*Körper:* hilfreich bei Unreinheiten der Haut, insbesondere bei Akne

*Bewußtsein:* Wir finden Stabilität und entwickeln ein fröhliches Wesen. Schlechte Laune wird beseitigt.

## KAKI

*Körper:* stärkt die Gallenblase
*Bewußtsein:* Hilfsbereitschaft und die Fähigkeit des selbstlosen Dienens werden aktiviert.

## KARAMBOLE (STERNFRUCHT)

*Körper:* hilft bei Verstopfung und Hämorrhoiden
*Bewußtsein:* Übermäßige Bindung an Mitmensch und Materie kann überwunden werden.

## KIRSCHE

*Körper:* für gesunde Nerven im ganzen Körper
*Bewußtsein:* Wir entwickeln Ruhe und Gelassenheit in jeder Lebenslage.

## KIWI

*Körper:* günstiger Einfluß auf Atmung und Herz
*Bewußtsein:* Wir bleiben unberührt und lernen, das Geschehen aus dem richtigen Blickwinkel zu sehen.

## KOKOSMILCH

*Körper:* stärkt das Immunsystem; verbessert die Gesundheit der Haut
*Bewußtsein:* Berührungsängste werden abgebaut, und wir lernen, sie zu überwinden.

## LITSCHI

*Körper:* fördert die Gesundheit des Kehlkopfs und der anderen Organe im Hals
*Bewußtsein:* Wir lernen, den Willen eines

anderen Menschen als Spiegel unser selbst anzunehmen, dadurch entsteht Hingabe.

## MANDARINEN

*Körper:* fördert die Sauerstoffzufuhr im ganzen Körper und stärkt Abwehrkräfte
*Bewußtsein:* Wir beginnen, mit Rat und Tat für andere Menschen einzustehen.

## MANGO

*Körper:* fördert die Gesundheit des ganzen Kopfbereichs, insbesondere des Gehirns sowie der Hypophyse
*Bewußtsein:* Wir wagen es, unsere Gedanken frei und offen auszusprechen.

## MELONE

*Körper:* für gesunde Wasserausscheidungsorgane
*Bewußtsein:* Wir sind bereit, andere Menschen in ihrer Art und Weise zu akzeptieren und dadurch uns selbst.

## MIRABELLE

*Körper:* hilft die Verdauung zu verbessern und stärkt die Milz
*Bewußtsein:* Wir entwickeln die Fähigkeit, uns spontan für etwas zu begeistern und alle unnötigen Gedanken loszulassen.

## ORANGE

*Körper:* fördert die Entgiftung des Blutes und stärkt das Immunsystem
*Bewußtsein:* Wir entwickeln die Bereitschaft, mit anderen Menschen in Beziehung zu gehen. Es entsteht Lebensfreude.

## PAPAYA

*Körper:* für eine gesunde Harnröhre und Blase
*Bewußtsein:* Fördert die Fähigkeit, Altes loszulassen und spontane Entscheidungen zu treffen.

## PASSIONSFRUCHT

*Körper:* unterstützt die Entschlackung der Hüfte und die Funktion der Nieren
*Bewußtsein:* Egoistische Tendenzen können überwunden werden. Wir lernen zu verzichten.

## PFIRSICH

*Körper:* fördert die Gesundheit der Verdauungsorgane, insbesondere des Afters
*Bewußtsein:* Wir lernen, zuerst an andere zu denken und unser eigenes Wesen zurückzustellen. Es entsteht eine altruistische Lebenseinstellung.

## PFLAUME / ZWETSCHGE

*Körper:* unterstützt die Reinigung des Dünn- und Dickdarms und deren Gesundheit

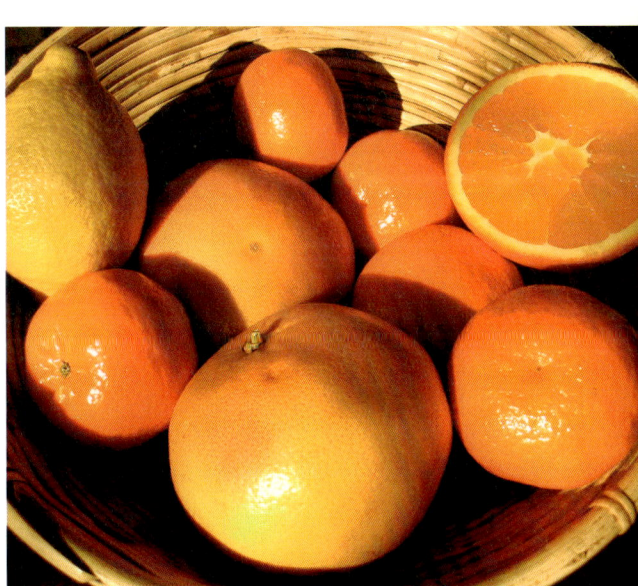

*Bewußtsein:* Die Erkenntnisfähigkeit wird verbessert, so daß Einsicht und Veränderung möglich werden.

## QUITTE

*Körper:* stärkt den ganzen Hirnbereich, vor allem die Hypophyse
*Bewußtsein:* Wir entwickeln einen harmonischen Umgang mit Mensch und Natur.

## RHABARBER

*Körper:* fördert die Reinigung des Blutes; hilft bei zuviel Cholesterin im Blut
*Bewußtsein:* Wir richten unseren Blick verstärkt nach innen; Energieblockaden werden gelöst.

## STACHELBEERE

*Körper:* stärkt die Herzregion, vor allem die Herzgefäße
*Bewußtsein:* Alles, was unser Herz betrübt, muß ausgesprochen werden. Die Kommunikationsfähigkeit wird verbessert.

## TRAUBE

*Körper:* unterstützt das ganze Drüsensystem, insbesondere die Schilddrüsen
*Bewußtsein:* Die Urteilskraft wird erhöht und damit die Bereitschaft, aus dem Leben zu lernen.

## WALDBEERE

*Körper:* harmonisiert die Atmung; stärkt Lungen und Bronchien
*Bewußtsein:* Wir entwickeln die Fähigkeit, uns unseren Ängsten zu stellen, und werden dadurch furchtlos.

## ZITRONE

*Körper:* fördert die Reinigung des Blutes und regt den Stoffwechsel an; stärkt die Leber
*Bewußtsein:* Unsere Fähigkeit zur Selbstanalyse wird gefördert. Dadurch suchen wir die Schuld für alle Schwierigkeiten verstärkt bei uns selbst.

# GEWÜRZE

Gewürze verhelfen unserem Körper zu einer guten Durchblutung und fördern den Stoffwechsel. Auf der geistigen Ebene unterstützen sie die Verbindung zwischen dem Mental- und dem Emotionalkörper; sie werden dem menschlichen Willen und damit grundsätzlich dem Mentalkörper zugeordnet. Die Willenskraft kann durch die richtigen Gewürze erheblich gestärkt werden. Die einzelnen Gewürze zeigen uns, womit sich unsere Willenskraft befassen muß, damit Weisheit und Liebe auf natürliche Weise entstehen können.

## ANIS

*Körper:* fördert einen besseren Gasaustausch und optimiert die Atmung
*Bewußtsein:* Wir können egoistische Tendenzen überwinden.

## BASILIKUM

*Körper:* begünstigt die Augen, insbesondere den Sehnerv
*Bewußtsein:* Wir entwickeln eine harmonische Art, mit unserem Umfeld umzugehen.

## CURRY

*Körper:* stärkt die Knochen des ganzen Körpers, insbesondere die Wirbelsäule
*Bewußtsein:* Die Kraft zum Handeln wird gefördert.

## DILL

*Körper:* stärkt Drüsensystem und fördert die Verdauung
*Bewußtsein:* Wir geben äußere Freiräume auf, um innere Freiheit zu finden.

## ESTRAGON

*Körper:* wirkt beruhigend auf das Nervensystem und verbessert die allgemeine Gesundheit

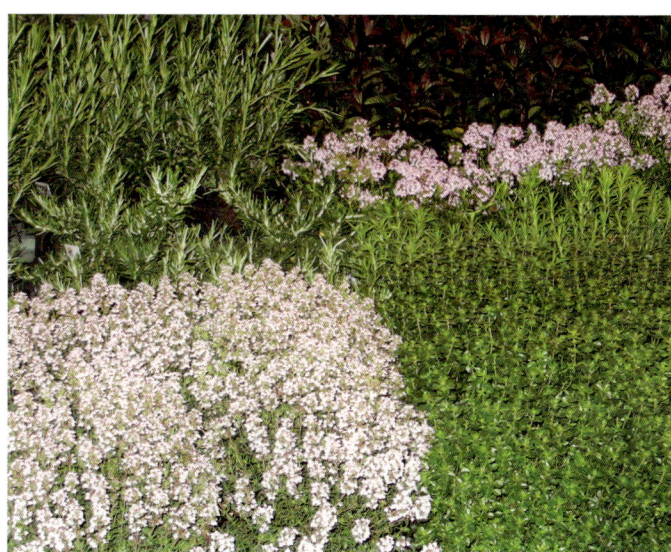

*Bewußtsein:* Wir lernen, Worte und Weisungen unseres Umfeldes ernst zu nehmen.

## INGWER

*Körper:* fördert Gesundheit des gesamten vegetativen Nervensystems
*Bewußtsein:* Wir werden mutiger und akzeptieren unser Leben.

## KAFFEE

*Körper:* regt die Muskulatur und den Bewegungsapparat an
*Bewußtsein:* Kaffee fördert das Pflichtbewußtsein und gibt uns die Kraft, Aufgaben eigenverantwortlich auszuführen.

## KORIANDER

*Körper:* für gesunde Speicheldrüsen und Geschmacksnerven

*Bewußtsein:* Wir nehmen das Leben als Spiegel unser selbst wahr.

## KÜMMEL

*Körper:* entspannt den Nackenbereich und fördert dessen Gesundheit

*Bewußtsein:* Wir lernen, uns in bestehende Strukturen einzufügen.

## MAJORAN

*Körper:* unterstützt die Sinnesorgane und das körperliche Gleichgewicht

*Bewußtsein:* Wir erkennen das Prinzip von Ursache und Wirkung. Schwierigkeiten im täglichen Leben haben in uns selbst ihren Ursprung.

## MOHN

*Körper:* stärkt das Drüsensystem, insbesondere die Zirbeldrüse

*Bewußtsein:* Wir haben alle Zeit der Welt, wenn wir sie uns nur nehmen. Es entstehen Ruhe und Gelassenheit.

## MUSKATNUSS

*Körper:* fördert die Verdauung und die Reinigung des Darms

*Bewußtsein:* Die Fähigkeit, sich in allen Lebensumständen zurechtzufinden, wird gefördert.

## NELKE

*Körper:* regt den Stoffwechsel an

*Bewußtsein:* Wir ordnen den eigenen Willen dem Wohl anderer Menschen unter.

## OREGANO

*Körper:* für gesunde Ohren; festigt Gleichgewicht des Körper

*Bewußtsein:* Wir erfahren unseren Charakter im Spiegel unseres Umfeldes.

## PAPRIKA

*Körper:* fördert die Gesundheit von Ober- und Unterkiefer sowie der Zähne

*Bewußtsein:* Die Ausdruckskraft und die Kreativität werden entwickelt.

## PETERSILIE

*Körper:* stärkt die Augen, insbesondere die Hornhaut und die Netzhaut

*Bewußtsein:* Geduld ist von nun an unser Begleiter in jeder Lebenslage.

## PFEFFER

*Körper:* fördert die Gesundheit von Zahnfleisch und Zähnen

*Bewußtsein:* Wir entwickeln Ausdrucks- und vor allem Durchsetzungskraft.

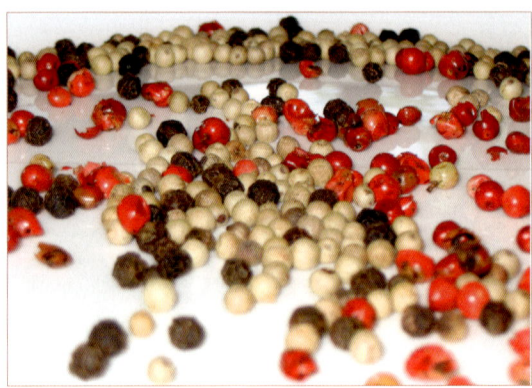

## PFEFFERMINZE

*Körper:* harmonisiert die Atmung und hilft, Allergien vorzubeugen
*Bewußtsein:* Vorstellungen werden uns bewußt, und wir erhalten die Kraft, sie loszulassen.

## ROSMARIN

*Körper:* stärkt die ganze Muskulatur des Körpers
*Bewußtsein:* Wir lernen, das Gute in den Dingen zu sehen.

## SAFRAN

*Körper:* fördert die Gesundheit der Wirbelsäule, insbesondere der Bandscheiben
*Bewußtsein:* Das Leben geht seine eigenen Wege, und wir akzeptieren das.

## SALBEI

*Körper:* stärkt die Gesundheit der Zunge und des Gaumens
*Bewußtsein:* Wir lernen, auszusprechen, was wir denken.

## SALZ

*Körper:* begünstigt die Entgiftung des ganzen Körpers
*Bewußtsein:* Das Salz fördert die Hoffnung und schenkt uns Kraft in jeder Lebenslage.

## SCHNITTLAUCH

*Körper:* für gesunde Schweißdrüsen
*Bewußtsein:* Unsere Fähigkeit, uns an die gegebenen Umstände anzupassen, wird gestärkt.

## SENF

*Körper:* unterstützt die Beseitigung von Schleim in Nase und Stirnhöhle
*Bewußtsein:* Alles, was geschieht, dient dem Leben; dieser Glaube wird unser unerschütterlicher Begleiter.

## SESAM

*Körper:* für gesunde Lungen; hilft, Erkältungen vorzubeugen
*Bewußtsein:* Offenherzigkeit und die Fähigkeit, ohne Vorurteile auf andere Menschen zuzugehen, erleichtern unser Leben.

## TEE

*Körper:* fördert die Beruhigung des Nervensystems und die Reinigung des Blutes
*Bewußtsein:* Wir sind in der Lage, unsere Mitmenschen in ihren Unternehmungen zu unterstützen und ihnen liebevoll zur Seite zu stehen.

### • LINDENBLÜTENTEE

*Körper:* begünstigt die Entschlackung des ganzen Körpers
*Bewußtsein:* Wir schaffen es, die Gedanken ziehen zu lassen. Ruhe und Frieden kehren ein.

### • GRÜNTEE

*Körper:* aktiviert die Entgiftung des Körpers; hilft bei Leberbeschwerden
*Bewußtsein:* Wir lassen unsere Urteile über das, was Recht und was Unrecht ist, los.

## THYMIAN

*Körper:* fördert die Gesundheit der Sinnesorgane, insbesondere der Nase
*Bewußtsein:* Wir werden uns verdrängter Wünsche bewußt und lernen, sie auszusprechen.

## VANILLE

*Körper:* fördert die Gesundheit von Gewebe und Muskeln
*Bewußtsein:* Wir nehmen Widerstände wahr und lernen, sie zu überwinden.

## ZIMT

*Körper:* regt die Schweißdrüsen und die Reinigung des Blutes an
*Bewußtsein:* Die Fähigkeit, jeden Tag die Welt neu zu sehen, führt zu Weisheit und Transformation.

## ZUCKER

*Körper:* fördert die Ausscheidung von Giftstoffen aus dem Blut; beruhigt das Nervensystem.
*Bewußtsein:* Wir entwickeln Liebe, Vertrauen und Geduld.

# GEMÜSE

Gemüse stärkt auf der physischen Ebene insbesondere das Nerven- und Drüsensystem. Außerdem stellt es die Sauerstoffversorgung des ganzen Körpers sicher, macht die Atmung harmonisch, und das Blut bleibt gesund.

Auf der geistigen Ebene beeinflußt Gemüse den Emotionalkörper. Die Gefühlsebene wird belebt und regeneriert durch die verbesserte Kommunikationsfähigkeit des Menschen. Bei mangelnder oder übertriebener Kommunikation stellen sich emotionale Probleme ein, und es entsteht entweder ein introvertiertes oder extrovertiertes Bewußtsein; beides kann zu schlechter Laune und Stimmungsschwankungen führen, welche geprägt sind von Ungeduld und Nervosität. Kommunizieren bedeutet nicht nur sprechen und zuhören, sondern viel mehr. Gedanken und Worte werden in Übereinstimmung gebracht. Diese Ausgewogenheit kann durch den Verzehr von Gemüse erreicht werden. Die Aufnahmefähigkeit wird verbessert, und wir erhalten mehr Einsicht, Klarheit und Ruhe.

## AUBERGINE

*Körper:* stärkt die Gesundheit der Venen
*Bewußtsein:* Wir lernen, uns einzuordnen und Autorität zu akzeptieren.

## ARTISCHOCKE

*Körper:* unterstützt den Abbau von ungesundem Fett und stärkt das Herz
*Bewußtsein:* Wir erkennen unlautere Motive und können sie loslassen.

## AVOCADO

*Körper:* fördert die Gesundheit der Sinnesorgane, insbesondere der Ohren
*Bewußtsein:* Verbessert unsere Fähigkeit, nachzugeben, dadurch werden wir einsichtiger.

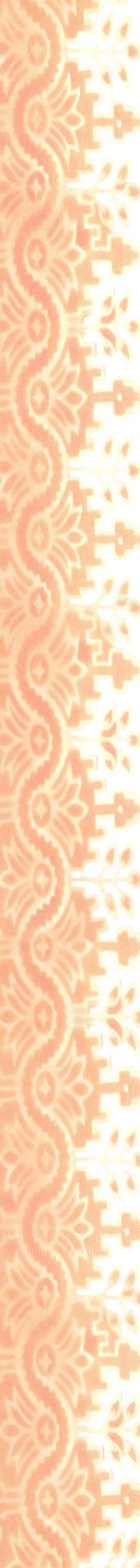

## BLATTMANGOLD

*Körper:* hilft bei Verstopfung und verbessert die Atmung des Unterleibes
*Bewußtsein:* Wir sprechen unsere Probleme und Ängste aus und können sie dadurch auflösen.

## BLATTSALAT

*Körper:* fördert die Verdauung sowie die Gesundheit von Magen und Darm
*Bewußtsein:* Wir vermeiden Schlußfolgerungen, lassen unsere Gedanken ziehen und finden Ruhe und Frieden.

## BLUMENKOHL

*Körper:*  verbessert den Gasaustausch und fördert  die Gesundheit der Atemorgane
*Bewußtsein:* Wir sprechen unsere Vorstellungen aus, erkennen die zugrunde liegenen Denkmuster  und können sie durch ein höheres Verständnis ersetzen.

## BOHNE

*Körper:* für gesunde Schilddrüsen
*Bewußtsein:* Wir erkennen Widerstände und suchen Lösungen. Die Erkenntnisfähigkeit nimmt zu.

## BROCCOLI

*Körper:* fördert gesunde Atemorgane, aber auch das Herz
*Bewußtsein:* Wir entwickeln die Fähigkeit, dem Wort eines Menschen zu vertrauen.

## CHICORÉE

*Körper:* stärkt die Herzmuskulatur; hilft bei sämtlichen Herzbeschwerden

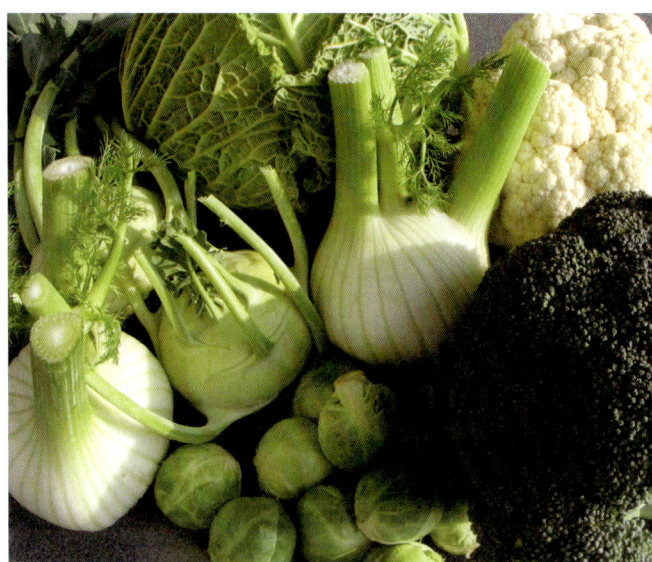

*Bewußtsein:* Wir lernen, der Stimme unseres Herzens zu lauschen.

## ERBSE

*Körper:*  für eine gesunde Thymusdrüse; hilft, die Atmung zu harmonisieren
*Bewußtsein:* Unsere Kompromißbereitschaft wird verbessert, dadurch gewinnen wir ein ausgeglichenes Gemüt.

## FENCHEL

*Körper:*  für gesunde Wasserausscheidungsorgane; hilft bei Blähungen
*Bewußtsein:* Diese Nahrung verhilft uns zu Genauigkeit und Disziplin.

## GURKE

*Körper:* verbessert den gesamten Verdauungsablauf; unterstützt die Reinigung des Darms
*Bewußtsein:* Wir lernen, uns zu entspannen und das Leben geschehen zu lassen.

## KAROTTE

*Körper:* fördert die Gesundheit der Sinnesorgane, insbesondere der Augen
*Bewußtsein:* Wir entwickeln die Fähigkeit, uns unterzuordnen, und können dadurch aus dem Leben anderer Menschen lernen.

## KARTOFFEL

*Körper:* hält den ganzen Körper gesund und hilft bei der Ausscheidung von Giftstoffen
*Bewußtsein:* Wir stellen uns ganz in den Dienst unserer Mitmenschen. Wir entwickeln Selbstlosigkeit.

## KICHERERBSE

*Körper:* unterstützt Lungen, Luft- und Speiseröhre sowie das Herz
*Bewußtsein:* Wir lernen, das Leben zu genießen, und entwickeln Humor und gute Laune.

## KNOBLAUCH

*Körper:* wirkt beruhigend auf das Nervensystem und unterstützt den Stoffwechsel
*Bewußtsein:* Wir sind in der Lage, auch unangenehme Dinge auszusprechen. Die Ausdrucks- und Durchsetzungskraft werden größer.

## KOHL

*Körper:* verbessert den Gasaustausch, hilft bei Atembeschwerden
*Bewußtsein:* Wir lernen, Dinge auszusprechen, ohne etwas bewirken zu wollen, dadurch fällt uns das Kommunizieren leichter.

## KOHLRABI

*Körper:* für ein gesundes Herz; hilft bei der Senkung von hohem Blutdruck

*Bewußtsein:* Wir entwickeln Verständnis für die Situation anderer Menschen. Aufnahmefähigkeit und Intuition werden erhöht.

## KÜRBIS

*Körper:* stärkt die Wasserausscheidungsorgane sowie die Prostata
*Bewußtsein:* Wir lassen Verhaltensmuster los, die uns im zwischenmenschlichen Bereich blockieren.

## LAUCH

*Körper:* verbessert den Gasaustausch und die Gesundheit der Atmungsorgane
*Bewußtsein:* Wir lassen unsere Erwartungen los und lernen, uns anzupassen.

## LINSE

*Körper:* stärkt die Sinnesorgane, insbesondere die Augen; hilft auch bei Kopfschmerzen
*Bewußtsein:* Unsere Fähigkeit, die Dinge richtig zu analysieren und zu betrachten, entwickelt sich.

## OLIVE

*Körper:* verbessert die Atmung über die Haut; beugt Hautkrankheiten vor
*Bewußtsein:* Wir nehmen die Bedürfnisse anderer Menschen wahr, werden einfühlsam und zuvorkommend.

## PEPERONI (PAPRIKA)

*Körper:* fördert die Gesundheit des Genitalbereichs, insbesondere der Prostata
*Bewußtsein:* Was wir als richtig erkannt haben, setzen wir in die Tat um. Tatkraft und Dynamik werden gefördert.

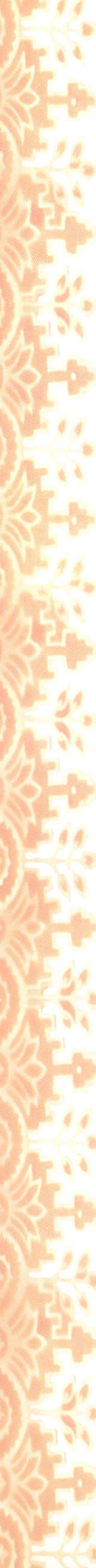

## RADIESCHEN

*Körper:* stärkt den ganzen Hirnbereich
*Bewußtsein:* Wir lösen unsere Vorurteile im Umgang mit den Mitmenschen auf.

## ROTE BETE

*Körper:* für eine gesunde Leber, Gallenblase und Milz
*Bewußtsein:* Wir sind in der Lage, uns selbst zu analysieren, und können dadurch Schuldzuweisungen vermeiden.

## RETTICH

*Körper:* begünstigt alle Unterleibsorgane, vor allem die Gebärmutter
*Bewußtsein:* Ohne Gedanken und Ängste lassen wir uns vom Willen und der Liebe unserer Mitmenschen tragen.

## ROSENKOHL

*Körper:* fördert die Gesundheit von Bronchien, Lungen und Herz
*Bewußtsein:* Wir sind in der Lage, unsere Bedürfnisse trotz scheinbarer äußerer Widerstände auszusprechen.

## RUCOLA

*Körper:* fördert die Reinigung des Blutes und die Verdauung
*Bewußtsein:* Unsere Konzentrationsfähigkeit nimmt zu.

## SCHWARZWURZEL

*Körper:* stärkt die Gesundheit der Gehirnzellen und regt die Hypophyse an

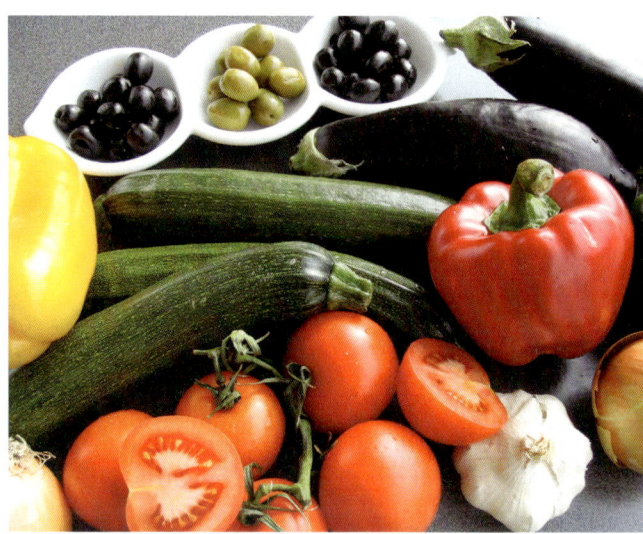

*Bewußtsein:* Wir entwickeln Fleiß und steigern unsere Konzentrationsfähigkeit.

## SELLERIE

*Körper:* stärkt den Gehirnbereich und fördert die Gesundheit der Hypophyse
*Bewußtsein:* Unsere Leistungskraft sowie Ausdauer werden erhöht.

## SOJASPROSSE

*Körper:* unterstützt den Abbau von übermäßigem Fett im Körper
*Bewußtsein:* Wir lernen, uns auf die wesentlichen Dinge des Lebens zu konzentrieren.

## SPARGEL

*Körper:* begünstigt die Entschlackung des ganzen Körpers, fördert die Gesundheit der Wasserausscheidungsorgane
*Bewußtsein:* Je offener wir unsere Beziehung zum Umfeld gestalten, desto mehr trauen wir uns selbst zu. Spargeln fördern diese Lebenseinstellung.

### SPINAT

*Körper:* für gesundes Blut, hilft bei Eisenmangel.
*Bewußtsein:* Wir lernen, unnötige Dinge loszulassen und uns auf das Wesentliche zu konzentrieren.

### TOMATE

*Körper:* fördert die Gesundheit der Bauchspeicheldrüse und die Reinigung des Darms
*Bewußtsein:* Wir entwickeln die Fähigkeit, zu unseren Bedürfnissen zu stehen.

### WIRSING

*Körper:* stärkt die Gesundheit des Kehlkopfs sowie des ganzen Halsbereichs

*Bewußtsein:* Unsere Kommunikationsfähigkeit wird angeregt, unsere Vorurteile werden abgebaut.

### ZUCCHINI

*Körper:* stärkt die Wasserausscheidungsorgane
*Bewußtsein:* Unsere Bindungsfähigkeit und Toleranz wird aktiviert. Wir können innere Widerstände erkennen und uns mitteilen.

### ZWIEBEL

*Körper:* stärkt das Gehirn und das ganze Drüsensystem
*Bewußtsein:* Unsere Kommunikationsfähigkeit steigert sich; wir können uns mitteilen und zuhören.

# GETREIDE

Getreide schenkt dem ganzen Körper Stabilität, Spannkraft und Ausgeglichenheit. Die Haut sowie die ganze Muskulatur und das Gewebe bleiben gesund.

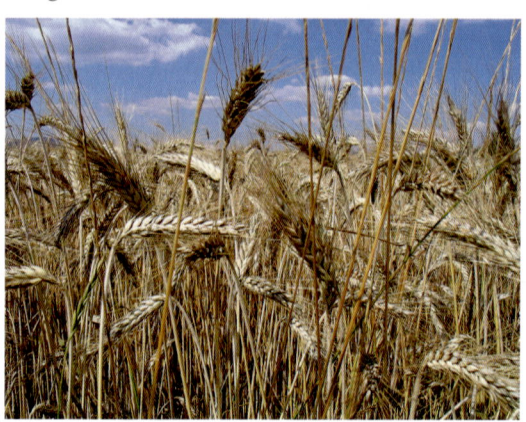

Früchte, Gewürze sowie Gemüse beeinflussen das Innenleben eines Menschen und helfen ihm, mit der Welt in eine offene, harmonische Beziehung zu treten. Er lernt, den Sinn der Ereignisse durch Kommunikation zu erfassen. Damit er jedoch selbständig handeln kann, ist es ratsam, daß er bei einem erfahrenen Menschen in die Lehre geht. Durch den Verzehr von Getreide können wir alle Eigenschaften entwickeln, die notwendig sind, um unsere Aufnahme- und Lernfähigkeit zu verbessern. Dankbarkeit und Nächstenliebe bilden das geistige Gegenstück zu dieser Nahrungsebene.

## BROT

*Körper:* fördert die Gesundheit der gesamten Muskulatur und die Ausscheidung von Giftstoffen
*Bewußtsein:* Brot vermittelt uns die Gabe, aus allen Erfahrungen des Lebens etwas über uns selbst zu lernen.

## DINKEL

*Körper:* stärkt die Gesundheit und Struktur der Beinmuskulatur
*Bewußtsein:* Wir beginnen, andere Menschen durch unser Vertrauen zu unterstützen.

## GERSTE

*Körper:* optimiert die Gesundheit der Bauchmuskulatur
*Bewußtsein:* Wir sind fähig, etwas so anzunehmen, wie es ist. Wir suchen die Veränderung in uns selbst.

## GRIESS

*Körper:* fördert die Gesundheit des ganzen Körpers
*Bewußtsein:* Wir lernen, entsprechend unserem inneren Wissen im täglichen Leben zu handeln.

## HAFER

*Körper:* für gesunde Bauchorgane und zur Verbesserung der Verdauung
*Bewußtsein:* Wir teilen unsere Erfahrungen und befreien uns von gewohnten Verhaltensmustern; dadurch finden wir Ruhe.

## HIRSE

*Körper:* stärkt den ganzen Körper, insbesondere Haut und Haare
*Bewußtsein:* Die Arbeit soll uns dienen, indem wir durch sie etwas über uns selbst lernen.

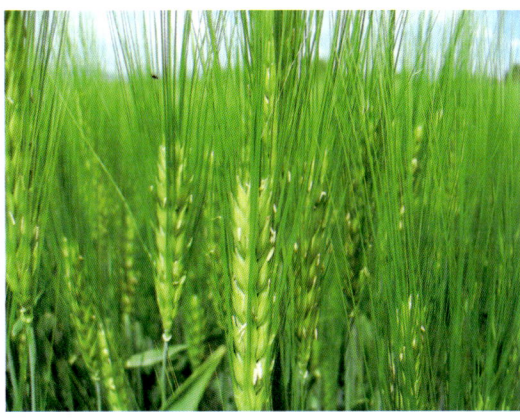

## LINSEN

*Körper:* wirken günstig auf den Kopfbereich, insbesondere alle dortigen Sinnesorgane
*Bewußtsein:* Unsere Konzentrationsfähigkeit wird erhöht und hilft uns, etwas genau unter die Lupe zu nehmen.

## MAIS

*Körper:* fördert und stärkt die Gesundheit der Herzmuskulatur
*Bewußtsein:* Mais schenkt uns die Kraft, ungelöste Probleme anzugehen und Lösungen dafür zu suchen.

## REIS

*Körper:* hilft bei Verdauungsproblemen; stärkt Dünn- und Dickdarm
*Bewußtsein:* Wir entfalten Geduld und finden Ruhe.

## ROGGEN

*Körper:* verbessert den Gasaustausch im Unterleib; fördert gesunde Unterleibsorgane
*Bewußtsein:* Wir erhalten die Kraft, Gelerntes durch praktische Anwendung auf seine Tauglichkeit zu überprüfen.

## TEIGWAREN

*Körper:* wirken günstig auf Muskulatur sowie das Gewebe des ganzen Körpers
*Bewußtsein:* Wir entwickeln die Fähigkeit, Ratschläge und Anweisungen unserer Mitmenschen ernst zu nehmen und daraus zu lernen.

## WEIZEN

*Körper:* optimiert die Ausscheidung von Giftstoffen aus Magen und Darm
*Bewußtsein:* Weizen schenkt uns eine harmonische Verbindung zum Umfeld, wodurch wir die Aufnahme- und Lernfähigkeit verbessern.

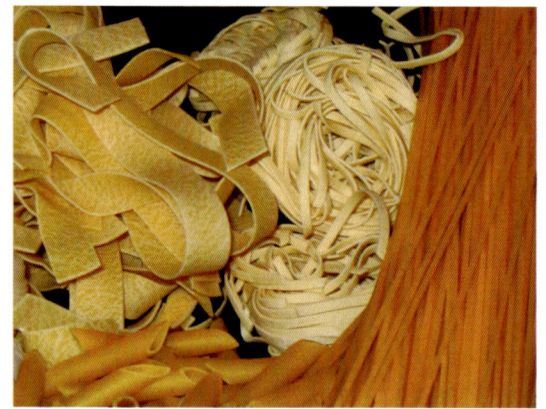

# EIER

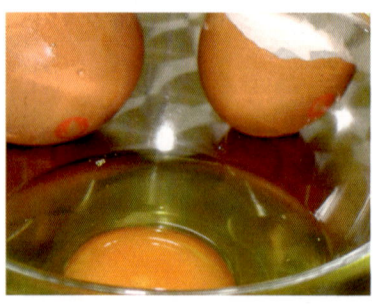

Eier wurden in der ayurvedischen Tradition nie endgültig einer Nahrungsebene zugeordnet. Der tierische Ursprung der Eier führte zu Diskussionen darüber, ob Eier zur fleischlichen oder pflanzlichen Nahrung gehören. Wie auch immer man das sehen mag, sie sind Bestandteil vieler Gerichte, und so ist es wichtig, ihre Wirkung auf den menschlichen Körper zu definieren.

Eier beliefern den Körperhaushalt natürlich insbesondere mit Eiweiß, darüber hinaus auch mit Kalzium und Eisen. Eiweiß baut den Körper auf, fördert sein Wachstum und bewirkt eine stetige Wiederbelebung des Organismus, außerdem stärkt es die Widerstandskräfte.

Eier bilden – wie Milch und Wasser – eine wichtige physiologische Lebensgrundlage. Auf der spirituellen Ebene haben sie ebenfalls eine sehr wichtige Bedeutung: Sie offenbaren dem Menschen seine ursprüngliche Natur. Die Schöpfung überträgt uns allen eine ganz persönliche, individuelle Aufgabe. Unsere naturgegebenen Veranlagungen sind Ausdruck dieser Aufgabe. Je mehr wir unserer wahren Natur freien Lauf lassen, desto glücklicher werden wir. Eier fördern die Harmonie mit unserer Lebensbestimmung und verbinden uns mit den Bedürfnissen unserer Seele.

# BACKWAREN

Backwaren enthalten in den meisten Fällen Eier in irgendeiner Form. Menschen lieben Brot, Kuchen, Plätzchen etc. Sie stellen eine willkommene Nahrungsquelle dar. Auf der körperlichen Ebene helfen Backwaren, Giftstoffe aus dem Körper auszuscheiden. Sie fördern auf der geistigen Ebene Optimismus und Lebensfreude und erzeugen einen sanften Druck, sich seiner Lebensbestimmung hinzugeben. Allerdings sollte man nicht zuviel davon genießen, weil es sonst zu nachteiligen

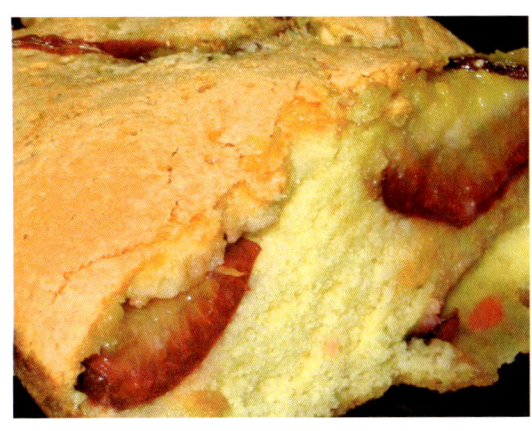

Wirkungen kommen kann. Durch zu viele Backwaren entsteht oft Übergewicht, welches begleitet wird von Selbstüberschätzung und demzufolge Enttäuschungen. Gerade bei kleinen Kindern sollte man achtsam mit Süßigkeiten umgehen.

# FLEISCH

Fleisch versorgt uns mit Eiweiß und Vitaminen, die wir insbesondere bei schwerer körperlicher Arbeit benötigen. Es stärkt die Muskulatur des ganzen Körpers und beugt Blutarmut vor. Auf der geistigen Ebene entwickeln wir durch Fleisch Mut und Tatkraft. Wir lernen, uns mit Willenskraft und Stärke einer Sache anzunehmen und die dazugehörenden körperlichen Aufgaben zu erfüllen. Die Nahrungsebene des Fleisches ist die körperliche Gewandtheit.

## ENTE

*Körper:* fördert die Gesundheit des ganzen Nackenbereichs, insbesondere der Schultermuskulatur
*Bewußtsein:* Wir lernen, uns bei der Ausführung einer körperlichen Tätigkeit an die vorgegebenen Anweisungen zu halten.

## HIRSCH

*Körper:* wirkt günstig auf den Kopfbereich und fördert dessen Gesunderhaltung
*Bewußtsein:* Wir finden die Kraft, die Arbeit über das eigene Wohl zu stellen.

## HUHN

*Körper:* für eine gesunde Wirbelsäule; fördert die Stärkung der Arterien und Venen
*Bewußtsein:* Wir sind in der Lage, uns für die Wünsche anderer Menschen tatkräftig einzusetzen.

## KALB

*Körper:* nährt das Blut und stärkt die Muskeln des ganzen Körpers
*Bewußtsein:* Wir entwickeln ein gesundes Selbstvertrauen, so daß wir uns jede Arbeit zutrauen.

## KANINCHEN

*Körper:* für gesunde Nerven im ganzen Körper
*Bewußtsein:* Wir lernen, andere Menschen in unser Leben einzubeziehen und uns auch helfen zu lassen.

## LAMM

*Körper:* wirkt günstig auf das Blut; fördert die Entgiftung des Gewebes und der Muskeln des ganzen Körpers
*Bewußtsein:* Wir können auftretende Probleme auf uns beziehen und vermeiden Schuldzuweisungen.

## REH

*Körper:* kräftigt die Herzmuskulatur
*Bewußtsein:* Wir entwickeln die Fähigkeit, die Arbeit um der Arbeit willen zu tun und nicht um Beachtung zu erhalten.

## RIND

*Körper:* stärkt und festigt den ganzen Körper
*Bewußtsein:* Wir werden in die Lage versetzt, eine Arbeit, unbeirrt von äußeren Einflüssen zu Ende zu führen.

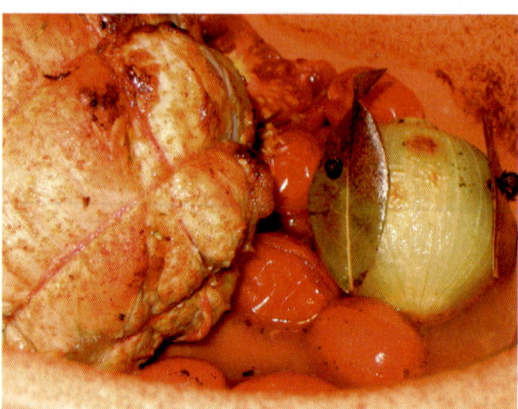

## SCHWEIN

*Körper:* wirkt günstig auf die Bein- und Fußmuskulatur
*Bewußtsein:* Wir erkennen, daß wir uns für keine Arbeit zu schade sind.

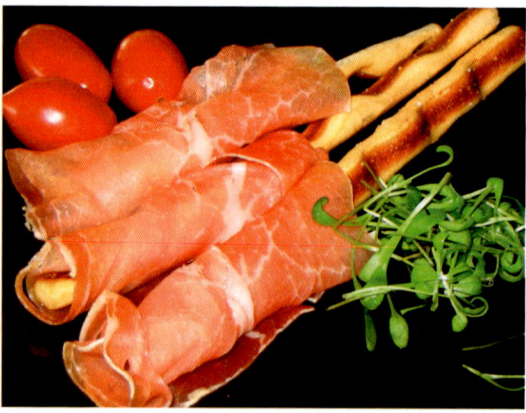

## TRUTHAHN

*Körper:* fördert die Gesundheit der Wirbelsäule, insbesondere der Bandscheiben
*Bewußtsein:* Wir gewinnen Loyalität und Willenskraft, die es uns ermöglichen, auftretende Widerstände bei der Arbeit zu überwinden.

# FISCH

Fisch versorgt uns ebenfalls mit verschiedenen wichtigen Nahrungssubstanzen. Er nährt das Blut und hält es gesund. Haut, Nägel sowie Sinnesorgane werden durch Fisch gestärkt.
Fleisch gibt uns die notwendige Kraft für körperliche Tätigkeiten. Fisch hingegen regt uns zu innerer Arbeit an. Wir entwickeln die richtige Einstellung zur jeweiligen Aktivität und können uns dadurch auch hinsichtlich einer bestehenden Tätigkeit besser weiterentwickeln.

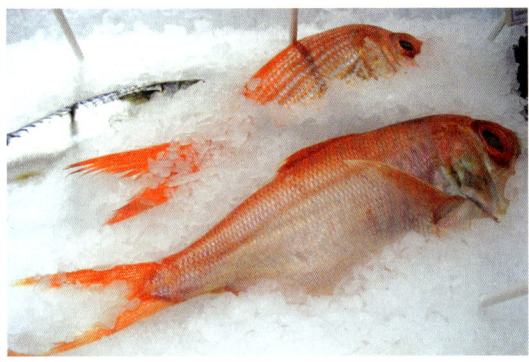

## MEERWASSERFISCH

*Körper:* fördert die Gesundheit der Haut, der Nägel sowie der Sinnesorgane
*Bewußtsein:* Wir entwickeln die Fähigkeit, aus einer Arbeit zu lernen.

## SÜSSWASSERFISCH

*Körper:* nährt das Blut; unterstützt ein gesundes Gewebe des Körpers
*Bewußtsein:* Wir gewinnen die Einsicht, daß wir mit unserer Arbeit zufrieden sein können.

## CALAMARI

*Körper:* für gesunde und starke Hand- und Fußgelenke
*Bewußtsein:* Wir lernen, uns an vorgegebene Richtlinien und Strukturen zu halten.

## CREVETTEN (KRABBEN)

*Körper:* wirken günstig auf den Genitalbereich und dessen Gesundheit
*Bewußtsein:* Wir entfalten ein tiefes Interesse, alles lernen zu wollen.

## HUMMER

*Körper:* wirkt günstig auf die Atemorgane und fördert deren Gesundheit
*Bewußtsein:* Wir erkennen, daß es wichtig ist, die Arbeit über den Lohn zu stellen.

## JAKOBSMUSCHEL

*Körper:* fördert die Gesundheit der Sinnesorgane, insbesondere der Ohren
*Bewußtsein:* Wir sind in der Lage, Ratschläge anzunehmen und zu befolgen.

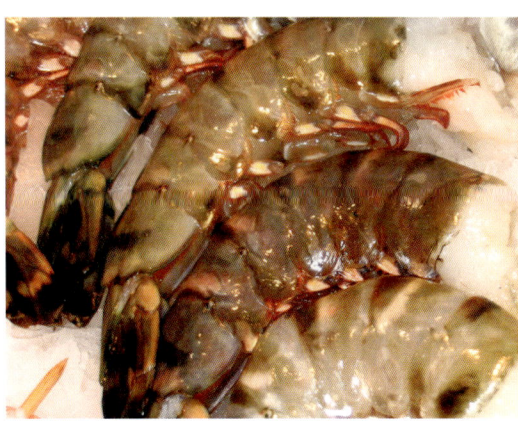

### LACHS

*Körper:* nährt das Blut und festigt das Gewebe des ganzen Körpers

*Bewußtsein:* Die Arbeit dient als Weg zur Erkenntnis; Eine Arbeit muß so lange durchgeführt werden, bis die Erkenntnis gefunden wurde.

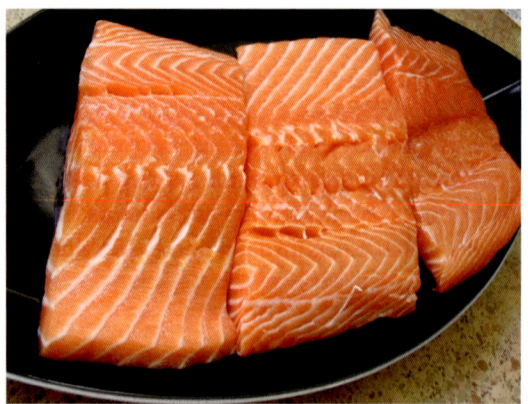

### MUSCHELN

*Körper:* wirken günstig auf die Nieren und beugen Ablagerungen vor

*Bewußtsein:* Wir lernen, auch die Arbeit auszuführen, die scheinbar Leid verursacht, aber der Wahrheit dient und deshalb getan werden muß.

### SCAMPI

*Körper:* fördern die Gesundheit der Haut und beugen Allergien vor

*Bewußtsein:* Bestehende Fähigkeiten können immer weiterentwickelt werden, was durch diese Nahrung aktiviert wird.

### TINTENFISCH

*Körper:* erhält die Haut gesund und geschmeidig

*Bewußtsein:* Wir entwickeln die Fähigkeit, unsere Erfahrungen auch an andere Menschen weiterzugeben.

# NÜSSE

Nüsse versorgen den Körper mit vielen verschiedenen Nahrungselementen und geben vor allem Fette ab. Sie nähren die Haut und schenken dem Körper Festigkeit und Ausgeglichenheit. Nüsse ebenso wie Pilze werden mit der Gesundheit der Haut in Verbindung gebracht und symbolisieren auf der geistigen Ebene die Reinheit unserer Beziehung zu Umfeld und Mitmenschen. Durch das Essen von Nüssen aktivieren wir ein natürliches Interesse für alle Dinge; dies fördert und begünstigt unsere Verbindung zur Außenwelt.

### CASHEWNUSS

*Körper:* wirkt beruhigend auf das Nervensystem und fördert ein gesundes Gehirn

*Bewußtsein:* Wir erhalten die Kraft, alles, was ansteht, sofort zu erledigen; dies führt zu Gedankenruhe.

### ERDNUSS

*Körper:* für gesunde Beine; beugt Hämorrhoiden vor

*Bewußtsein:* Wir lernen, uns bei jeglicher Art von Sorgen mit anderen Menschen auszutauschen, dadurch finden wir Erleichterung.

## HASELNUSS

*Körper:* unterstützend bei Hautkrankheiten der Geschlechtsorgane
*Bewußtsein:* Wir achten immer besser auch auf Details und scheinbar Unwichtiges und entwik-keln dadurch mehr Nächstenliebe.

## KASTANIE

*Körper:* fördert die Ausscheidung von Giftstof-fen im Magen, Dick- und Dünndarm; hilft bei Durchfall
*Bewußtsein:* Wir werden in die Lage versetzt, unsere eigenen Bedürfnisse richtig zu erkennen.

## KOKOSNUSS

*Körper:* wirkt günstig auf das Gehirn und das ganze Nervensystem; fördert die Ausscheidung von ungesundem Fett
*Bewußtsein:* Wir gewinnen die Fähigkeit, uns jederzeit zu etwas zu überwinden.

## MANDEL

*Körper:* fördert den Abbau von ungesundem Fett im ganzen Körper; beugt Allergien der Haut vor
*Bewußtsein:* Mandeln schenken uns die Tugenden der Disziplin und Ausdauer.

## PARANUSS

*Körper:* optimiert die Gesundheit von Lungen und Herz; fördert den Abbau von ungesundem Fett
*Bewußtsein:* In uns erwacht das Interesse, andere Menschen zu verstehen.

## PECANNUSS

*Körper:* wirkt günstig bei Hautproblemen im Kopfbereich

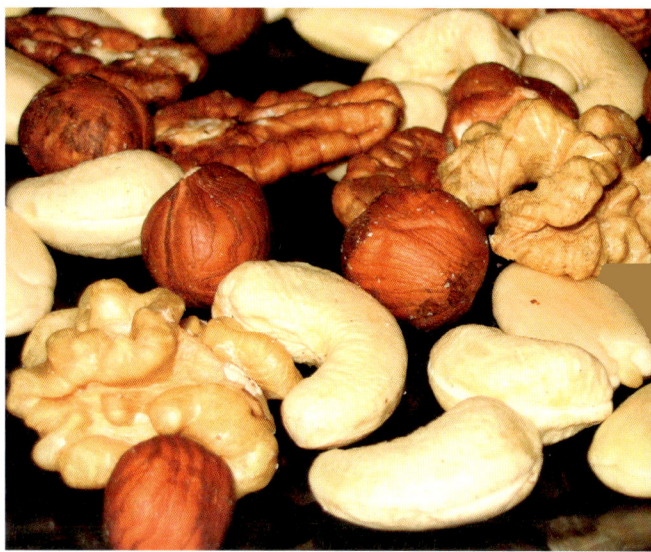

*Bewußtsein:* Wir lernen, das Prinzip »leben und leben lassen« in unseren Alltag zu integrieren.

## PINIENKERN

*Körper:* beugt Hautkrankheiten im Brustbereich vor; wirkt günstig auf das Herz
*Bewußtsein:* Wir werden in die Lage versetzt, eigene Wünsche auszusprechen.

## PISTAZIE

*Körper:* lindert Nackenverspannungen, beugt Erkältungen und Fieber vor
*Bewußtsein:* Wir erhalten die Kraft, materielle Sorgen auszusprechen und andere um Rat zu fragen.

## WALNUSS

*Körper:* wirkt günstig auf das Nervensystem, insbesondere das Gehirn; hilft bei Durchfall
*Bewußtsein:* Wir entfalten ein tiefes Interesse an geistiger Erkenntnis.

# PILZE

Aus der Essenz der Pilze sind sehr viele wichtige Medikamente entstanden: Pilze haben eine reinigende Wirkung auf den ganzen Körper, optimieren die Verdauung und sorgen dafür, daß das Drüsensystem gesund bleibt.

Die Reinigung des Körpers kann auf der geistigen Ebene mit Verzicht und Enthaltsamkeit gleichgestellt werden. Durch die unterschiedlichen Pilzarten werden wir mit diesen Tugenden in Verbindung gebracht.

## AUSTERNPILZE

*Körper:* lindert Entzündungen der Haut
*Bewußtsein:* Wir schaffen es, auf Widerspruch zu verzichten und uns einer Sache ganz hinzugeben.

## CHAMPIGNONS

*Körper:* beugt Hautpilzen vor; sorgt für gesunde Schweißdrüsen
*Bewußtsein:* Wir entwickeln die Fähigkeit, unser Geltungsbewußtsein zu überwinden.

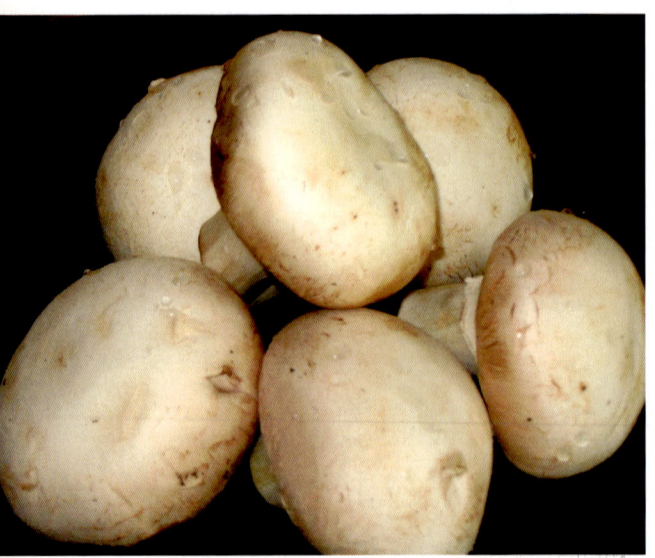

## CHINESISCHE PILZE

*Körper:* fördern eine gute Verdauung; unterstützen bei Problemen mit Hämorrhoiden
*Bewußtsein:* Wir sind in der Lage, unser Hab und Gut mit anderen Menschen zu teilen.

## EIERSCHWÄMME (PFIFFERLINGE)

*Körper:* hilfreich bei Bauchkrämpfen und Verdauungsproblemen
*Bewußtsein:* Wir finden die Kraft, über alles frei und offen zu diskutieren, auch über unsere Geheimnisse.

## MORCHELN

*Körper:* fördern die Gesundheit der Wasserausscheidungsorgane und deren Reinigung
*Bewußtsein:* Wir lernen, anderen Menschen zuzuhören, und entwickeln Geduld.

## TRÜFFEL

*Körper:* für ein gesundes Rückenmark
*Bewußtsein:* Wir verzichten auf das Gesellschaftsleben und genießen das Alleinsein.

## SCHIMMELPILZ (KÄSE)

*Körper:* wirkt günstig auf die Entschlackung des ganzen Körpers und die Reinigung des Blutes

*Bewußtsein:* Wir können Verdrängtes aussprechen und uns dadurch von einengenden Vorstellungen befreien.

## STEINPILZE

*Körper:* wirkt günstig auf sämtliche Bauchorgane und fördert deren Gesundheit
*Bewußtsein:* Wir erkennen die Notwendigkeit, unsere Mitmenschen zu verstehen, und verzichten darauf, verstanden zu werden.

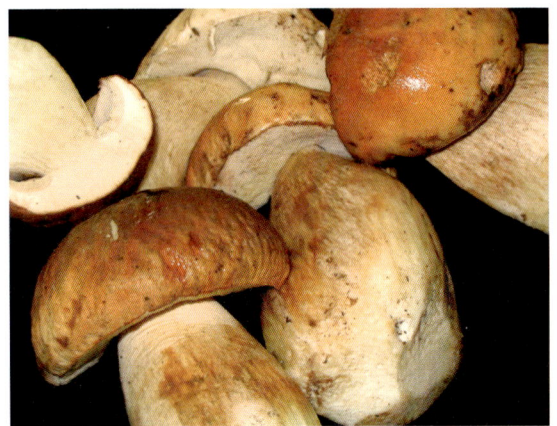

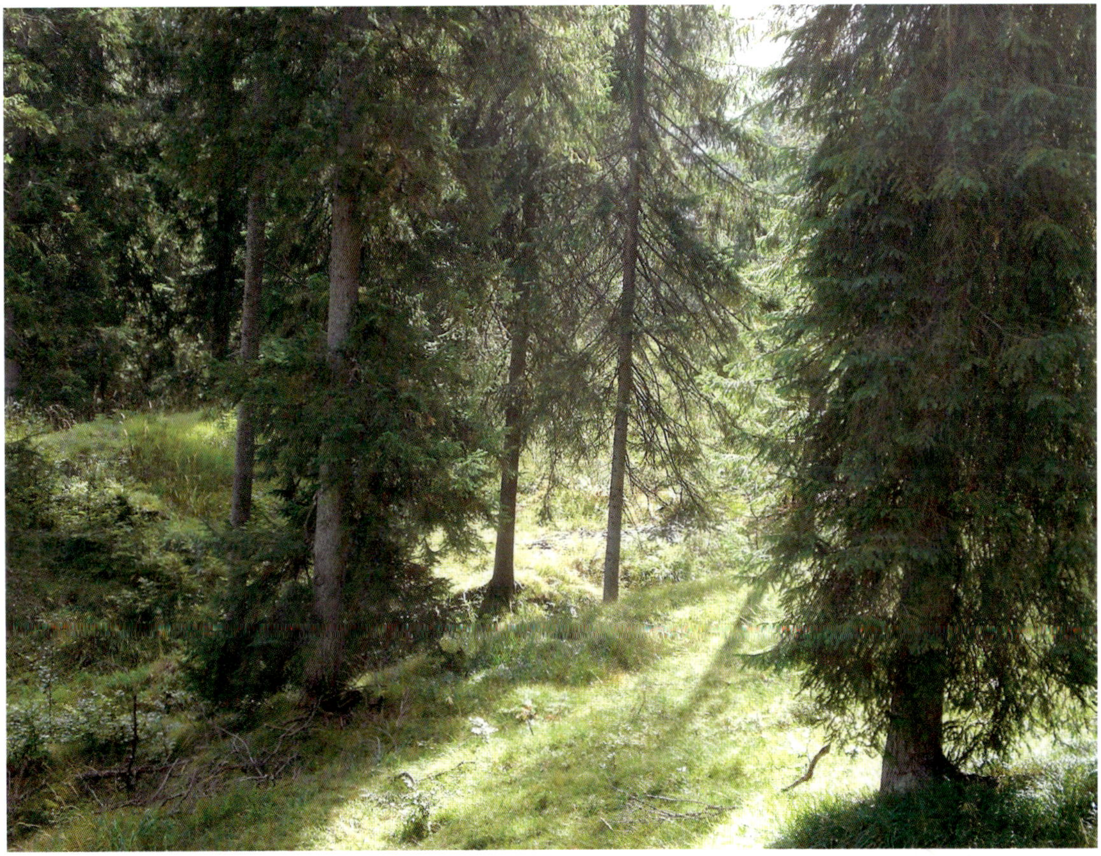

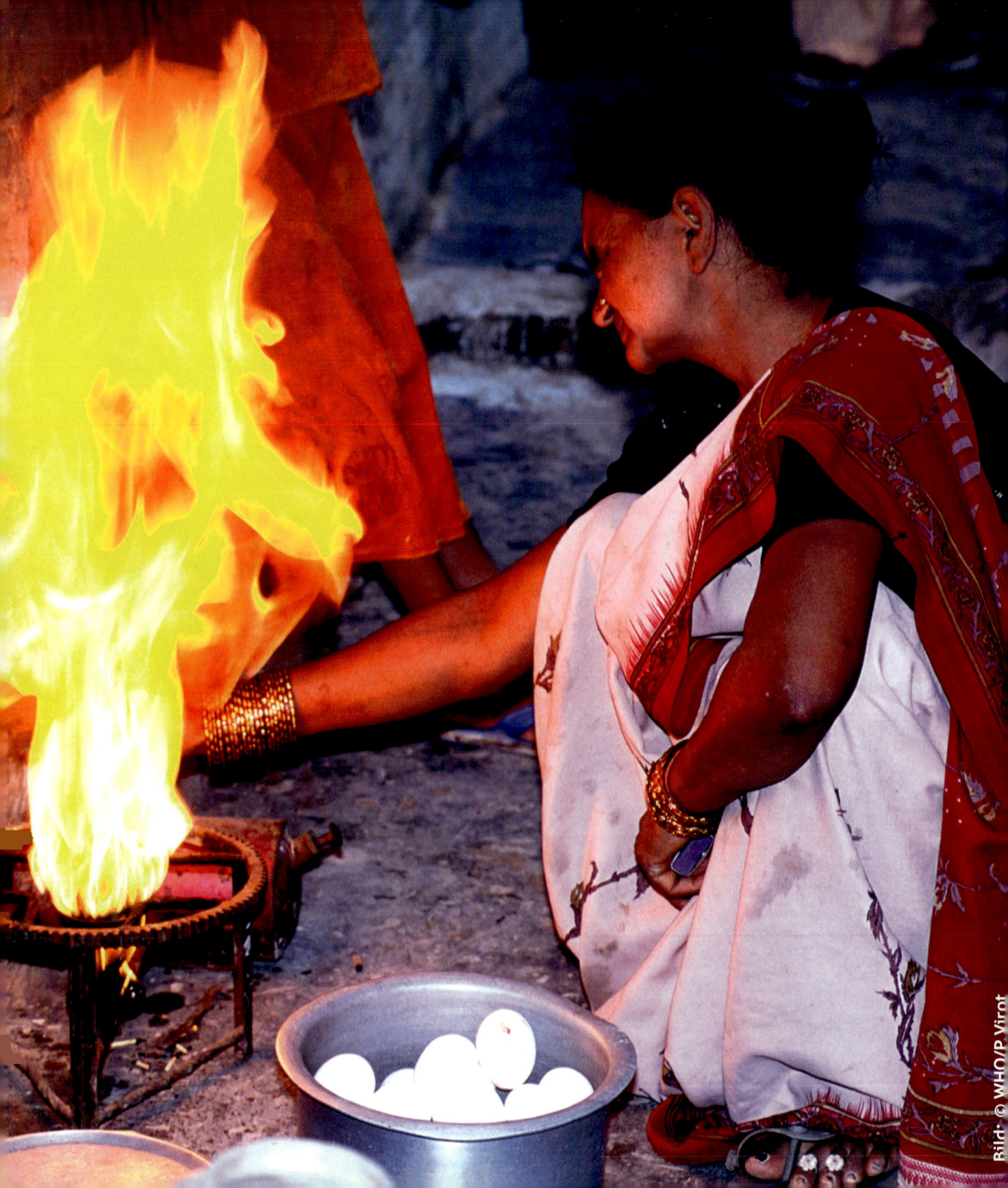

# Ayurvedische Rezepte

# DER EINFLUSS DER DOSHAS

Wie im Kapitel Ursprung des Ayurveda beschrieben, spiegeln die drei Doshas (Körperflüssigkeiten) – *Kapha: Schleim, Vata: Luft* und *Pitta: Galle* – die Gesundheit des Menschen. *Dosha* bedeutet übersetzt aus dem Sanskrit: das, was schnell aus dem Gleichgewicht kommt. Das sagt uns schon sehr viel über die Funktion der Doshas.

Die Doshas bilden das Bindeglied zwischen Körper und Geist, zwischen Denken und Handeln. Wie schnell hier eine Abweichung entstehen kann, weiß jeder. Sobald in uns Störungen zwischen Denken und Handeln auftreten, wird unser seelisches Wachstum verhindert und geistige sowie körperliche Probleme beginnen aufzutreten.

Das Gleichgewicht der Doshas ist sehr wichtig. Das ist wie bei einem Bild: Es wirkt nur dann schön, wenn die Farben harmonisch aufeinander einwirken. Alle in diesem Buch vorgestellten Rezepte sind nach diesem Prinzip zusammengestellt, so daß das Kochen und Essen für alle Ayurvedabegeisterten möglich ist, unabhängig davon, welcher Dosha-Typ sie sind.

Wenn die Doshas bereits aus dem Gleichgewicht geraten sind und Probleme auftreten, so können Ihnen folgende Tips helfen.

## KAPHA (SCHLEIM)

Alle Nahrung mit süßem Geschmack sowie Getreide fördern Kapha. Wenn in Ihrem Organismus also zuviel Schleim ist, reduzieren Sie den Genuß von Süßem; ist dort zu wenig, verzehren Sie entsprechend mehr von derlei Speisen.
*Zuviel Schleim zeigt sich in Erkältungskrankheiten, zuwenig Schleim in Verdauungsproblemen und Depressionen.*

## VATA (LUFT)

Alle Nahrung mit bitterem Geschmack, insbesondere lufttreibende Gemüsearten wie zum Beispiel Blumenkohl und Sauerkraut, fördert Vata. Wenn in Ihrem Organismus also zuviel Luft ist, reduzieren Sie den Genuß von Bitterem; ist dort zuwenig, erhöhen Sie ihn.
*Zuviel Luft zeigt sich in Blähungen und Rückenschmerzen, zuwenig Luft in Atembeschwerden und Aggressionen.*

## PITTA (GALLE)

Alle Nahrung mit scharfem Geschmack, insbesondere Zwiebeln und Knoblauch, fördert Pitta. Wenn in Ihrem Organismus zuviel Säure ist, reduzieren Sie den Genuß von Scharfem; ist dort zuwenig, erhöhen Sie ihn.
*Zuviel Galle zeigt sich in Magenübersäuerung oder einem bitterem Nachgeschmack nach dem Essen, zuwenig Galle in Kreislaufstörungen und Müdigkeit.*

## »ALLHEILMITTEL« MILCH UND HONIG

Milch und Honig bringen alle Doshas ins Gleichgewicht. Milch wirkt beruhigend und verhilft in jeder Hinsicht zu mehr Gesundheit und Kraft. Honig stärkt die Essenz der jeweiligen Nahrung und beschleunigt dadurch die heilende Wirkung der ayurvedischen Ernährung.

# EINFLUSS DES NATURZYKLUS

Die Natur durchläuft im Zyklus eines Jahres nicht nur die vier Jahreszeiten, sondern auch die zwölf Monate. Dieser Jahreszyklus symbolisiert den Rhythmus des Lebens, dem wir alle unterworfen sind. Die Veränderungen der Natur bestimmen auch die Handlungs-, Emotional- und Mentalebene des Menschen. Die Früchte der Natur sollen uns in Form der Nahrung helfen, mit den jeweiligen naturbedingten Begebenheiten zurechtzukommen.

Der Bewegungsablauf des Menschen ändert sich gleich der Natur ebenfalls von Monat zu Monat. Im Sommer bewegen wir uns anders als im Winter: Wir sprechen, denken und fühlen anders. Parallel dazu verändern sich auch unsere Mahlzeiten, und wir können einmal mehr wahrnehmen, daß Nahrung, Bewegung und Bewußtsein letztlich eins sind. Durch die richtige Ernährung können wir eine optimale Einstimmung auf den Rhythmus der Natur erzielen.

Die zwölf Monate symbolisieren den Fluß der Lebensenergie durch das Jahr und zeigen auf, welche Zeit uns welche Aufgabe stellt. Die Natur führt uns jährlich über zwölf Monatsschritte zur Erweiterung unserer Persönlichkeit und gibt uns in Form der täglichen Nahrung alles, was wir zum guten Gelingen benötigen. Jeder Monat fordert den Menschen unterschiedlich. In der Lehre des Ayurveda wird die Herausforderung des jeweiligen Monats wie folgt beschrieben:

## APRIL

Der Zyklus des Jahres beginnt mit dem Frühling. Die Suche nach unserer eigenen Persönlichkeit steht im Vordergrund. Das Aussprechen all unserer Gedanken und Wünsche ist notwendig, damit wir die Wahrheit über uns selbst finden.
*Ausdruck der Lebenskraft im Monat April ist der Mut.*

## MAI

In diesem Monat erkennen wir, daß wir unsere eigene Persönlichkeit finden können, wenn wir Umfeld und Mitmenschen mit einbeziehen. Die Weisungen und Worte unserer Mitmenschen bilden die Basis unserer Entfaltung und weisen uns den Weg.
*Ausdruck der Lebenskraft im Monat Mai ist die Demut.*

## JUNI

Durch den intensiven Austausch mit unserer Umgebung nehmen wir auch unsere Widerstände wahr. Dieser Monat lehrt uns unaufhörlich, die Ursachen für die äußerlich sichtbaren Widerstände als Ursache im eigenen Innern zu suchen. Innen und außen, Geist und Materie, Ich und Du gehören letzlich zusammen.
*Ausdruck der Lebenskraft im Monat Juni ist die Selbstanalyse.*

## JULI

Die harmonische Verbindung von innen und außen wird nun als Folgeschritt der Entwicklung des Monats Juni angestrebt. Dies führt oft dazu, daß man den festen Boden von Familie und Arbeit unter den Füßen verliert, weil man bei allem nach dem Gleichgewicht sucht. Die goldene Mitte kann jedoch weder durch Extronoch durch Introvertiertheit erreicht werden, sondern nur durch ein ungebundenes Leben.

*Ausdruck der Lebenskraft im Monat Juli ist das Gefaßtsein und Lassen.*

# AUGUST

Das im Juli entwickelte neue Lebensgefühl innerer Ungebundenheit führt zum Erwachen einer neuen Facette der Persönlichkeit. Wir nehmen uns das erste Mal als das wahr, was wir sind, wenn wir nicht mehr von Äußerlichkeiten abhängig sind. Die eigene Wesensnatur wird dadurch unmittelbar spürbar. Die Lebenskraft nimmt zu, und statt vor dem Leben davonzulaufen, sind wir in der Lage, ihm zu begegnen.

*Ausdruck der Lebenskraft im Monat August ist die Wahrhaftigkeit.*

# SEPTEMBER

Aufgrund der im August entwickelten Lebenseinstellung ordnen wir uns dem Lebensrhythmus unter, sträuben uns nicht länger gegen das Auf und Ab, sondern beginnen unser Leben zu genießen. Wir nehmen die Umstände unseres Lebens an und versuchen, sie zu meistern. Dies führt uns auf harmonische und geregelte Bahnen.

*Ausdruck der Lebenskraft im Monat September ist die Hingabe.*

# OKTOBER

Die Harmonie des Lebens entwickelt in uns die tiefe Einsicht, daß alles mit allem verbunden ist – gleich einem ruhigen See, der uns das Bewußtsein der Naturverbundenheit schenkt. Ein Verständnis für die Mitmenschen sowie eine offene Kommunikation sind das natürliche Resultat. Wir entwickeln den Mut, uns der Welt mitzuteilen.

*Ausdruck der Lebenskraft im Monat Oktober ist die Überwindung.*

# NOVEMBER

Aus dem im Monat Oktober gewonnenen neuen Bewußtsein über die Welt und den Menschen entwickelt sich ein tiefes Interesse an allem, was um uns herum geschieht. Wir nehmen uns sowie das Gegenüber als Teil des Ganzen wahr. Dieser Umstand aktiviert unsere Geisteskraft, und wir beginnen, nach den Zusammenhängen zwischen dem Ich und dem Du zu forschen.

*Ausdruck der Lebenskraft im Monat Nobember ist die Integration.*

# DEZEMBER

Je mehr wir über unsere Verbindung zu unserem Gegenüber entdecken, desto größer wird die Identifizierung mit der Welt, in der wir leben. Es entsteht die aufrichtige Bemühung, anderen zu dienen und zu helfen. Dies kann so weit gehen, daß wir uns selbst dabei vergessen.

*Ausdruck der Lebenskraft im Monat Dezember ist die Barmherzigkeit.*

# JANUAR

Durch die zunehmende Integration der Außenwelt in das eigene Leben entsteht ein erweitertes Bewußtsein. Das Du bildet dabei den wesentlichen Kern unserer Lebenserfahrung. Es geht nicht mehr darum, wo wir stehen und was wir denken, sondern darum, wo der andere steht und was er denkt. Wir beginnen zu verstehen, daß das Verhalten des Umfeldes Aufschluß über unsere eigene Persönlichkeit gibt. Auf diesem

Weg suchen wir klare Strukturen in der Welt, in der wir leben.

*Ausdruck der Lebenskraft im Monat Januar ist die Klarheit und die Festigkeit.*

## FEBRUAR

Je klarer die Beziehung zu unserem Umfeld wird, desto mehr entpuppt sie sich als das wesentliche Element des Lebens. Nicht das Ich und nicht das Du, sondern die Verbindung der beiden wird Leben genannt. Durch diese Erkenntnis entstehen neue Möglichkeiten in unserem Leben; Unmögliches kann nun möglich werden. Wo Haß war,

entsteht Liebe, wo Verzweiflung war, schöpfen wir Hoffnung und Lebenskraft.

*Ausdruck der Lebenskraft im Monat Feburar ist die Begeisterung.*

## MÄRZ

Nun sind wir aufgefordert, uns durch die neugewonnene Lebensenergie tragen zu lassen, ohne dabei in die Fänge des Egoismus zu geraten. Lassen wir das Leben sich in jede Richtung entfalten, ohne etwas zu erwarten, so schöpfen wir aus der Urquelle des Lebens und sind glücklich.

*Ausdruck der Lebenskraft im Monat März ist die Lebensfreude.*

Die Geburt eines Menschen in einem bestimmten Monat deutet an, mit welchen Kräften er sich auseinandersetzen muß. Daraus formen sich letztlich die Grundzüge eines Menschen.

Der indischen Naturlehre gemäß beginnt mit der Geburt eines Menschen auch eine innere Entwicklung, welche im Monat April anfängt und ihn alle sieben Jahre einen Monat weiter führt. Nach jeweils einer durchwanderten Jahreszeit (Frühling, Sommer, Herbst und Winter) öffnet sich ein erhöhtes Verständnis für das Leben und eine Möglichkeit zur Bewußtseinserweiterung. Nach 84 Jahren sollte der Mensch in der Lage sein, im Tod bewußt das geistige Erbe ewigen Friedens anzutreten.

Bei genauer Betrachtung können wir feststellen, daß diese Lebenslehre sehr zutreffend ist. Denken wir an die vier großen Lebensphasen: Kindheit und Jugend, der Eintritt in die Erwachsenenwelt, die Reife und schließlich das Alter. Übertragen wir die Ausdrucksform der Lebensenergie auf die jeweiligen Lebensabschnitte, so können wir sehen, wie eng die Monate und der Wachstumsprozeß eines Menschen miteinander verbunden sind.

Da Ayurveda in Einklang mit der Natur steht, habe ich versucht, meine Rezepte in den monatlichen Bewegungsrhythmus einzubinden. Für jeden Monat habe ich jeweils zwei Hauptspeisen sowie zwei Nachtische nach dem ayurvedischen Grundprinzip zusammengestellt. Die Hauptspeise repräsentiert in unserem täglichen Leben die Verbindung zum Außen und aktiviert den äußeren Bewegungsablauf, während die Nachspeise das Innenleben und die Ruhe fördert. Beide Speisen können jeweils unabhängig voneinander verzehrt werden. Um eine Wirkung zu erzielen, sollte man das jeweilige Rezept mindestens einmal in der Woche und dies vier Wochen lang (möglicherweise immer am gleichen Wochentag) zu sich nehmen.

Ich wünsche Ihnen viel Freude
beim ayurvedischen Kochen und Essen!

# SPARGELRISOTTO

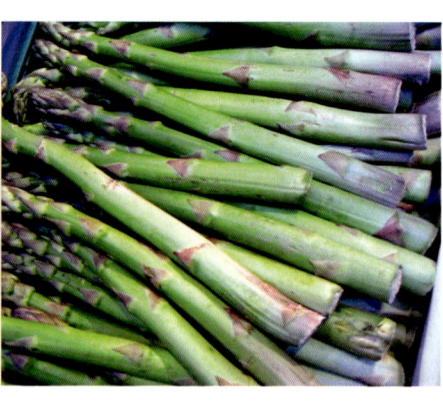

*Zutaten für 4 Personen:*
- 500 Gramm grüne Spargel • 2 Knoblauchzehen
- 250 Gramm Risottoreis • 1 Würfel Gemüsebouillon und
¾ Liter Wasser • 50 Gramm Butter • ein wenig Salz

*Zubereitung:*

Schälen Sie den Spargel, so daß nur noch der weiche Teil übrigbleibt und die Fäden so gut wie möglich entfernt sind. Jetzt schneiden Sie vom Stiel der Spargel ein daumenbreites Stück ab und werfen es weg. Danach schneiden Sie die Spargel in sieben gleich große Teile.

Schälen Sie die Knoblauchzehen, und schneiden Sie sie in möglichst kleine Teile. Lösen Sie einen Bouillonwürfel in ¾ Liter heißem Wasser auf. Stellen Sie Butter und Salz bereit. Bevor Sie mit dem Kochen beginnen, setzen Sie sich zwei bis drei Minuten hin und entspannen sich. Gehen Sie dann erfüllt von innerer Harmonie an die Zubereitung.

Lassen Sie zuerst die Butter in der Pfanne zergehen. Geben Sie dann die Spargel und anschließend den Knoblauch hinein. Jetzt dünsten Sie das Ganze drei Minuten, wobei Sie ab und zu umrühren. Nun fügen Sie den Risottoreis hinzu und rühren ihn eine Minute lang ein. Danach geben Sie das Bouillonwasser dazu und kochen das Ganze auf schwacher Hitze ca. 20 Minuten lang. Rühren Sie den Risotto ab und zu um, so daß er nicht anbrennt. Am Schluß würzen Sie alles mit etwas Salz, so daß der Spargel-Risotto Ihrem Geschmack entspricht. Bevor Sie das Essen servieren, sollten Sie den Spargelrisotto ein paar Minuten stehen lassen und erst noch einmal umrühren.

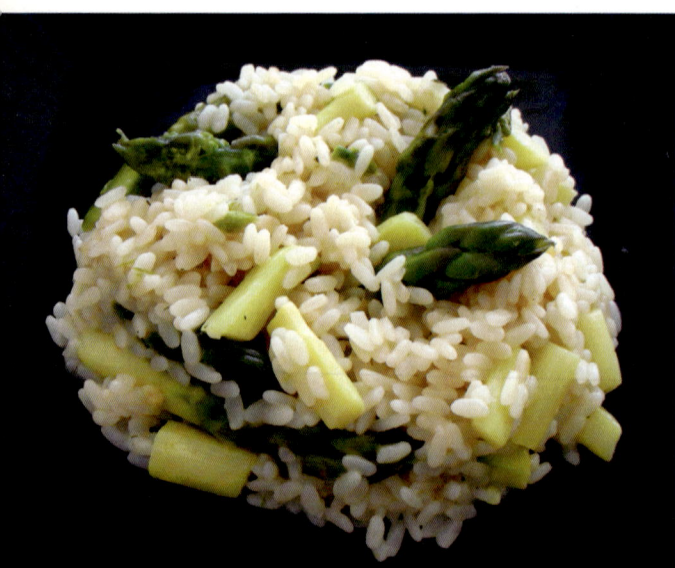

## Wirkung im Körper:

☙ Die Verdauung wird angeregt und dadurch, gemäß der ayurvedischen Lehre dem Darm das Gift entzogen. Diese Speise fördert die Gesundheit von Dünn- und Dickdarm.

## Wirkung im Bewußtsein:

☙ Wir erhalten den Mut und die Kraft, auf andere Menschen zuzugehen. Wenn wir eine gute Verbindung zu unserer Umwelt aufbauen, lernen wir, alle Herausforderungen des Lebens zu meistern.

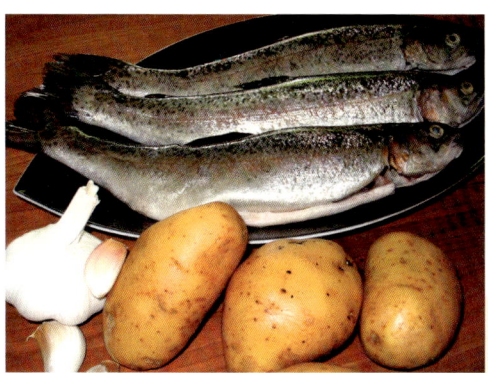

# GRATINIERTE KARTOFFELSCHEIBEN MIT FORELLE

*Zutaten für 4 Personen:*
- 8 große Kartoffeln • 4 Forellen • 4 Knoblauchzehen,
- Butter • Olivenöl • Petersilie • Salz

*Zubereitung:*

Schälen Sie die Kartoffeln, und schneiden Sie sie der Länge nach in 3 Millimeter dicke Scheiben. Die Scheiben legen Sie in eine Backform auf Backpapier. Geben Sie auf jede Scheibe eine Fingerspitze Butter, und salzen Sie sie ein wenig.

Nun beginnen Sie mit der Zubereitung der Forellen. Waschen Sie den Fisch, und schneiden Sie den Kopfteil ab. Die Bauchseite des Fisches trennen Sie mit einem Messer vorsichtig auf. Legen Sie die Fische dann zum Trocknen auf Küchenpapier.

Schälen Sie die Knoblauchzehen, und zerkleinern Sie die Petersilie. Geben Sie jeweils eine Knoblauchzehe sowie ein wenig Petersilie, Salz und Olivenöl in die Bauchöffnung jedes Fisches. Hüllen Sie nun die Forellen einzeln in Alufolie, und legen Sie sie in eine separate Backform. Nun heizen Sie den Backofen auf 180°C vor. In der Zwischenzeit entspannen Sie sich.

Sobald der Backofen die entsprechende Temperatur erreicht hat, stellen Sie die beiden Backformen in den Ofen. Die Kartoffeln stellen Sie über die Forellen. Lassen Sie das Ganze 20 bis 25 Minuten im Ofen. Falls die Kartoffeln zu starke Oberhitze bekommen, können Sie das obere Blech nach zehn Minuten mit dem unteren tauschen.

Bevor Sie die Speisen auf den Tellern anrichten, lassen Sie die beiden Backformen mindestens zwei Minuten abkühlen. Genießen Sie das Essen.

## Wirkung im Körper:

&#x283; Die Verdauung wird begünstigt, wovon alle Muskeln, das Gewebe sowie der Bewegungsapparat des ganzen Körpers profitieren.

## Wirkung im Bewußtsein:

&#x283; Wir erkennen, welche Arbeiten mit unserem Wesen im Einklang stehen und welche nicht. Wir konzentrieren uns auf das Wesentliche und finden mehr Frieden und Glück.

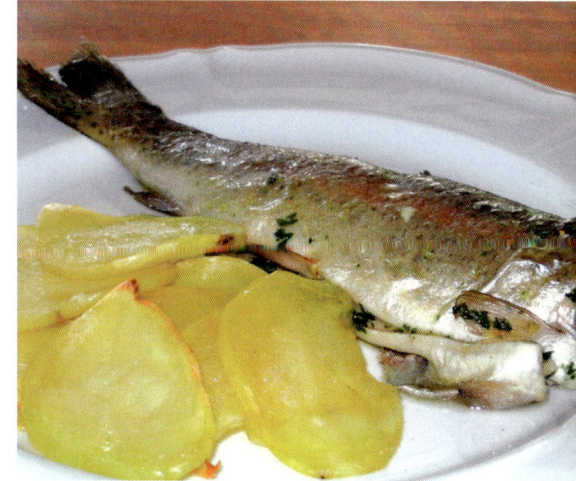

# BIRNE AN KARAMELZUCKER

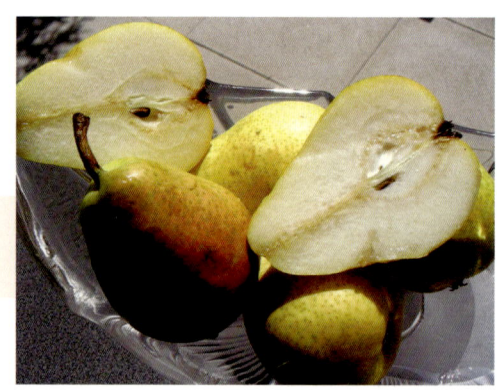

*Zutaten für 4 Personen:*
• 4 große Birnen • 2 Eßlöffel Zucker • 0,1 Liter Wasser

*Zubereitung:*

Schälen Sie die Birnen, und zerteilen Sie sie in jeweils vier Teile. Die Kerne werden entfernt. Stellen Sie Wasser und Zucker bereit. Bevor Sie mit dem Kochen beginnen, entspannen Sie sich ein wenig.

Zuerst bringen Sie in einer Pfanne ½ Liter Wasser zum Kochen. Geben Sie die Birnenteile in das kochende Wasser. Nehmen Sie nun die Pfanne vom Feuer, und lassen Sie die Birnen zehn Minuten im Wasser ziehen. Schütten Sie dann das Wasser ab, wobei Sie 0,1 Liter des aufgekochten Wassers in ein separates Glas füllen. Die Birnen lassen Sie auf einem Teller ein wenig abkühlen. Erhitzen Sie nun eine weitere Pfanne, und geben Sie die zwei Eßlöffel Zucker hinzu. Sobald der Zucker bräunlich wird, geben Sie das vorher beiseite gestellte Wasser in die Pfanne und rühren das Ganze mit dem Schneebesen um. Legen Sie die Birnenstücke auf die Dessertteller, und gießen Sie ein wenig Karamelzucker auf alle Birnenteile. Lassen Sie ihn noch zwei Minuten einziehen, und servieren Sie dann.

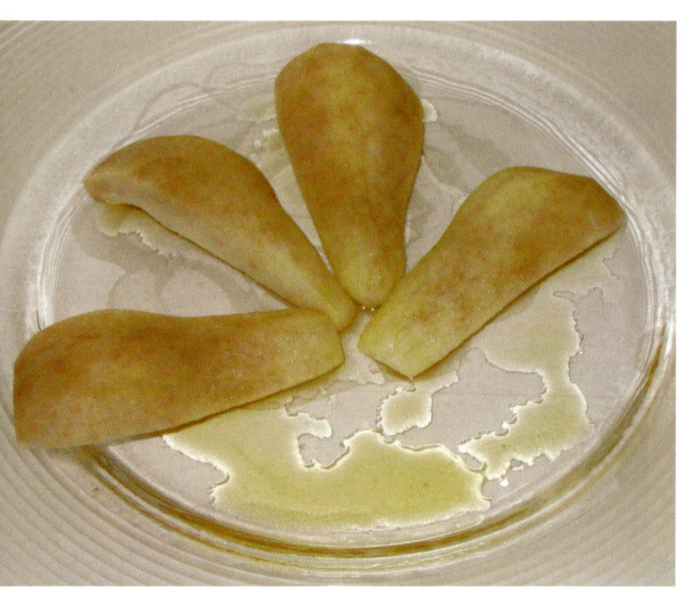

## Wirkung im Körper:

❧ Früchte, insbesondere Birnen, begünstigen die Gesundheit des Gehirns und fördern die Gesundheit des vegetativen Nervensystems.

## Wirkung im Bewußtsein:

❧ Mangelndes Pflichtbewußtsein führt zu negativen Gedanken und blockiert unsere Bewegungsfreiheit. Die an uns gestellten Aufgaben als Weg zur Entwicklung der eigenen Persönlichkeit anzunehmen bedeutet, in Ruhe und Frieden mit sich selbst zu sein. Dieses Dessert gibt uns die Kraft dazu.

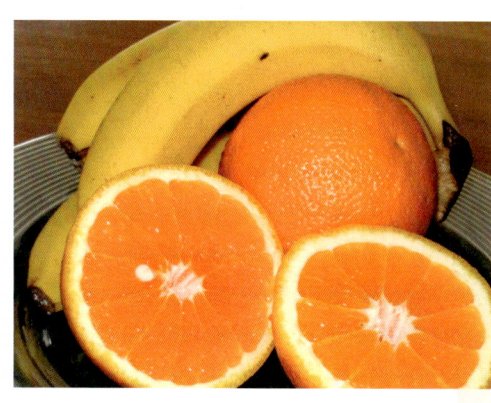

# Orangen-Bananencreme mit Speisequark und Sahne

**Zutaten für 4 Personen:**
- 4 Orangen • 2 Bananen • 250 Gramm Speisequark
- ¼ Liter Schlagsahne • 4 Eßlöffel Zucker

*Zubereitung:*

Pressen Sie die Orangen aus, und gießen Sie den Saft in eine Schale. In einem separaten Teller zerdrücken Sie die beiden Bananen, bis daraus ein Brei entsteht. Stellen Sie den Speisequark sowie den Zucker bereit. Die Schlagsahne schlagen Sie steif. Lassen Sie das Ganze mindestens 10 Minuten ziehen. Entspannen Sie sich währendessen mit tiefen Atemzügen.
Vermischen Sie den Bananenbrei mit dem Orangensaft. Geben Sie dann den Speisequark, die Schlagsahne sowie den Zucker dazu, und rühren Sie das Ganze sorgfältig um, so daß die Creme gut gebunden bleibt. Füllen Sie sie in Dessertschalen ab, und lassen Sie sie zwei Minuten ziehen, bevor Sie sie servieren.

## Wirkung im Körper:

⮞ Der ganze Körper bleibt im Gleichgewicht. Das Drüsensystem sowie der Blutkreislauf und die Verdauung werden begünstigt.

## Wirkung im Bewußtsein:

⮞ Diese Nahrung hilft, Sturheit zu überwinden, und läßt einen seine Lebensziele mit mehr Geduld und unter Einbindung seiner Mitmenschen angehen.

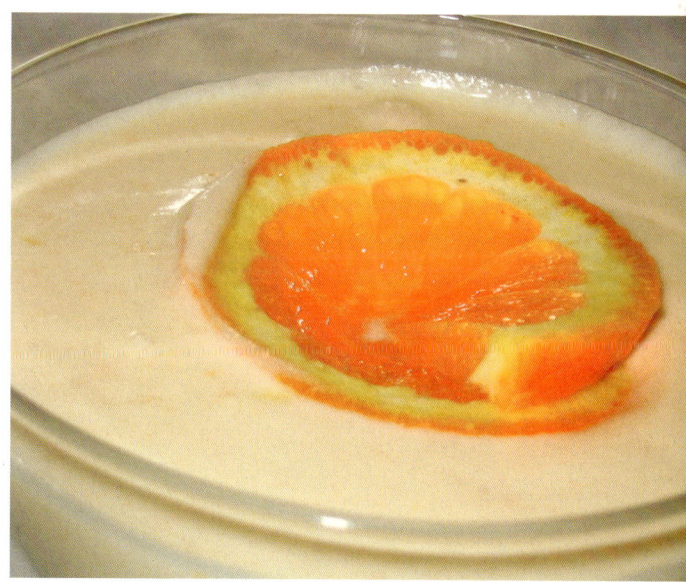

# Avocado mit Zitronenreis

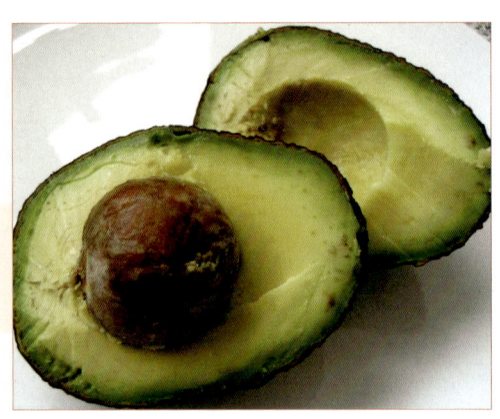

**Zutaten für 4 Personen:**
- 2 Avocados • 150 Gramm Reis • 1 Zitronenschnitz
- 30 Gramm Butter • ½ Liter Bouillon • Salz

*Zubereitung:*
Schälen Sie die beiden Avocados so gut wie möglich.
Schneiden Sie sie dann längs in Scheiben. Legen
Sie die Scheiben auf einen separaten Teller. Lösen Sie jetzt einen halben Bouillonwürfel in ½
Liter heißem Wasser auf. Stellen Sie den Zitronenschnitz, den Reis und das Salz bereit. Danach
atmen Sie zwei bis drei Minuten tief ein und aus und versuchen, sich zu entspannen.
Erhitzen Sie nun in einer Pfanne das Bouillonwasser, und fügen Sie dem siedenden Wasser den
Reis hinzu. Kochen Sie den Reis bei schwacher Hitze ca. 20 Minuten. das überschüssige Wasser
schütten Sie danach ab. Geben Sie dann zuerst die Butter dazu sowie ein wenig Salz, und rühren
Sie um. Nun pressen Sie den Zitronenschnitz aus und geben den Saft direkt in den Reis. Achten
Sie darauf, daß keine Kerne in den Reis gelangen. Rühren Sie nun noch einmal um, und lassen
Sie den Reis noch zwei bis drei Minuten ziehen. Danach legen Sie die Avocadostücke auf den
Teller und geben den Zitronenreis dazu. Die Avocado sollte nicht gewürzt werden, weil sie sonst
ihre Wirkungskraft nicht vollständig entfalten kann. Genießen Sie das Essen.

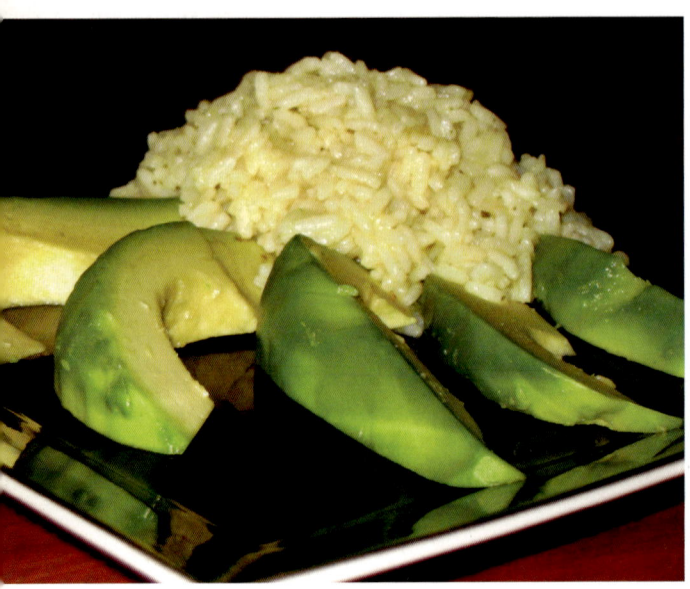

## Wirkung im Körper:
❧ Der Stoffwechsel im ganzen Körper wird angeregt. Avocado reinigt den Körper von ungesundem Fett.

## Wirkung im Bewußtsein:
❧ Wir werden uns der eigenen Motivation bewußt und können dadurch erkennen, wo wir von unserer Ego-Zentriertheit gesteuert werden.

# TOMATENSPAGHETTI

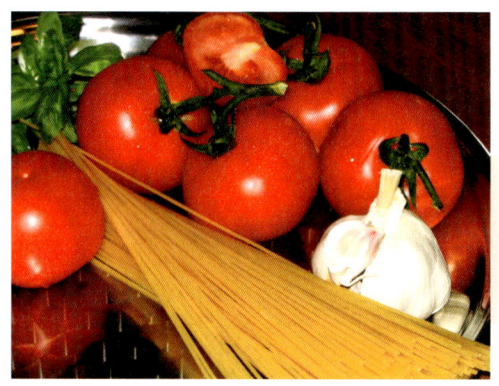

*Zutaten für 4 Personen:*
• 8 frische Tomaten • 500 Gramm Spaghetti • 4 Knoblauchzehen • 8 Basilikumblätter • 2 Eßlöffel Olivenöl
• Salz • kein Käse

*Zubereitung:*
Waschen Sie die Tomaten, und entfernen Sie den Stielansatz. Schneiden Sie sie in ganz kleine
Stücke, und geben Sie diese in eine Schüssel. Schälen Sie die Knoblauchzehen, und hacken Sie
sie möglichst klein. Stellen Sie nun das Basilikum, das Olivenöl, das Salz sowie die Spaghetti
bereit. Bevor Sie mit dem Kochen beginnen, entspannen Sie sich ein wenig.
Erhitzen Sie in einer Bratpfanne zwei Eßlöffel Olivenöl und parallel dazu das Wasser für die
Spaghetti. Sobald das Olivenöl heiß ist, geben Sie zuerst die Tomatenstücke hinein, danach den
Knoblauch und die Basilikumblätter. Lassen Sie das Ganze ein wenig anbraten. Dann rühren
Sie um und würzen alles mit Salz. Kochen Sie die Tomatensauce 20 Minuten lang bei mittlerer
Hitze. Der Kochvorgang sollte so sanft erfolgen, daß der Tomatensauce kein zusätzliches Wasser
hinzugefügt werden muß.
Parallel dazu kochen Sie die Spaghetti. Lassen Sie Spaghetti und Tomatensauce nach dem Ko-
chen drei Minuten abkühlen, ohne sie zu vermischen. Geben Sie zuerst die Spaghetti auf den
Teller und danach die Tomatensauce. Genie-
ßen Sie das Essen.

## Wirkung im Körper:
↬ Das Gewebe und die Muskulatur im ganzen
Brustbereich profitieren von diesem Essen, und
die Atmungsorgane werden begünstigt.

## Wirkung im Bewußtsein:
↬ Für die Umsetzung unserer Lebensziele
benötigen wir einerseits den Rat anderer Men-
schen und anderseits die Bereitschaft, diesem
Rat auch zu folgen. Beides wird durch diese
Nahrung entwickelt.

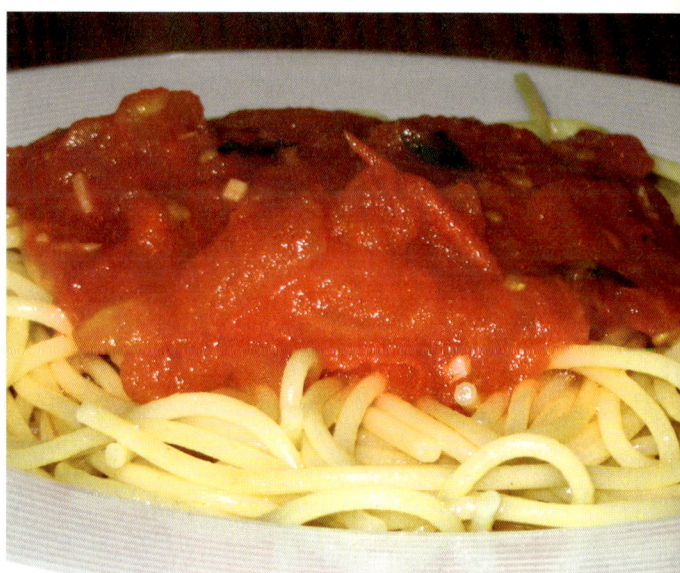

# GRIESSPUDDING MIT ZIMT

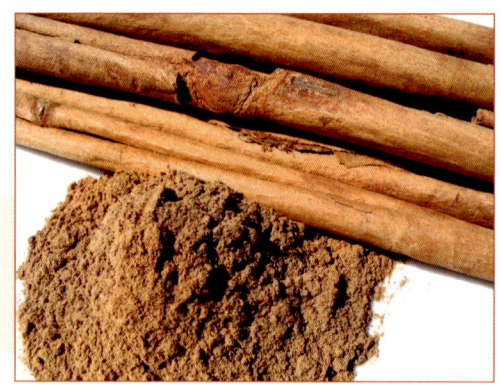

**Zutaten für 4 Personen:**
- 100 Gramm Hartweizengrieß • ½ Liter Vollmilch
- 2 Eßlöffel Sultaninen • 2 Eßlöffel Zucker • 1 Eßlöffel Zimt • 1 Prise Salz

*Zubereitung:*

Wiegen Sie 100 Gramm Grieß ab, und füllen Sie ½ Liter Vollmilch in eine Pfanne. Stellen Sie nun die Sultaninen, den Zucker, den Zimt und das Salz bereit. Entspannen Sie sich ein wenig, bevor Sie mit der Zubereitung beginnen.

Bringen Sie die Milch zum Kochen, und geben Sie zuerst die Sultaninen dazu und danach den Grieß. Rühren Sie stetig um, und geben Sie eine Prise Salz dazu. Nach einigen Minuten wird der Grieß fest. Fügen Sie nun so viel Zucker hinzu, wie es Ihrem Geschmack entspricht. Warten Sie noch ein wenig, und rühren Sie weiter um. Füllen Sie dann den Grieß in Dessertschalen ab. Lassen Sie den Grieß eine halbe Stunde abkühlen. Stellen Sie ihn dazu nicht in den Kühlschrank, sondern bedecken Sie die Schalen mit ein wenig Papier, und lassen Sie den Grießpudding einfach stehen. Danach richten Sie den Pudding an und geben nach Belieben Zimt dazu. Bon appétit!

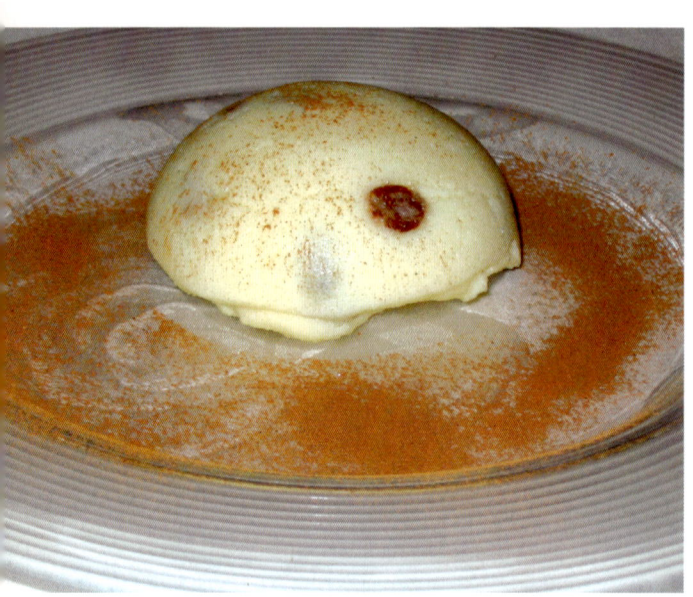

## Wirkung im Körper:

✍ Eine Speise, die bei Verdauungsproblemen und Blähungen hilft und für gesunde Bauchorgane sorgt.

## Wirkung im Bewußtsein:

✍ Wir erhalten durch den Verzehr die Kraft, uns den Worten und Weisungen unserer Mitmenschen hinzugeben. Widerwillen kann durch den Verzehr überwunden werden.

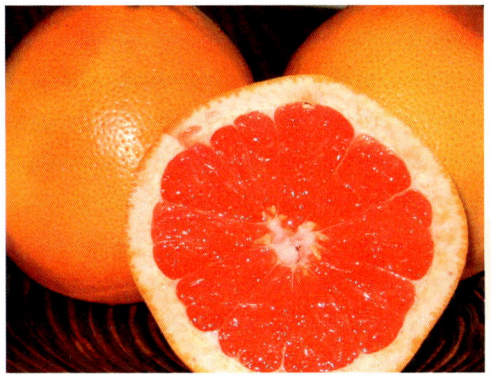

# GRAPEFRUIT-BANANEN-DESSERT

*Zutaten für 4 Personen:*
• 4 Grapefruits • 4 Bananen • 4 Teelöffel Waldhonig

*Zubereitung:*

Schälen Sie die vier Grapefruits. Danach zerteilen Sie sie mit dem Messer in eßbare Schnitze, die weiße Haut entfernen Sie. Legen Sie die Schnitze auf den Dessertteller. Schälen Sie die Bananen und zerteilen Sie sie zuerst der Länge nach und zerteilen dann jede Hälfte in jeweils drei gleich große Teile. Auf dem Dessertteller legen Sie Grapefruit und Bananenstücke abwechselnd so hin, daß daraus ein Kreis entsteht. Stellen Sie nun den Honig bereit, und entspannen Sie sich zwei bis drei Minuten mit tiefen Atemzügen.

Tröpfeln Sie auf alle Fruchtstücke ein wenig Waldhonig und lassen Sie das Ganze noch zwei Minuten einziehen. Genießen Sie die Früchte.

## Wirkung im Körper:

✿ Dieses Dessert unterstützt die Reinigung des Blutes und ist hilfreich bei Verdauungsbeschwerden. Die Atmungsorgane profitieren ebenfalls, und der Atem wird harmonisiert.

## Wirkung im Bewußtsein:

✿ Die Kommunikationsfähigkeit wird verbessert, so daß Probleme im Umgang mit den Mitmenschen beseitigt werden können. Außerdem fördert sie Vertrauen und Verständnis.

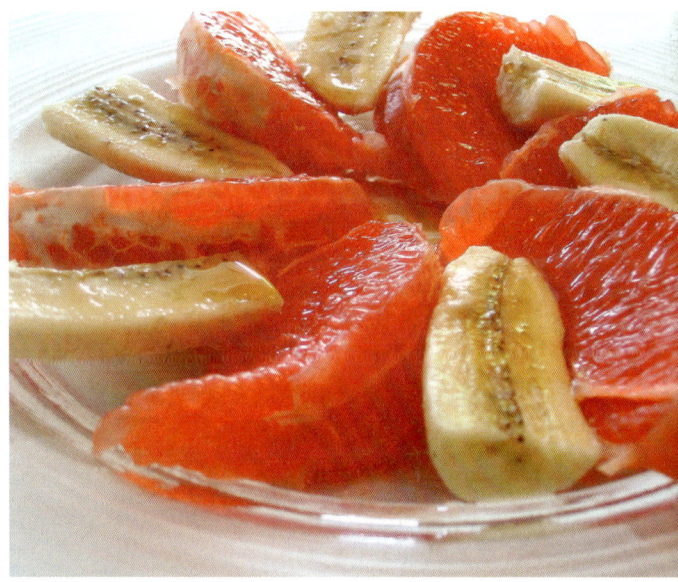

# KAROTTENPOLENTA MIT POULARDENBRUST

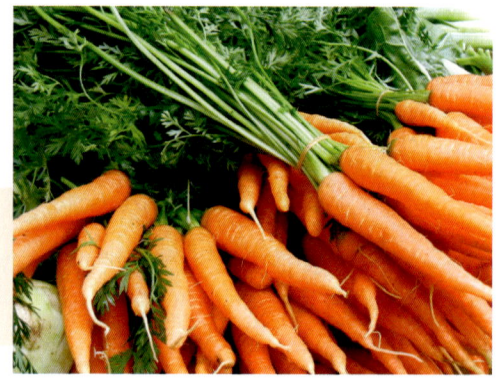

*Zutaten für 4 Personen:*
• 150 Gramm Maisgrieß • ½ Liter Vollmilch • 4 große Karotten • 4 Poulardenbrüste • 50 Gramm Butter • Muskatnuß • Salz • geriebener Käse

*Zubereitung:*

Schälen Sie zuerst die vier Karotten, und zerteilen Sie sie in kleinere Stücke. Füllen Sie 150 Gramm Maisgrieß in einen Becher ab, und stellen Sie ½ Liter Milch in einer Pfanne mit Deckel bereit. Die Poulardenbrüste werden mit Wasser gewaschen und auf Küchenpapier zum Trocknen gelegt. Stellen Sie nun auch die Gewürze, die Butter und den geriebenen Käse bereit. Bevor Sie beginnen, entspannen Sie sich ein wenig.

Nun kochen Sie in einer Pfanne Wasser auf und lassen dann die Karotten in dem Wasser garen. Gleichzeitig erhitzen Sie die Milch und geben dann den Maisgrieß dazu. Rühren Sie regelmäßig um, und kochen Sie den Grieß, bis er fest wird. Danach nehmen Sie die Pfanne vom Herd, legen den Deckel auf die Pfanne und lassen den Grieß ziehen. Jetzt nehmen Sie die Karotten und pürieren sie mit einem Mixer. Geben Sie das Püree zu dem Grieß. Rühren Sie das Ganze gut um, und geben Sie Muskatnuß, Salz und den geriebenen Käse dazu.

Zerlassen Sie jetzt die Butter in einer Bratpfanne, und geben Sie dann die Poulardenbrüste dazu. Diese braten Sie auf jeder Seite etwa fünf Minuten. Sie können sie mit Salz würzen. Nun legen

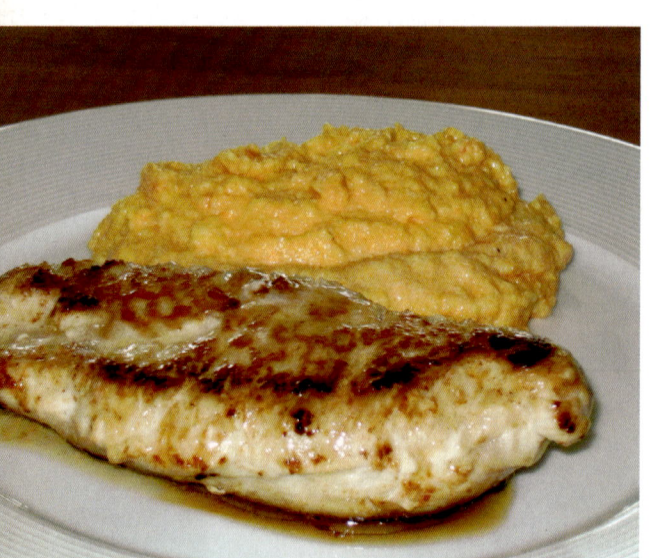

Sie sie auf den Teller, nehmen den Karottenmais und geben ihn dazu. Wenn der Grieß sich bereits etwas abgekühlt hat, so ist dies, ayurvedisch betrachtet, richtig so – bitte nicht wieder aufwärmen. Genießen Sie das Essen.

## Wirkung im Körper:
❧ Dieses Essen bringt Stärkung, begünstigt das Körpergewebe und hält die Herzmuskulatur gesund.

## Wirkung im Bewußtsein:
❧ Widerstände können ausgesprochen werden. Im Austausch mit dem Umfeld finden wir wieder einen Zugang zu unserer eigenen Bestimmung.

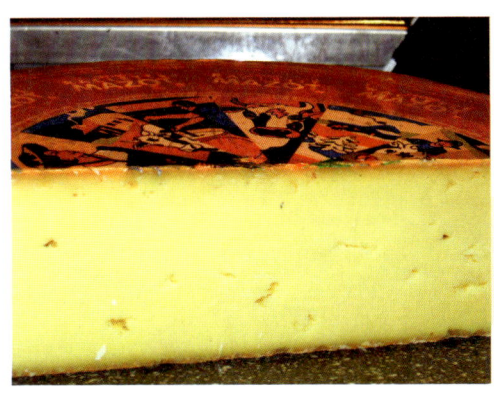

# RACLETTEKÄSE-KARTOFFELN

*Zutaten für 4 Personen:*
• 12 mittelgroße Kartoffeln • 800 Gramm Raclette-Käse • Pfeffer • Paprika

*Zubereitung:*

Waschen Sie die Kartoffeln. Den Raclette-Käse schneiden Sie in 32 dünne Scheiben. Stellen Sie die Gewürze bereit. Entspannen Sie sich zwei bis drei Minuten, indem Sie tief ein- und ausatmen.

Erhitzen Sie Wasser in einer Pfanne, und geben Sie die Kartoffeln ins kochende Wasser, wo Sie sie zehn Minuten garen. In der Zwischenzeit erhitzen Sie den Backofen auf 200 Grad. Die Kartoffeln schrecken Sie mit kaltem Wasser ab und halbieren sie. Danach legen Sie die Kartoffelhälften auf ein Backblech. Geben Sie nun auf jedes Kartoffelstück eine Scheibe Raclette-Käse, und würzen Sie das Ganze mit Pfeffer und Paprika. Backen Sie nun die Kartoffeln bei 200 Grad 10 bis 15 Minuten.

Nehmen Sie das Backblech aus dem Ofen, und lassen Sie das Ganze vor dem Servieren noch 2 Minuten ziehen. Genießen Sie das Essen.

## Getränk:
❧ Zu diesem Essen empfiehlt es sich, Lindenblütentee zu trinken. Dadurch kann sich seine Wirkung besser entfalten.

## Wirkung im Körper:
❧ Magen und Darm profitieren von dieser Nahrung. Giftstoffe in den Verdauungsorganen können besser abgebaut werden.

## Wirkung im Bewußtsein:
❧ Schlechte Gewohnheiten sowie materielle Abhängigkeiten können überwunden werden. Wir entfalten eine selbstlose Handlungsweise.

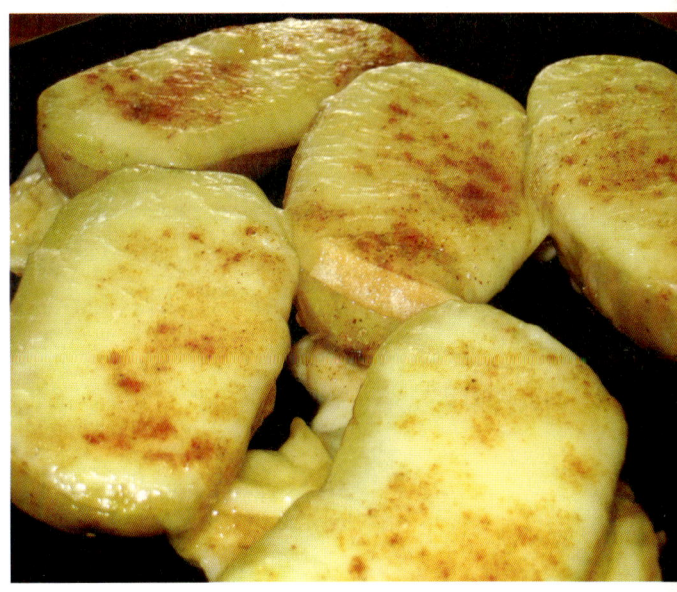

# ERDBEEREN MIT WEINESSIG

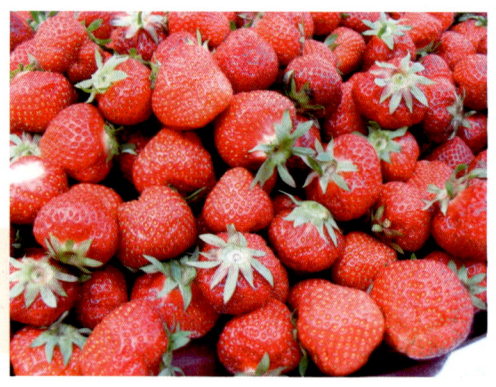

*Zutaten für 4 Personen:*
- 400 Gramm frische Erdbeeren • 2 Eßlöffel Zucker
- 1 Eßlöffel Weinessig (Aceto Balsamico)

*Zubereitung:*

Waschen Sie die Erdbeere und entfernen Sie den Stielansatz. Schneiden Sie die Erdbeeren in Stücke. Lassen Sie sie ein bis zwei Minuten abtropfen, und geben Sie sie dann in eine Schüssel. Stellen Sie nun auch den Essig sowie den Zucker bereit. Atmen Sie ein wenig tief ein und aus, und warten Sie, bis Sie in Ihrem Herzen Harmonie und Frieden wahrnehmen.

Geben Sie zuerst den Zucker zu den Erdbeeren, und rühren Sie alles um. Fügen Sie einen Eßlöffel Balsamico Weinessig hinzu, und rühren Sie die Erdbeeren noch einmal gut um. Lassen Sie die Erdbeeren noch zwei Minuten ziehen, und servieren Sie dann das Dessert.

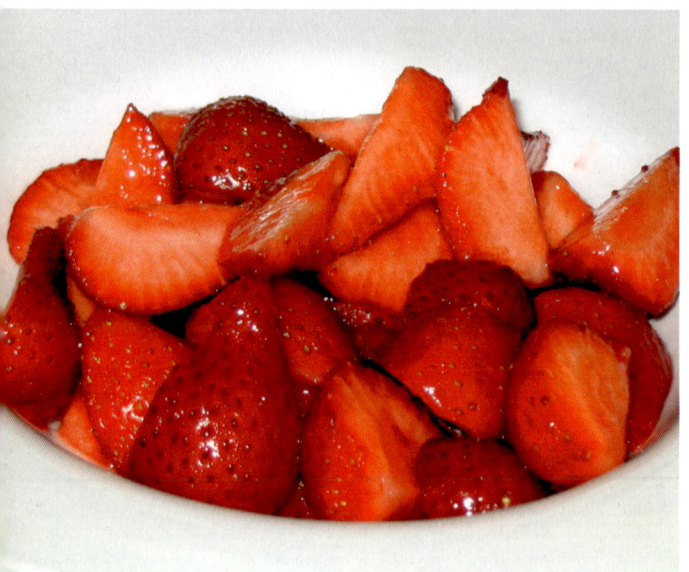

## Wirkung im Körper:

❧ Schilddrüsen und Nebenschilddrüsen sowie alle anderen Organe im Halsbereich profitieren von dieser Speise und werden angeregt.

## Wirkung im Bewußtsein:

❧ Wir entwickeln ein Gehör für die Bedürfnisse unserer Mitmenschen und bekommen die Kraft, ihren Bitten zu entsprechen.

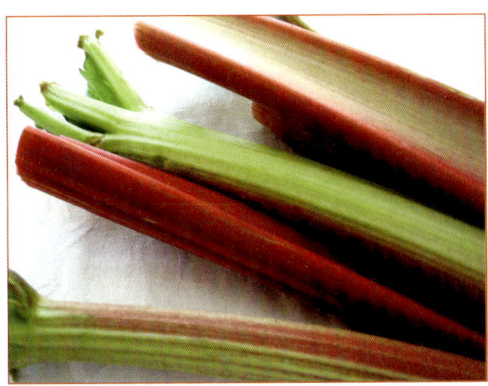

# RHABARBERKOMPOTT AUF TOASTBROT

*Zutaten für 4 Personen:*
• 4 große Rhabarber • 4 Scheiben Toast • 4 Eßlöffel
Zucker • 1 Teelöffel Zimt

*Zubereitung:*

Schälen Sie den Rhabarber, schneiden Sie ihn in kleine eßbare Stücke, und legen Sie diese in eine Schüssel. Stellen Sie nun den Zucker, den Zimt und das Toastbrot bereit. Bevor Sie weitermachen, entspannen Sie sich ein wenig.

Erhitzen Sie eine Pfanne, und geben Sie die Rhabarberstücke sowie den Zucker und den Zimt hinzu. Rühren Sie das Ganze langsam und stetig um, so daß das Kompott ohne Wasserzugabe entstehen kann. Bei schwacher Hitze lassen Sie das Kompott 15 Minuten kochen; wenn notwendig, fügen Sie ab und zu einen Eßlöffel Wasser hinzu. Danach lassen Sie das Kompott mindestens 10 Minuten abkühlen. In der Zwischenzeit können Sie das Brot toasten. Legen Sie zum Schluß jeweils ein Toastbrot auf einen Dessertteller, und geben Sie das Kompott darauf. Lassen Sie alles noch zwei Minuten ziehen, bevor Sie es servieren. Genießen Sie das Dessert.

## Wirkung im Körper:

❧ Fördert die Entschlackung des Körpers und die Reinigung des Blutes. Hilft bei zu hohen Cholesterinwerten und hohem Blutdruck.

## Wirkung im Bewußtsein:

❧ Diese Nahrung vermittelt uns die Kraft, in uns hineinzublicken, so daß wir plötzlich die eigenen Fehler wahrnehmen und nicht diejenigen der Mitmenschen. Dadurch können sich Lebensblockaden in allen Belangen auflösen.

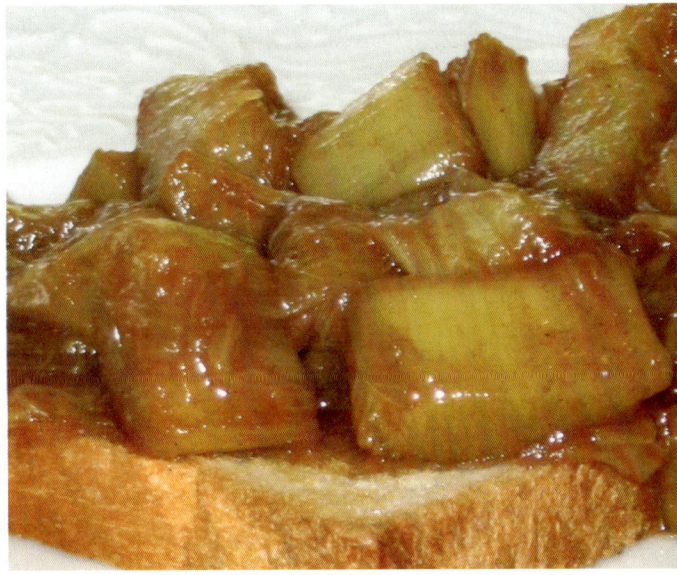

# KARTOFFEL-KOHLRABI-GRATIN

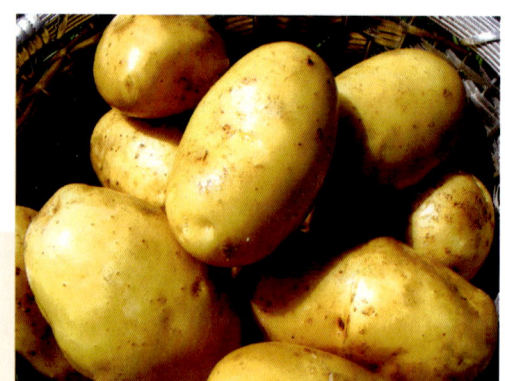

*Zutaten für 4 Personen:*
• 500 Gramm Kartoffeln • 1 Kohlrabi • 1 Zwiebel •
50 Gramm Butter • ½ Liter Sahne • 100 Gramm geriebener Käse • Salz • Pfeffer • Muskatnuß

*Zubereitung:*

Schälen Sie die Kartoffeln, und schneiden Sie sie in dünne Scheiben. Danach schälen Sie den Kohlrabi und schneiden ihn in möglichst kleine Stücke. Schälen Sie nun die Zwiebel, und zerhacken Sie sie. Stellen Sie die Butter, die Sahne sowie den geriebenen Käse bereit. Gleichzeitig erhitzen Sie den Backofen auf 180 Grad. Bevor Sie mit dem Kochen beginnen, entspannen Sie sich ein wenig.

Erhitzen Sie nun in einer Pfanne die Butter, und geben Sie zuerst die Kartoffeln und dann die Zwiebeln hinzu. Braten Sie die Kartoffeln und Zwiebeln, und kochen Sie das Ganze weitere 3 Minuten an. Rühren Sie alles stetig um. Danach fügen Sie den Kohlrabi hinzu und kochen das Ganze weitere 3 Minuten, bevor Sie die Sahne und den geriebenen Käse darunterziehen. Rühren Sie alles gut um, und würzen Sie es mit Salz, Pfeffer und Muskatnuß. Lassen Sie nun den Eintopf zwei Minuten ziehen, und füllen Sie ihn danach in eine Gratinform aus Glas. Backen Sie

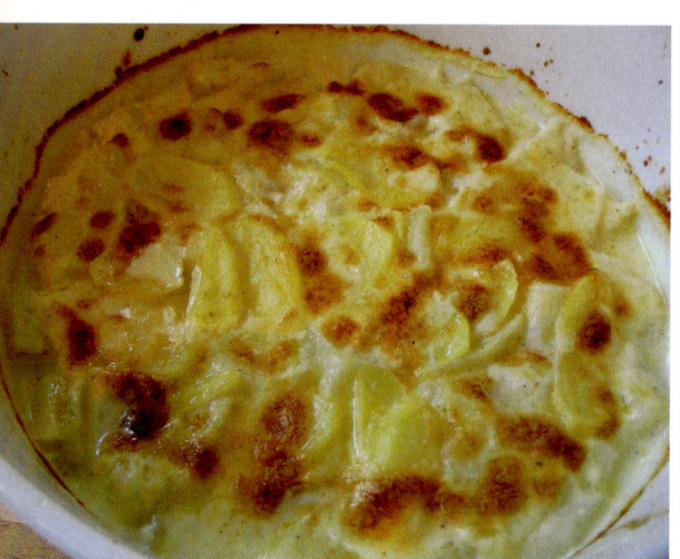

den Gratin bei 180°C 20 Minuten. Nehmen Sie die Form aus dem Backofen, und lassen Sie das Ganze vor dem Servieren noch drei Minuten ziehen. Genießen Sie das Essen.

## Wirkung im Körper:
&#x221a; Begünstigt die Bauchorgane, insbesondere den Magen. Hilfreich bei Verdauungsbeschwerden.

## Wirkung im Bewußtsein:
&#x221a; Denken und Handeln werden in Einklang gebracht. Dadurch gewinnen wir neue Lebensfreude.

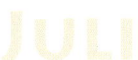

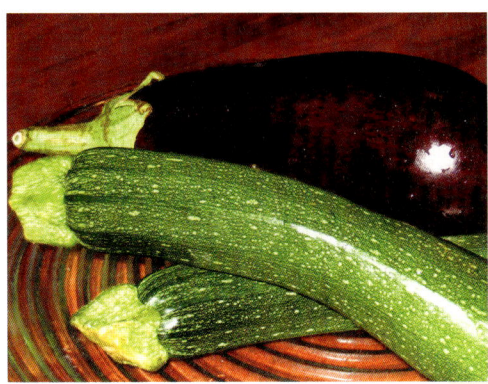

# REISSALAT MIT AUBERGINE, ZUCCHINI UND LACHSFILET

*Zutaten für 4 Personen:*
- 200 Gramm Reis • 2 Auberginen • 2 Zucchini
- 4 Lachsfilets • Olivenöl • Salz

*Zubereitung:*

Erhitzen Sie ungesalzenes Wasser in einer Pfanne, und kochen Sie den Reis 15 bis 20 Minuten. Lassen Sie den Reis anschließend in einer Salatschale abkühlen. In der Zwischenzeit schälen Sie zuerst die Aubergine und schneiden sie in kleine Stücke. Die Zucchini waschen Sie, halbieren sie der Länge nach und schneiden sie dann ebenfalls in kleine Stücke. Stellen Sie nun die Lachsfilets, das Olivenöl und das Salz bereit. Bevor Sie mit dem Kochen beginnen, entspannen Sie sich zwei bis drei Minuten.

Erhitzen Sie in einer Bratpfanne 4 Eßlöffel Olivenöl, und geben Sie erst die Auberginen und dann die Zucchini hinein. Würzen Sie das Ganze mit Salz, und braten Sie das Gemüse 15 Minuten auf mittlerer Hitze. Sie müssen immer wieder umrühren und eventuell noch ein wenig Olivenöl zugeben. Wenn das Gemüse gar ist, lassen Sie das restliche Olivenöl in der Bratpfanne und geben das Gemüse direkt zum Reis in die Salatschale. Würzen Sie alles mit Salz, und rühren Sie das Ganze gut um. Braten Sie nun die Lachsfilets im restlichen Olivenöl; wenn notwendig, geben Sie noch ein wenig Öl dazu. Würzen Sie die Lachsfilets mit ein wenig Salz. Braten Sie sie auf mittlerem Feuer 5 Minuten, dann drehen Sie die Stücke und braten sie weitere 5 Minuten von der anderen Seite. Lassen Sie nun den Reissalat sowie den Fisch noch zwei Minuten ziehen, und servieren Sie dann das Essen.

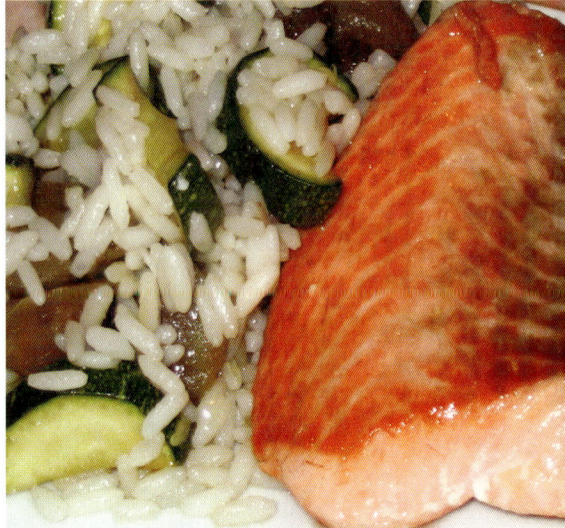

## Wirkung im Körper:

🙠 Der ganze Bewegungsapparat, die Knochen, das Gewebe sowie die Muskulatur profitieren von dieser Nahrung. Die Durchblutung wird begünstigt.

## Wirkung im Bewußtsein:

🙠 Wir lernen, uns der täglichen Arbeit ohne wenn und aber zu stellen. Widerstände in Form von Vorstellungen und Gewohnheiten können überwunden werden. Wir entwickeln Flexibilität und Toleranz.

# ANANAS-ZITRONEN-DESSERT

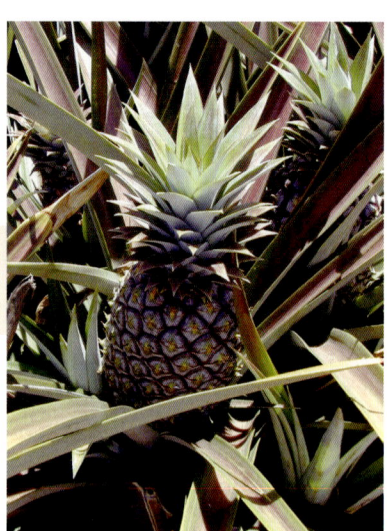

*Zutaten für 4 Personen*
• 1 reife Ananas • 1 Zitrone • 1 Eßlöffel Zucker

*Zubereitung:*
Zerteilen Sie die Ananas, ohne sie zu schälen, der Länge nach in vier ziemlich gleiche Stücke. Schneiden Sie nun aus jedem Stück kleine Ananasschnitze, so daß die Schnitze auf der Ananasschale angerichtet werden können. Danach pressen Sie den Saft der Zitrone aus. Gießen Sie den Saft durch ein Teesieb, so daß alle Kerne herausgefiltert werden. Jetzt fügen Sie dem Saft einen Eßlöffel Zucker hinzu und rühren alles um. Lassen Sie den Saft ein wenig ziehen, und ruhen Sie sich zwei bis drei Minuten aus.
Legen Sie die Ananasstücke auf einen Dessertteller, und tröpfeln Sie danach das Zitronen-Zucker-Gemisch auf die Ananasschnitze. Wenn Sie fertig sind, lassen Sie das Dessert noch zwei Minuten ziehen, und servieren Sie es dann.

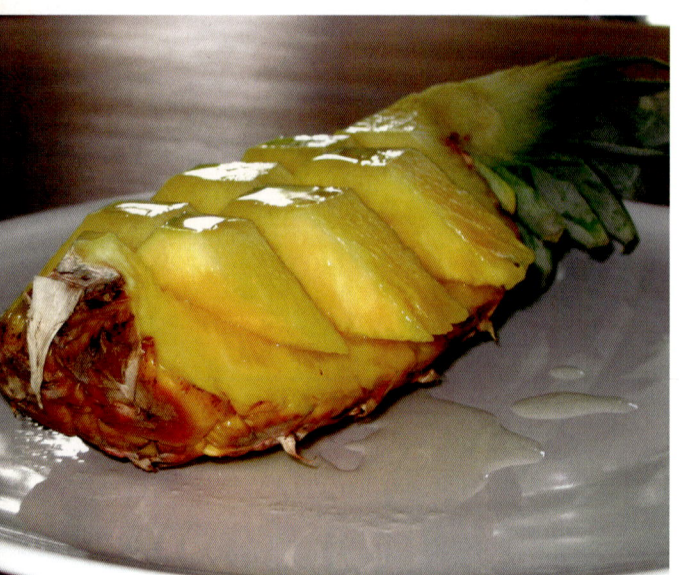

## Wirkung im Körper:
❧ Hilft bei zuviel Schleim im Körper. Die Atmung wird harmonisiert und der Stoffwechsel angeregt.

## Wirkung im Bewußtsein:
❧ Dieses Dessert hilft, die Lebensumstände so hinzunehmen, wie sie sind, und ihre guten Seiten zu erkennen.

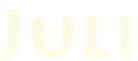

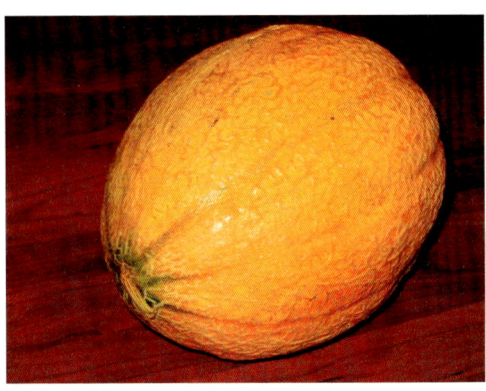

# MELONEN-KIWI-DESSERT

*Zutaten für 4 Personen:*
• 1 Netzmelone • 2 Kiwis • 4 Teelöffel Waldhonig

*Zubereitung:*

Schneiden Sie die Netzmelone in 8 Schnitze, und entfernen Sie die Schale und die Kerne. Die Kiwis werden ebenfalls geschält und dann in dünne Scheiben geschnitten. Stellen Sie die Dessertteller und den Waldhonig bereit. Bevor Sie alles anrichten, entspannen Sie sich mit tiefen Atemzügen.

Legen Sie zwei Melonenschnitze sowie ein paar Kiwischeiben auf jeden Dessertteller. Geben Sie nun ein paar Tropfen Waldhonig auf jedes Fruchtstück. Lassen Sie das Ganze 5 Minuten ziehen, und servieren Sie dann das Dessert.

## Hinweis:

☙ Dieser Nachtisch wirkt tagsüber am besten.

## Wirkung im Körper:

☙ Der Wasserhaushalt des ganzen Körpers profitiert von dieser Speise. Die Nieren sowie das Herz werden begünstigt. Die Atmung wird harmonisch.

## Wirkung im Bewußtsein:

☙ Spannungen im zwischenmenschlichen Bereich sowie Aggressionen können überwunden werden. Harmonie und Frieden werden gefördert.

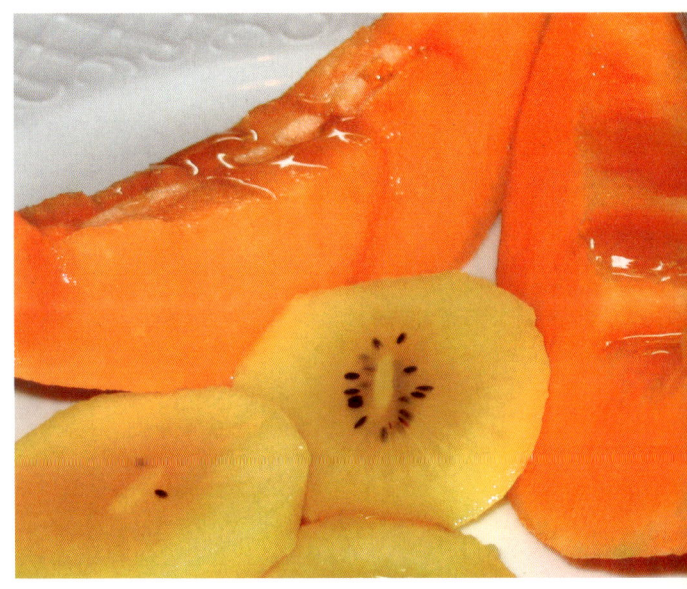

# CALAMARIRINGE IN TOMATENSAUCE MIT REIS

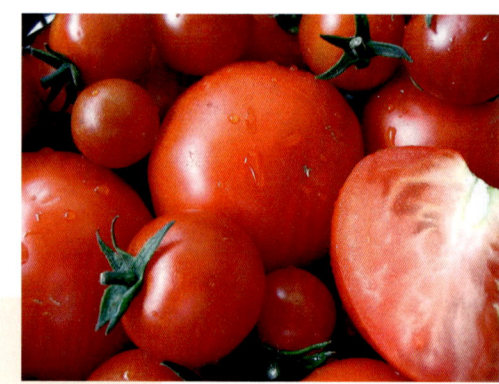

*Zutaten für 4 Personen:*
• 6 bis 8 Tomaten • 1 bis 2 Knoblauchzehen • 2 Eßlöffel Olivenöl • 300 Gramm Calamari-Ringe • 250 Gramm Reis • Salz • Pfeffer

*Zubereitung:*
Waschen Sie die Tomaten, und entfernen Sie den Stielansatz. Schneiden Sie die Tomaten in kleine Stücke, und geben Sie diese in eine Schüssel. Schälen Sie den Knoblauch, und schneiden Sie ihn ebenfalls in kleine Stücke. Stellen Sie den Reis, die Calamari sowie das Olivenöl und die Gewürze bereit. Bevor Sie mit dem Kochen beginnen, entspannen Sie sich ein wenig.
Erhitzen Sie das Olivenöl in einer Bratpfanne, und geben Sie dann zuerst die Tomatenstücke und anschließend den Knoblauch dazu. Lassen Sie das Ganze auf schwachem Feuer köcheln. Nach ca. 10 Minuten fügen Sie die frischen oder aufgetauten Calamari-Ringe hinzu und lassen alles weitere 10 Minuten garen. Würzen Sie die Tomatensauce mit Salz und Pfeffer. Bereiten Sie parallel dazu den Reis zu. Kochen Sie ihn lediglich in Wasser (nicht in Bouillon), und würzen Sie ihn mit Salz. Sobald der Reis gar ist, können Sie mit einer Schale kleine Portionen formen und diese auf dem Teller anrichten. Danach geben Sie die Tomaten-Calamari-Sauce dazu. Genießen Sie das Essen.

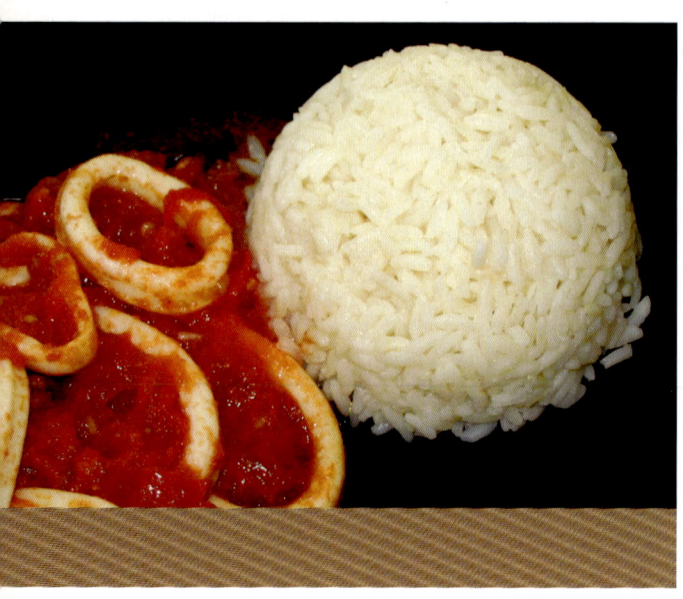

## Wirkung im Körper:
❧ Begünstigt den Halsbereich, insbesondere den Kehlkopf. Stärkt das Immunsystem. Hilft bei Nackenverspannung und Arbeitsmüdigkeit.

## Wirkung im Bewußtsein:
❧ Wir bekommen die Kraft und den Mut, uns in bestehende Strukturen einzufügen. Dies führt zu mentaler Entspannung und Ruhe.

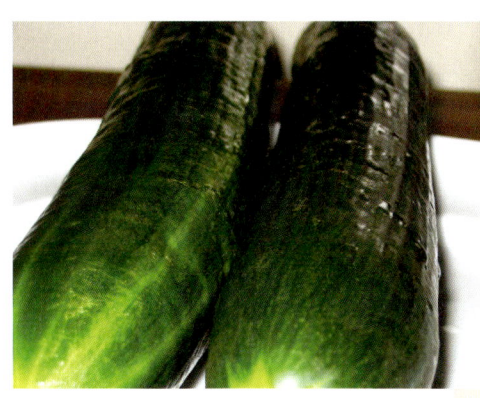

# GURKENSALAT MIT LAMMFILET UND WEIZENBROT

*Zutaten für 4 Personen:*
- 2 Gurken • 4 Lammfilets • 4 Eßlöffel Naturjoghurt
- 4 Stück Weizenbrot • 50 Gramm Butter • Salz •
Koriander • Pfeffer

*Zubereitung:*

Schälen Sie die Gurken, und raspeln Sie sie in eine Salatschale. Die Lammfilets waschen Sie mit Wasser und legen sie zum Trocknen auf etwas Küchenpapier. Stellen Sie nun die restlichen Zutaten bereit. Bevor Sie weitermachen, entspannen Sie sich ein wenig.

Würzen Sie die Lammfilets mit Salz, Koriander und Pfeffer; reiben Sie die Gewürze dann mit Ihren Händen ins Fleisch ein. Erhitzen Sie nun die Butter in einer Bratpfanne, und braten Sie die Lammfilets je 5 Minuten pro Seite. In der Zwischenzeit vermengen Sie den Gurkensalat mit dem Naturjoghurt und würzen die Mischung mit Salz und Pfeffer. Legen Sie zuerst die Lammfilets auf die Teller, fügen Sie den Gurkensalat und je ein Stück Weizenbrot hinzu, lassen Sie alles noch zwei Minuten ziehen, und servieren Sie dann. Genießen Sie das Essen.

## Wirkung im Körper:

&#10150; Die Entgiftung des ganzen Körpers wird angeregt, insbesondere des Blutes. Die Verdauung profitiert von diesem Gericht, das zudem die Muskulatur und das Gewebe nährt.

## Wirkung im Bewußtsein:

&#10150; Wir lernen, schwierige Umstände zu akzeptieren und dabei Schuldzuweisungen zu vermeiden. Unsere Aufnahme- und unsere Lernfähigkeit werden gefördert.

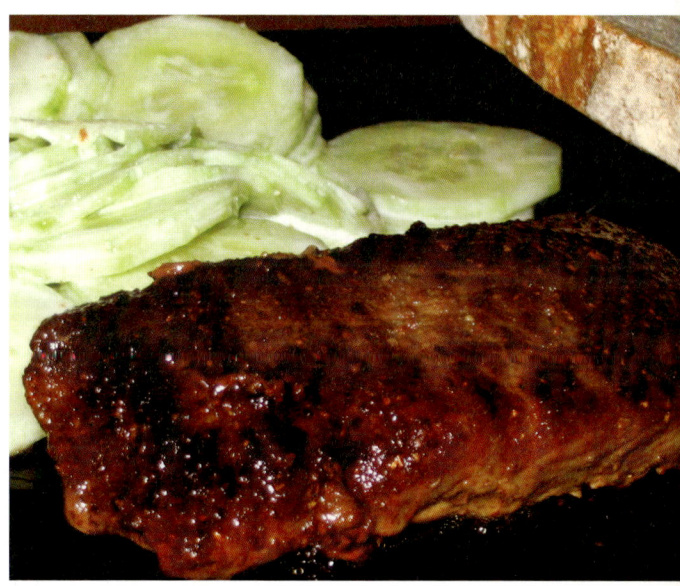

# MANGO-MANDEL-DESSERT

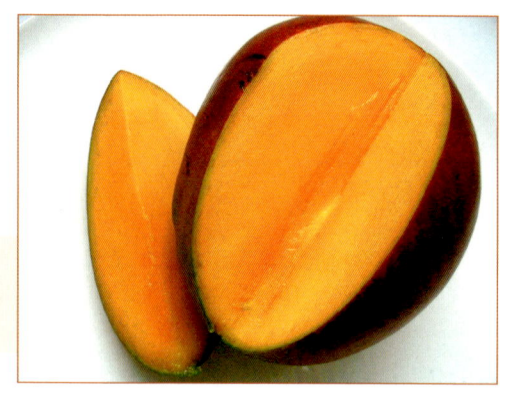

*Zutaten für 4 Personen:*
- 2 reife Mangos • 20 Mandeln • 20 Gramm Butter
- 1 Eßlöffel Waldhonig

*Zubereitung:*

Schälen Sie die Mangos, und schneiden Sie sie in möglichst kleine Stücke. Geben Sie sie in eine Schüssel, so daß keine Flüssigkeit verlorengeht. Zerschneiden Sie nun die Mandeln in jeweils vier Splitter. Stellen Sie die Butter und den Waldhonig bereit. Bevor Sie mit dem Kochen beginnen, entspannen Sie sich, indem Sie zwei bis drei Minuten tiefe und lange Atemzüge üben. Geben Sie nun die Butter in die Bratpfanne, und rösten Sie die Mandelsplitter auf mittlerer Hitze ca. 3 Minuten. Danach geben Sie die Mangostücke hinzu. Dämpfen Sie das Ganze weitere 3 Minuten, und fügen Sie dann einen Eßlöffel Waldhonig hinzu. Verteilen Sie danach das Mangodessert auf die entsprechenden Teller, und lassen Sie es vor dem Servieren noch zwei Minuten ziehen.

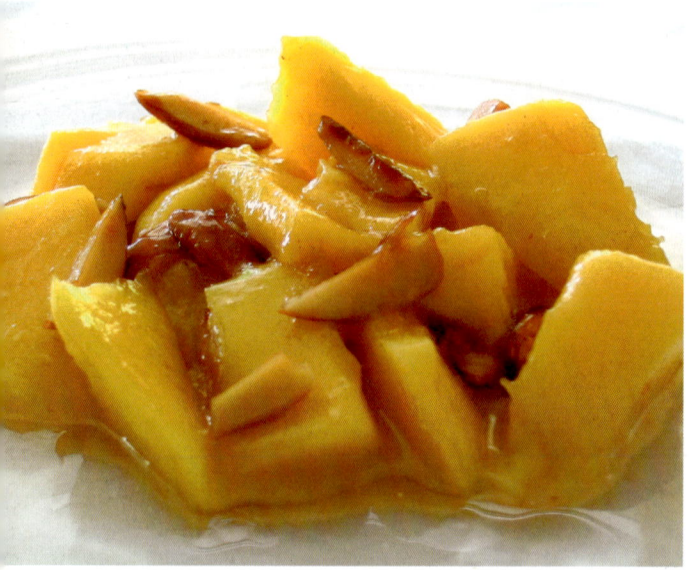

## Wirkung im Körper:

🕊 Sorgt für gesunde Sinnesorgane, insbesondere Augen und Ohren. Der Hirnbereich wird günstig beeinflußt.

## Wirkung im Bewußtsein:

🕊 Die Kommunikationsfähigkeit wird optimiert; Gedanken und Gefühle können besser ausgesprochen werden.

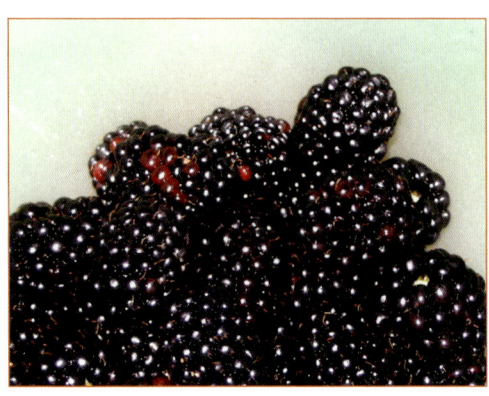

# BROMBEERDESSERT

*Zutaten für 4 Personen:*
• 500 Gramm Brombeeren • 1 Naturjoghurt • 1 Eßlöffel Waldhonig

*Zubereitung:*

Waschen Sie die Brombeeren, und legen Sie sie in eine Dessertschüssel. Stellen Sie den Joghurt und den Waldhonig bereit. Entspannen Sie sich mit einigen tiefen Atemzügen, und warten Sie, bis Sie in Ihrem Herzen Frieden wahrnehmen.

Vermischen Sie nun den Naturjoghurt mit den Brombeeren. Lassen Sie das Dessert zwei Minuten stehen. Danach geben Sie den Waldhonig dazu und rühren alles sorgfältig um. Das Dessert sollte noch mindestens 5 Minuten ziehen, dann können Sie es servieren. Genießen Sie das Essen.

## Getränk:

↝ Als Getränk empfiehlt es sich, Lindenblütentee zu trinken, dadurch kann sich die Wirkung des Desserts besser entfalten.

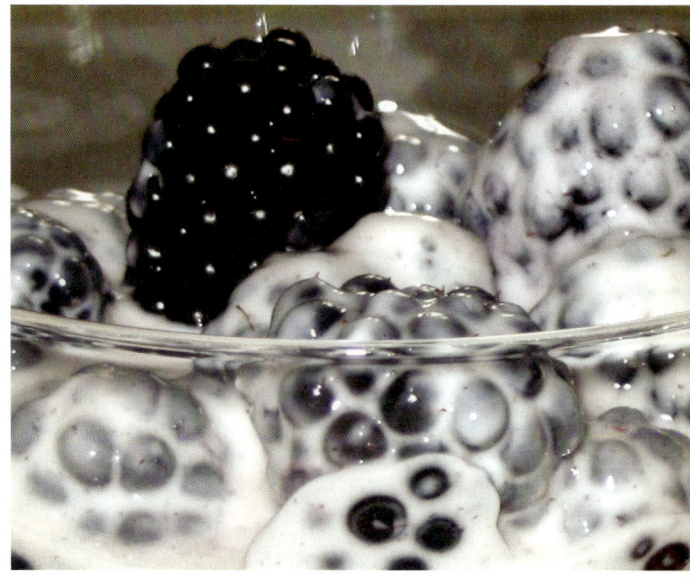

## Wirkung im Körper:

↝ Brombeeren haben eine reinigende Wirkung auf den ganzen Körper, insbesondere auf die Haut. Das Drüsensystem wird ebenfalls günstig beeinflußt.

## Wirkung im Bewußtsein:

↝ Wir lernen, unangenehme Dinge auszusprechen. Die Kommunikationsfähigkeit wird verbessert, und mentale Spannungen werden abgebaut.

# Sellerieschnitten mit Reis

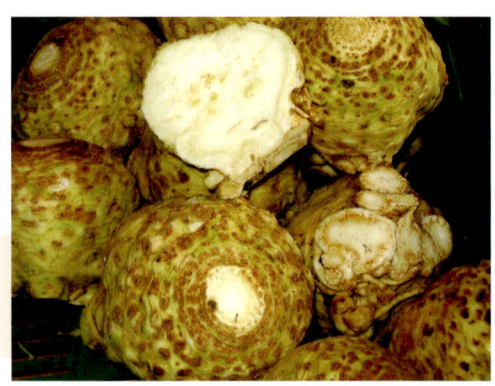

**Zutaten für 4 Personen:**
• 1 Sellerieknolle • 2 Eier • 250 Gramm Reis • 50 Gramm Butter • Mehl • Salz • Pfeffer • Muskatnuß

*Zubereitung:*

Schälen Sie den Sellerie, und schneiden Sie ihn zuerst in große runde Scheiben. Diese wiederum halbieren Sie, so daß die Stücke gut gebraten werden können. Stellen Sie nun den Reis, die Eier, die Butter, das Mehl sowie die Gewürze bereit. Dann entspannen Sie sich fünf Minuten mit tiefen Atemzügen.

Schlagen Sie die Eier auf, und rühren Sie Eigelb und Eiweiß zusammen. Würzen Sie das Ganze mit ein wenig Salz und Pfeffer. Erhitzen Sie nun die Butter in einer Bratpfanne. Wenden Sie die Selleriestücke zuerst im Mehl und dann im flüssigen Ei, und braten Sie sie dann auf mittlerer Hitze auf jeder Seite 5 Minuten. Gleichzeitig bereiten Sie den Reis zu. Würzen Sie ihn mit Salz, und geben Sie vor dem Anrichten Butter dazu. Verteilen den Reis auf die Teller, und legen Sie dann die Selleriestücke dazu. Richten Sie an, und genießen Sie das Essen.

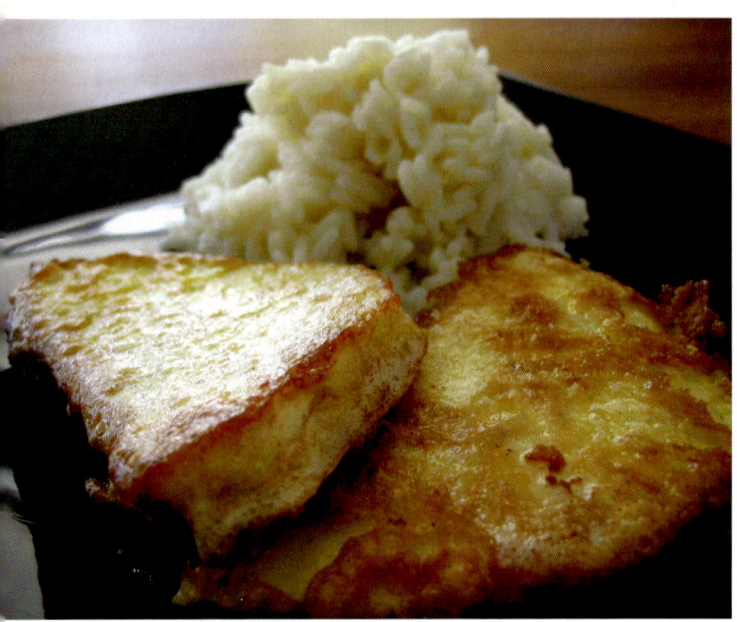

## Wirkung im Körper:

❧ Begünstigt das Herz und fördert die Ausdünstung von Giftstoffen im ganzen Körper.

## Wirkung im Bewußtsein:

❧ Wir erhalten Ausdauer und Festigkeit. Anstehende Arbeiten, auch unangenehme Dinge, können gut zu Ende gebracht werden.

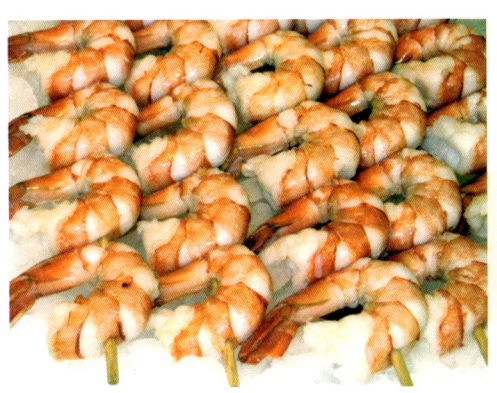

# KRABBENRISOTTO

*Zutaten für 4 Personen:*
- 250 Gramm Risottoreis • 300 Gramm Krabben
- 2 Knoblauchzehen • 30 Gramm Butter • Salz
- Pfeffer

*Zubereitung:*

Waschen Sie die Krabben, und lassen Sie sie auf Küchenpapier gut trocknen. Schälen Sie die Knoblauchzehen, und hacken Sie sie in möglichst kleine Stücke. Stellen Sie den Risottoreis sowie die restlichen Zutaten bereit. Bevor Sie mit dem Kochen beginnen, entspannen Sie sich fünf Minuten, indem Sie tief ein- und ausatmen.

Lassen Sie die Butter in einer Pfanne zergehen. Danach geben Sie zuerst den Risottoreis und dann den Knoblauch hinein. Rühren Sie gut um, und dünsten Sie den Reis 2 bis 3 Minuten goldbraun. Danach löschen Sie mit ¾ Liter Wasser ab. Rühren Sie regelmäßig um, und würzen Sie das Ganze mit ein wenig Salz und Pfeffer. Nach 15 Minuten geben Sie die Krabben dazu. Garen Sie den ganzen Risotto bei schwacher Hitze weitere 5 Minuten. Nehmen Sie die Pfanne vom Herd, und rühren Sie alles noch einmal gut um. Lassen Sie nun den Risotto 5 Minuten ziehen, geben Sie ihn auf die Teller, und servieren Sie das Essen.

## Getränk:
↝ Als Getränk empfiehlt sich zu diesem Gericht grüner Tee, dadurch kann sich seine die Wirkung besser entfalten.

## Wirkung im Körper:
↝ Dünn- und Dickdarm werden gestärkt und die Verdauung optimiert. Die Genitalorgane werden günstigt beeinflußt. Das Essen ist besonders hilfreich bei Harnbeschwerden.

## Wirkung im Bewußtsein:
↝ Schwierigkeiten im Umgang mit den Mitmenschen können beseitig werden. Wir entwickeln Ruhe und Geduld und verbessern dadurch unsere Aufnahme- und Lernfähigkeit.

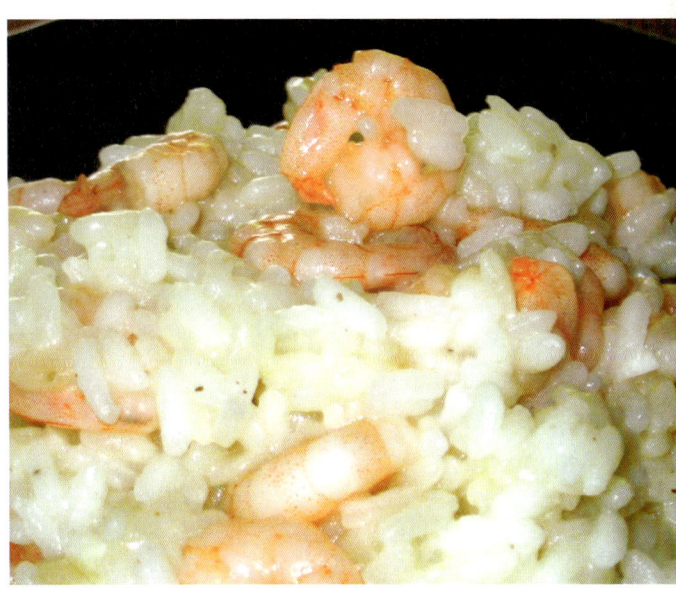

# LITSCHI-BANANEN-DESSERT

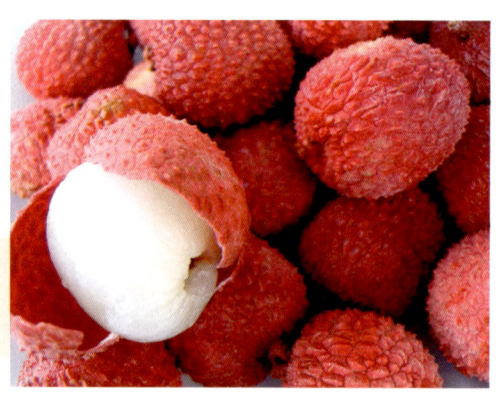

*Zutaten für 4 Personen:*
- 16 Litschis • 2 Bananen • 1 Eßlöffel Waldhonig
- 20 Gramm Butter

*Zubereitung:*

Schälen Sie die Litschis, halbieren Sie das Fruchtfleisch, und entfernen Sie die Kerne. Die Bananen schneiden Sie in kleine runde Stücke. Stellen Sie nun den Waldhonig und die Butter bereit. Entspannen Sie sich ein wenig, bevor Sie weitermachen.

Erhitzen Sie die Butter in einer Bratpfanne, und geben Sie zuerst die Bananenstücke dazu. Braten Sie diese etwa 2 Minuten, und rühren Sie dabei stetig um. Danach geben Sie die Litschis und einen Eßlöffel Waldhonig dazu. Mischen Sie alles gut durch, und lassen Sie es für eine weitere Minute auf schwachem Feuer köcheln. Danach ziehen Sie die Pfanne vom Herd und lassen das Ganze drei Minuten abkühlen. Dann rühren Sie ein letztes Mal um, verteilen das Dessert in Schälchen und servieren es.

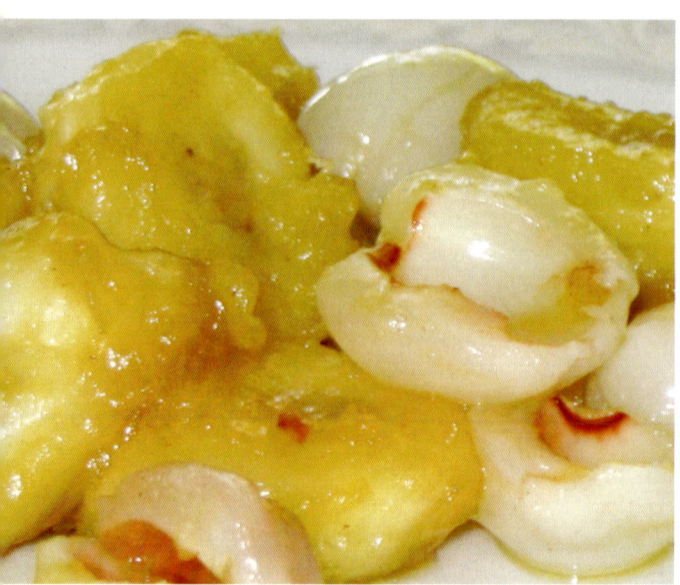

## Wirkung im Körper:

&#10086; Fördert eine gesunde Haut und gibt Unterstützung bei Allergien. Das Nervensystem wird ebenfalls günstig beeinflußt.

## Wirkung im Bewußtsein:

&#10086; Wir lernen, anderen Menschen zu vertrauen und uns ihnen offenherzig hinzugeben; dabei stellen wir eigene Bedürfnisse zurück.

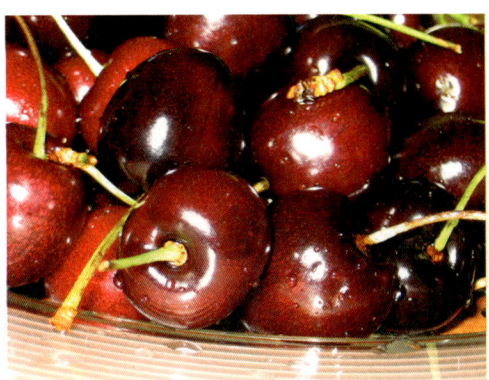

# KIRSCHGRATIN

*Zutaten für 4 Personen:*
- 500 Gramm Kirschen • 2 Eier • 4 Eßlöffel Sahne
- Zimt • Zucker

*Zubereitung:*

Waschen Sie die Kirschen, und entsteinen Sie sie. Danach lassen Sie die Kirschen auf Küchenpapier gut trocknen. Erhitzen Sie den Backofen auf 180°C auf und stellen Sie die Eier, den Zimt, den Zucker und die Sahne bereit. Bevor Sie mit dem Kochen beginnen, entspannen Sie sich mit tiefen Atemzügen und versuchen, in Ihrem Herzen Ruhe und Frieden wahrzunehmen. Trennen Sie Eigelb und Eiweiß. Das Eigelb geben Sie in einen Teller und rühren es 1 Minute gut um. Danach geben Sie die Sahne dazu sowie etwas Zucker und Zimt. Mischen Sie alles gut durch. Geben Sie die Kirschen in eine Glasform, und gießen Sie das Eigelb darüber. Backen Sie nun das Ganze 10 Minuten bei 180°C. In der Zwischenzeit schlagen Sie das Eiweiß mit dem Mixer zu Schaum. Vermischen Sie den Eiweißschaum mit ein wenig Zucker, und rühren Sie um. Der Eiweißschaum wird nun auf die Kirschen gegossen und dann das Gratin für weitere 5 Minuten in den Backofen geschoben. Lassen Sie das Dessert nach der Backzeit für weitere 5 Minuten auskühlen. Genießen Sie das Essen.

## Getränk:
➷ Hierzu empfiehlt es sich, stilles Wasser zu trinken, dadurch kann sich die Wirkung des Desserts besser entfalten.

## Wirkung im Körper:
➷ Das ganze vegetative Nervensystem sowie das körperliche Gleichgewicht werden günstig beeinflußt.

## Wirkung im Bewußtsein:
➷ Sorgt für eine mentale Entspannung. Wir erhalten die Kraft, uns nicht allzusehr vom Auf und Ab des Lebens mitreißen zu lassen. Wir verweilen in Ruhe und Harmonie.

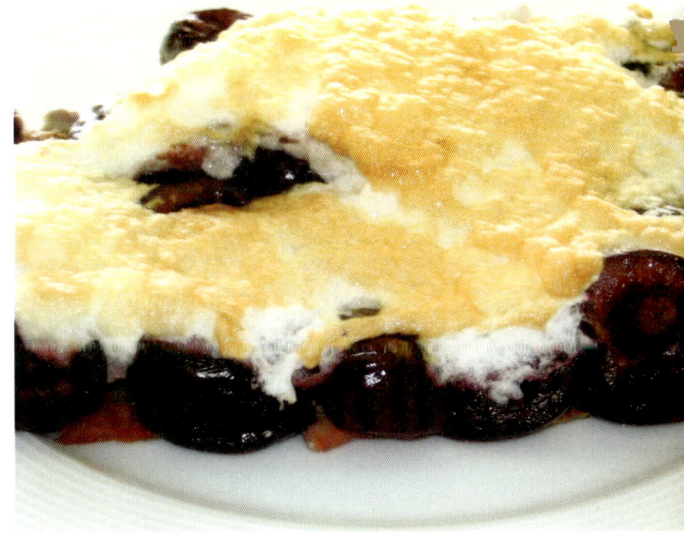

# PENNE MIT ZUCCHINI

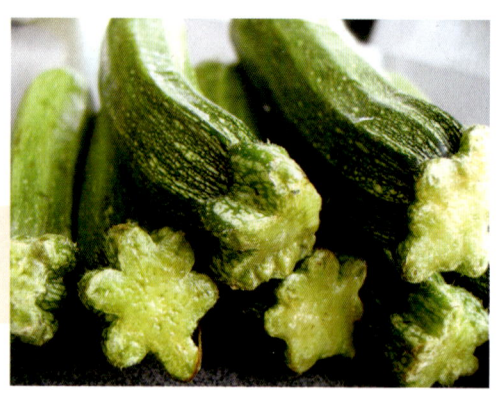

*Zutaten für 4 Personen:*
• 4 frische Zucchini • 1 Zwiebel • 500 Gramm Penne
• Olivenöl • Salz • Pfeffer

*Zubereitung:*

Rösten Sie die Zucchini, und schneiden Sie sie in möglichst kleine Stücke. Schälen Sie die Zwiebel, und zerhacken Sie sie. Bringen Sie nun in einer Pfanne Wasser zum Kochen, und stellen Sie die restlichen Zutaten bereit. Entspannen Sie sich ein wenig mit tiefen Atemzügen, bevor Sie weitermachen.

Erhitzen Sie in einer Bratpfanne 2 Eßlöffel Olivenöl, und geben Sie dann zuerst die Zucchini und danach die Zwiebeln dazu. Rühren Sie regelmäßig um, und braten Sie das Ganze ca. 10 Minuten lang goldbraun. Würzen Sie es mit Salz und Pfeffer. Am Schluß geben Sie noch einen Eßlöffel Olivenöl dazu und rühren noch einmal um. Während der Zubereitung der Zucchini können Sie bereits die Penne kochen, so daß beides gleichzeitig fertig wird.

Lassen Sie die Teigwaren gut abtropfen, und geben Sie dann die Zucchini hinzu. Eventuell noch etwas Olivenöl darüber träufeln, umrühren und anrichten. Zu diesem Essen sollte man keinen geriebenen Käse servieren, damit die Zucchini ihre Wirkung besser entfalten kann.

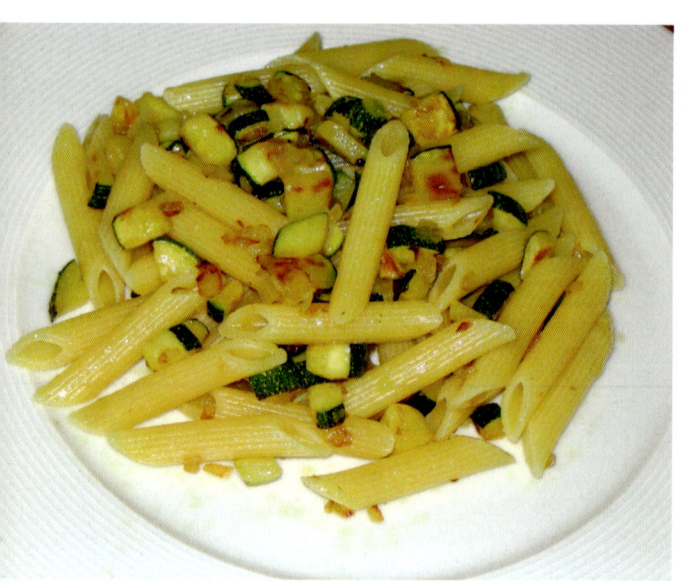

## Wirkung im Körper:

❧ Hilft bei Magenübersäuerung. Fördert die Reinigung des Blutes und stärkt das Immunsystem.

## Wirkung im Bewußtsein:

❧ Wir können uns besser auf den Mitmenschen sowie auf unser Umfeld einstellen. Wir lernen, zuzuhören und die Anliegen anderer ernst zu nehmen.

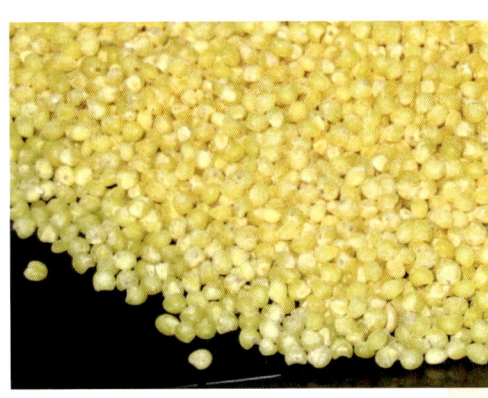

# HIRSE-GEMÜSE-EINTOPF

*Zutaten für 4 Personen:*
- 250 Gramm Hirse • 4 Tomaten • 2 Zucchini
- 1 Aubergine • 1 Knoblauchzehe • Salz • Pfeffer
- 2 Eßlöffel Olivenöl

*Zubereitung:*

Waschen Sie das Gemüse, und entfernen Sie die Stielansätze. Zerschneiden Sie das Gemüse in kleine Stücke, und geben Sie diese in eine Schale. Schälen Sie die Knoblauchzehe, und hacken Sie sie in möglichst kleine Stücke. Danach stellen Sie die Hirse, das Olivenöl sowie die Gewürze bereit. Bevor Sie mit dem Kochen beginnen, entspannen Sie sich fünf Minuten, indem Sie tief ein- und ausatmen.

Erhitzen Sie in einer Pfanne zwei Eßlöffel Olivenöl. Geben Sie zuerst die Hirse und dann den Knoblauch hinein. Rühren Sie alles gut um, und dünsten Sie die Hirse 1 Minute. Danach löschen Sie alles mit ¾ Liter Wasser ab. Rühren Sie alles regelmäßig um, und würzen Sie es mit ein wenig Salz und Pfeffer. Nach 5 Minuten geben Sie das Gemüse dazu. Kochen Sie den Hirseeintopf weitere 15 Minuten. Wenn notwendig, fügen Sie etwas Wasser hinzu, und rühren Sie ab und zu um. Bevor Sie den Eintopf in die Teller füllen, lassen Sie das Ganze noch 10 Minuten ziehen. Genießen Sie das Essen.

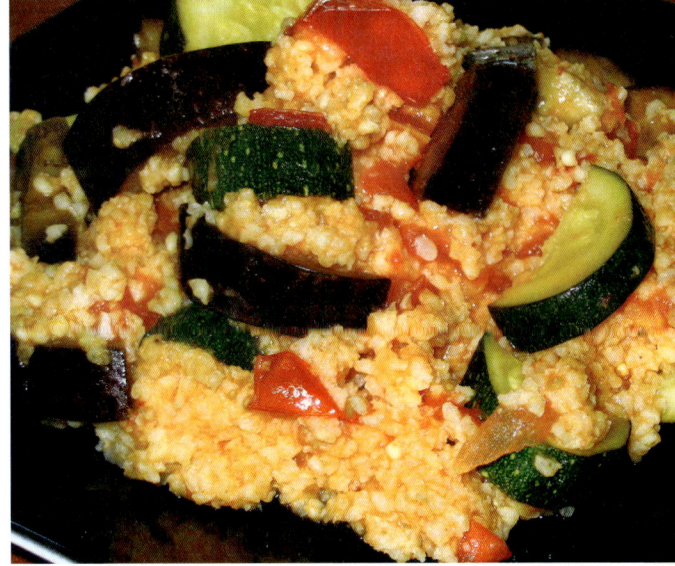

## Wirkung im Körper:

↪ Förderlich bei Haarausfall und Hautkrankheiten; begünstigt die Entschlackung und Entgiftung des Körpers. Das regelmäßige Einnehmen von Hirse hilft auch bei Übergewicht.

## Wirkung im Bewußtsein:

↪ »Leben und leben lassen« ist die Essenz dieser Nahrung. Widerstände und Probleme bei der Bewältigung der täglichen Pflichten können leichter behoben werden.

# APRIKOSEN-PFIRSICH-GRATIN

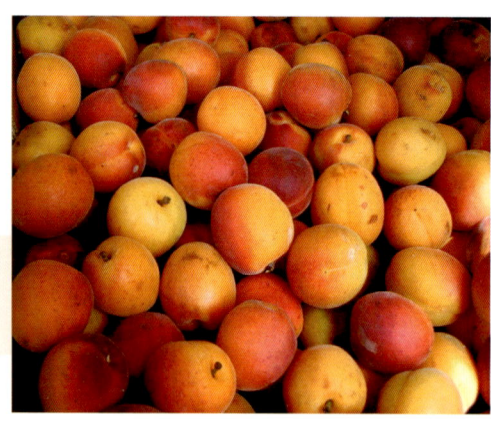

*Zutaten für 4 Personen:*
- 8 Aprikosen • 4 Pfirsiche • 30 Gramm Butter
- 1 Eßlöffel Zucker • 1 Teelöffel Zimt

*Zubereitung:*

Halbieren Sie die Aprikosen und die Pfirsiche, und entfernen Sie den Stielansatz und die Steine. Aus den halbierten Aprikosenstücken machen Sie zwei weitere Schnitze und aus den halbierten Pfirsichstücken vier weitere. Stellen Sie Zucker, Zimt und Butter bereit. Heizen Sie den Backofen auf 180°C vor, und entspannen Sie sich danach ein paar Minuten.

Nun erhitzen Sie in einer Pfanne Wasser bis zum Siedepunkt. Danach geben Sie die Aprikosen- und Pfirsichschnitze dazu. Nehmen Sie die Pfanne vom Herd, und lassen Sie das Ganze fünf Minuten ziehen. Danach schütten Sie das Wasser ab und geben die Fruchtstücke in eine Auflaufform aus Glas. Erhitzen Sie in einer Bratpfanne etwa 30 Gramm Butter, und fügen Sie 1 Eßlöffel Zucker und 1 Teelöffel Zimt hinzu. Rühren Sie das Ganze 1 Minute lang zu einer kompakten Flüssigkeit. Gießen Sie die Flüssigkeit über die Früchte in der Auflaufform. Die Aprikosen und Pfirsiche werden jetzt noch 5 Minuten im Backofen gratiniert. Bevor Sie das Dessert anrichten, lassen Sie es fünf Minuten abkühlen.

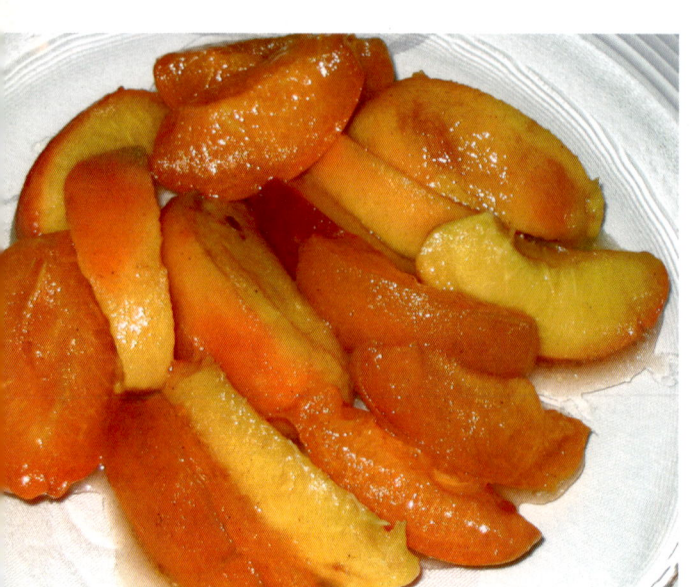

## Wirkung im Körper:

❧ Fördert die Gesundheit der Hypophyse und des ganzen Gehirns. Hilft, das Nervensystem zu beruhigen.

## Wirkung im Bewußtsein:

❧ Schenkt uns die Fähigkeit, für unsere Mitmenschen und deren Lebenssituationen Verständnis und Liebe zu entwickeln.

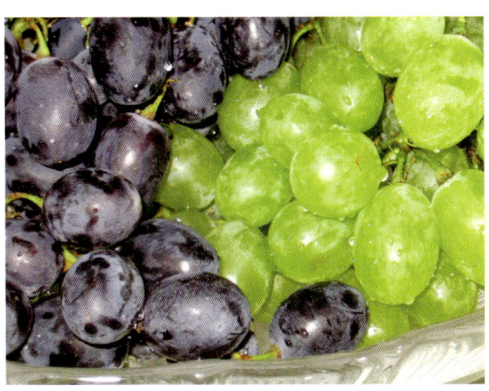

# TRAUBENDESSERT

*Zutaten für 4 Personen:*
- 400 Gramm Trauben • 1 Naturjoghurt
- 1 Eßlöffel Waldhonig • Zimt

*Zubereitung:*

Waschen Sie die Trauben, und legen Sie sie in eine Dessertschüssel. Stellen Sie den Joghurt, den Waldhonig und den Zimt bereit. Bevor Sie mit der Zubereitung beginnen, entspannen Sie sich mit tiefen Atemzügen; achten Sie darauf, daß Ihre Gedanken zur Ruhe kommen.

Geben Sie nun den Trauben den Naturjoghurt, den Waldhonig sowie ein wenig Zimt hinzu. Rühren Sie alles behutsam um. Lassen Sie das Dessert 10 Minuten ziehen. Genießen Sie das Essen.

## Getränk:

❧ Als Getränk zu diesem Gericht empfiehlt sich stilles Wasser; mit ihm kann sich die Wirkung des Desserts besser entfalten.

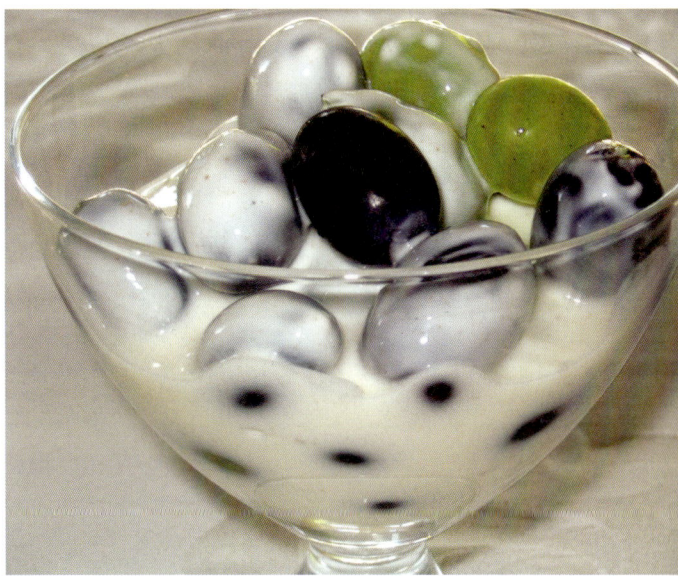

## Wirkung im Körper:

❧ Fördert die Anregung des Blutkreislaufs. Das ganze Drüsensystem profitiert von dieser Nahrung, außerdem hilft sie bei Verstopfung und Darmleiden.

## Wirkung im Bewußtsein:

❧ Unsere Urteilskraft sowie eine positive Lebenseinstellung werden gefördert, so daß wir aus allen Lebensumständen Kraft und Zuversicht gewinnen können; hilft zudem bei Energieblockaden und geistiger Müdigkeit.

# KOHLRABI MIT SALZKARTOFFELN UND LACHS

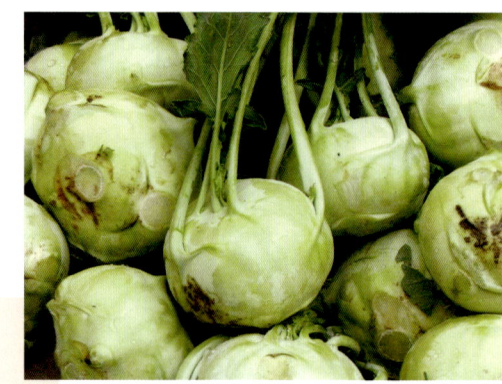

*Zutaten für 4 Personen:*
- 8 Kartoffeln • 1 Kohlrabi • 4 Lachsfiletstücke
- 60 Gramm Butter • Salz • Pfeffer

*Zubereitung:*

Schälen Sie die Kartoffeln, und vierteln Sie sie. Dann schälen Sie den Kohlrabi und schneiden ihn in kleine Stücke. Reinigen Sie die Lachsfiletstücke unter fließendem Wasser, und lassen Sie sie danach gut abtropfen. Stellen Sie die Butter, das Salz und den Pfeffer bereit. Bevor Sie weitermachen, entspannen Sie sich mit tiefen Atemzügen.

Bringen Sie in einer Pfanne Wasser zum Kochen, und geben Sie dann die Kartoffeln und den Kohlrabi hinein. Würzen Sie alles mit einer Prise Salz. Lassen sie die Kartoffeln und den Kohlrabi auf mittlerem Feuer 10 Minuten kochen.

Sie können nun den Lachs zubereiten. Erhitzen Sie 30 Gramm Butter in einer Bratpfanne. Dann geben Sie die mit Salz gewürzten Filetstücke hinein und braten Sie je 5 Minuten pro Seite goldbraun.

Sobald die Kartoffeln und der Kohlrabi gar sind, schütten Sie das Wasser ab und geben 30 Gramm Butter über das Gemüse. Vermischen Sie alles sanft, und würzen Sie es mit etwas Salz und Pfeffer. Lassen Sie Gemüse und Fisch noch eine Minute ziehen, bevor Sie sie servieren.

## Wirkung im Körper:

❧ Fördert die Gesundheit der Bauchorgane und des Genitalbereichs. Hilft bei Verdauungsbeschwerden.

## Wirkung im Bewußtsein:

❧ Ein natürlicher, harmonischer Umgang mit den Mitmenschen wird entwickelt und gefördert.

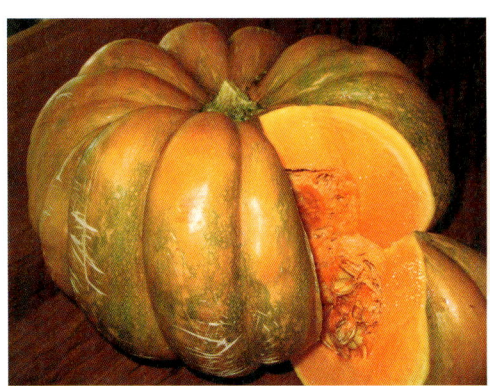

# KÜRBISSUPPE

*Zutaten für 4 Personen:*
- 1 kg Kürbis • ¼ Liter Sahne • Salz • Pfeffer
- Muskatnuß

*Zubereitung:*

Schälen Sie den Kürbis, und schneiden Sie ihn grob in Stücke. Stellen Sie die Sahne und die Gewürze bereit. Bevor Sie mit dem Kochen beginnen, entspannen Sie sich, indem Sie zwei bis drei Minuten tiefe und lange Atemzüge üben.

Bringen Sie in einer Pfanne 0,2 l Wasser zum Kochen, und geben Sie dann die Kürbisstücke hinein. Kochen Sie den Kürbis bei schwacher Hitze 20 Minuten, und pürieren Sie die Suppe dann mit dem Mixer. Gießen Sie die Sahne und die Gewürze hinein. Rühren Sie alles gut um, und kochen Sie die Suppe bei geringer Hitze 2 Minuten weiter. Vor dem Servieren lassen Sie die Kürbissuppe weitere 2 Minuten ziehen. Genießen Sie das Essen.

## Getränk:

❧ Als Getränk hierzu empfiehlt sich Lindenblütentee, der dafür sorgt, daß sich die Wirkung der Nahrung besser entfaltet.

## Wirkung im Körper:

❧ Hilft bei Beschwerden im Genitalbereich, insbesondere bei Prostatabeschwerden. Die Wasserausscheidungsorgane werden günstig beeinflußt.

## Wirkung im Bewußtsein:

❧ Fördert einen guten Umgang mit den Mitmenschen. Verhaltensmuster, die einen im zwischenmenschlichen Bereich blockieren, werden erkannt und können losgelassen werden.

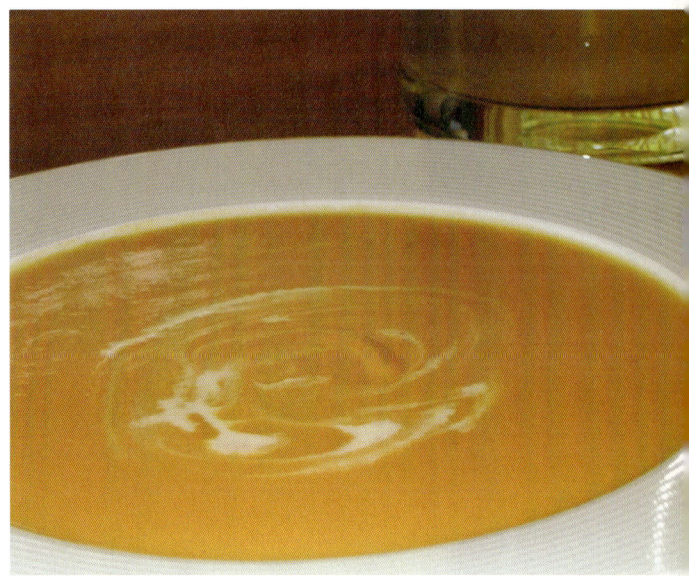

# FEIGEN AN WEINESSIG

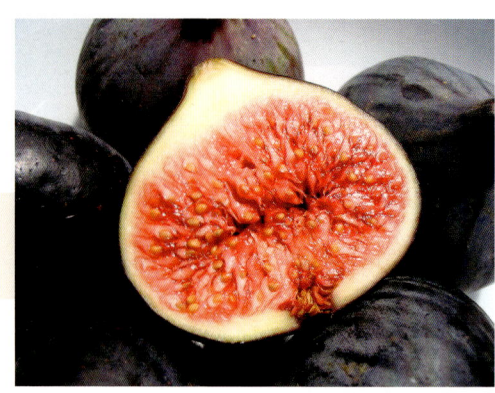

*Zutaten für 4 Personen:*
• 8 frische Feigen • 4 Teelöffel Balsamico-Essig

*Zubereitung:*

Reinigen Sie die Feigen, und entfernen Sie den Stielansatz. Zerteilen Sie die Feigen in jeweils vier Stücke. Stellen Sie den Balsamico-Essig bereit, und entspannen Sie sich ein wenig, bevor Sie weitermachen.

Stellen Sie die Dessertteller bereit, und verteilen Sie die Feigenstücke darauf. Dann geben Sie zwei bis drei Tropfen Balsamico-Essig auf jedes Feigenstück. Lassen Sie den Essig mindestens fünf Minuten einziehen. Dann servieren Sie das Dessert.

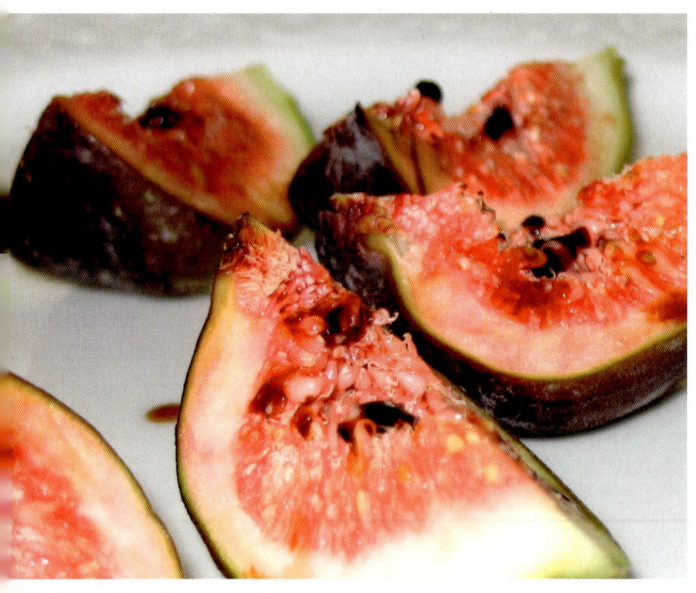

## Wirkung im Körper:

☙ Fördert die Gesundheit der Atmungsorgane, insbesondere der Lungen.

## Wirkung im Bewußtsein:

☙ Alte Vorstellungen können losgelassen werden. Wir entwickeln mehr Flexibilität und Offenheit.

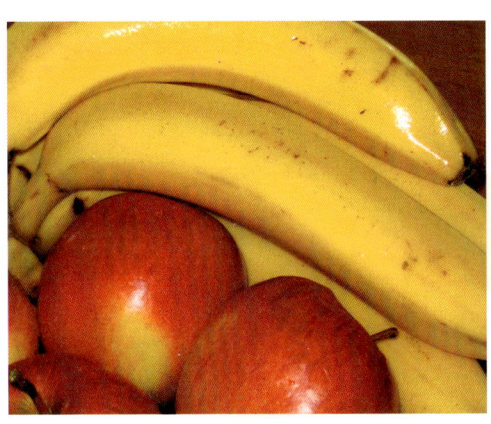

# APFEL-BANANE-GRATIN

**Zutaten für 4 Personen:**
• 4 Bananen • 2 Äpfel • 2 Eier • 20 Gramm Butter
• Zimt • Zucker

*Zubereitung:*
Schälen Sie die Bananen, und halbieren Sie sie der Länge nach. Schälen Sie die Äpfel, und raspeln Sie sie. Stellen Sie die restlichen Zutaten bereit, und entspannen Sie sich dann mit tiefen Atemzügen, bevor Sie mit der Zubereitung beginnen. Zuerst öffnen Sie die Eier und trennen das Eiweiß vom Eigelb. Das Eigelb geben Sie in einen Suppenteller, das Eiweiß in einen Behälter, in dem Sie es später steif schlagen können. Stellen Sie eine Glasform bereit, und heizen Sie den Backofen auf 180°C auf.
Erhitzen Sie die 20 Gramm Butter in einer Bratpfanne. Das Eigelb rühren Sie mit der Gabel gut um. Wenden Sie die Bananenstücke im Eigelb, und braten Sie sie bei geringer Hitzezufuhr goldbraun. In der Zwischenzeit schlagen Sie das Eiweiß steif und vermischen es behutsam mit den geraspelten Äpfeln. Streuen Sie etwas Zucker und Zimt darüber. Zuerst legen Sie die Bananenstücke in die Backform, danach geben Sie das Apfel-Eiweiß-Püree dazu. Backen Sie den Auflauf 10 Minuten bei 180°C. Lassen Sie das Dessert 15 Minuten auskühlen, bevor Sie es servieren. Genießen Sie das Essen.

## Getränk:
↪ Als Getränk empfiehlt sich stilles Wasser, dadurch kann sich die Wirkung des Desserts besser entfalten.

## Wirkung im Körper:
↪ Hilft bei motorischen Störungen. Die Muskulatur, die Knochen sowie das Nervensystem werden begünstigt. Der ganze Hirnbereich profitiert ebenfalls von dieser Nahrung.

## Wirkung im Bewußtsein:
↪ Wir entwickeln die Fähigkeit, so zu handeln, wie wir denken. Die Harmonie von Geist und Körper ist die Grundlage jeglicher Entwicklung; nur so können wir Wahrheit und Selbstvertrauen finden.

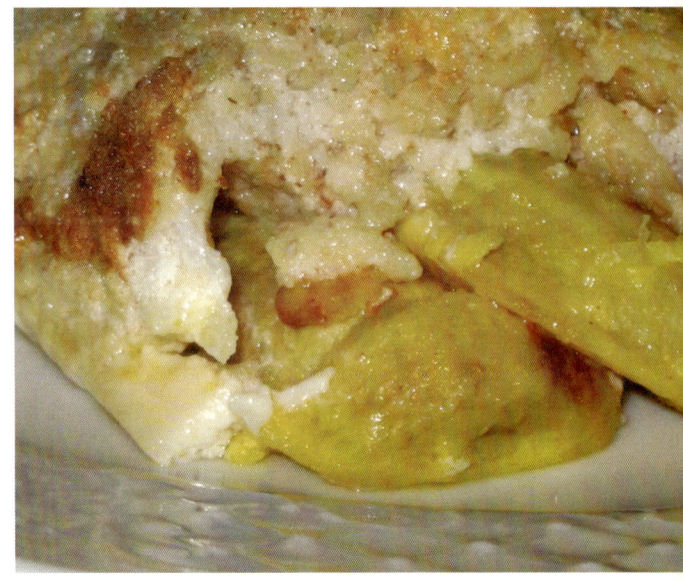

# BLATTSALAT MIT AVOCADO UND MANGO

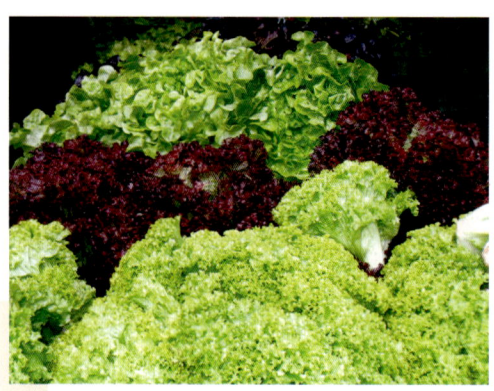

**Zutaten für 4 Personen:**
- 1 Kopfsalat • 2 Avocados • 1 Mango • Olivenöl
- Balsamico-Essig • Salz • Pfeffer

*Zubereitung:*

Waschen Sie den Kopfsalat, und zerpflücken Sie ihn; lassen Sie ihn gut abtropfen. Schälen Sie zuerst die Mango und dann die Avocados. Die Mango schneiden Sie in kleine Stücke. Die Avocados schneiden Sie in Streifen, die später nicht mit dem Salat vermischt, sondern separat auf den Teller gelegt werden. Stellen Sie das Olivenöl, den Balsamico-Essig und die Gewürze bereit. Bevor Sie beginnen, entspannen Sie sich zwei bis drei Minuten.

Legen Sie die Mangostücke und den Salat in eine Schüssel. Geben Sie nun zwei Eßlöffel Olivenöl und einen Eßlöffel Balsamico-Essig dazu. Mischen Sie den Salat gut, und würzen Sie ihn mit Salz und Pfeffer. Lassen Sie dann alles 5 Minuten ziehen. Sie können in dieser Zeit die Avocadostreifen auf die Teller verteilen. Guten Appetit!

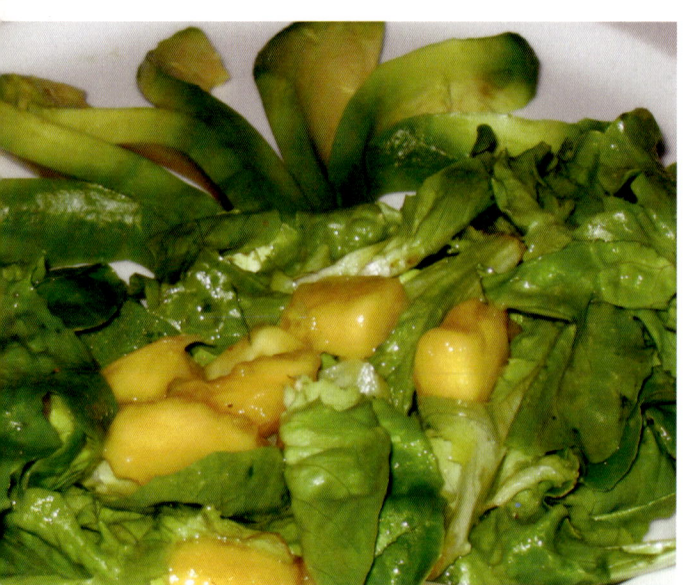

## Wirkung im Körper:

✍ Fördert die Gesundheit des Hirnbereichs. Die Nerven des ganzen Körpers werden günstig beeinflußt.

## Wirkung im Bewußtsein:

✍ Diese Nahrung schenkt uns die Fähigkeit, Gedanken loszulassen und die Dinge nicht zu schwer zu nehmen.

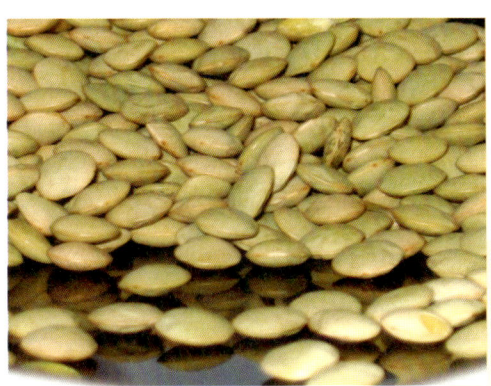

# LINSENEINTOPF MIT KARTOFFELN UND LAMM

*Zutaten für 4 Personen:*
• 250 Gramm Linsen • 4 Kartoffeln • 400 Gramm geschnetzeltes Lammfleisch • 1 Zwiebel • 30 Gramm Butter • Salz • Pfeffer • Muskatnuß

*Zubereitung:*

Schälen Sie die Kartoffeln, und schneiden Sie sie in kleine Stücke. Schälen Sie die Zwiebeln, und zerhacken Sie sie in möglichst kleine Teile. Stellen Sie das Lammfleisch und die restlichen Zutaten bereit. Bevor Sie mit dem Kochen beginnen, entspannen Sie sich 5 Minuten lang mit tiefen Atemzügen.

Erhitzen Sie die Butter in einer Pfanne, und geben Sie zuerst die Kartoffelstücke und dann die Zwiebeln hinein. Dünsten Sie das Ganze 3 Minuten bei schwacher Hitzezufuhr. Fügen Sie das Lammfleisch hinzu, und dünsten Sie alles weitere 3 Minuten. Rühren Sie alles regelmäßig um. Mischen Sie die Linsen darunter, und löschen Sie das Ganze mit 1 Liter Wasser ab. Würzen Sie den Eintopf mit Salz, Pfeffer und Muskatnuß, und garen Sie den Eintopf ca. 25 Minuten auf mittlerer Flamme weiter. Wenn notwendig, füllen Sie ab und zu noch ein wenig Wasser nach. Rühren Sie immer wieder gut um. Vor dem Servieren lassen Sie den Eintopf noch 5 Minuten auskühlen. Genießen Sie das Essen.

## Getränk:

⤷ Als Getränk zu diesem Gericht empfiehlt sich stilles Wasser, es sorgt dafür, daß sich die Wirkung des Eintopfes besser entfaltet.

## Wirkung im Körper:

⤷ Hilft bei Konzentrationsproblemen. Die Sinnesorgane sowie der gesamte Kopfbereich werden günstig beeinflußt. Der ganze Körper profitiert von dieser Nahrung.

## Wirkung im Bewußtsein:

⤷ Die Fähigkeit, die Dinge richtig zu analysieren und zu betrachten, wird gefördert. Die Selbstanalyse wird entwickelt, so daß Schuldzuweisungen vermieden werden können.

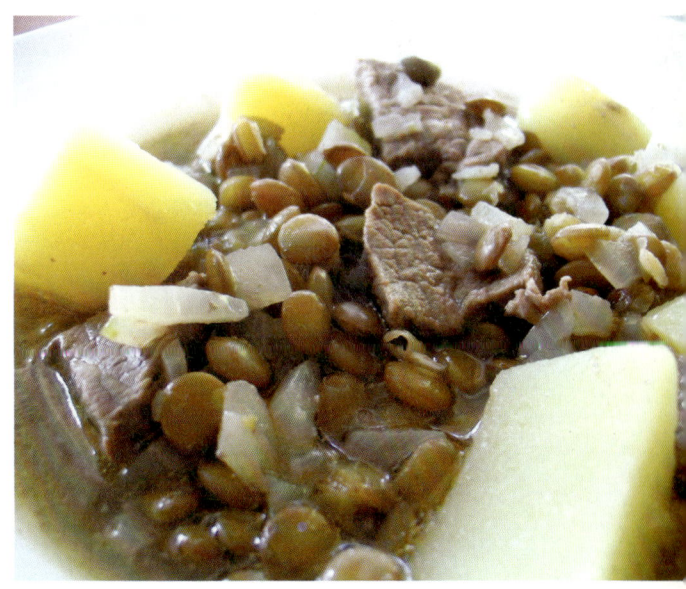

# BANANE MIT NATURJOGHURT

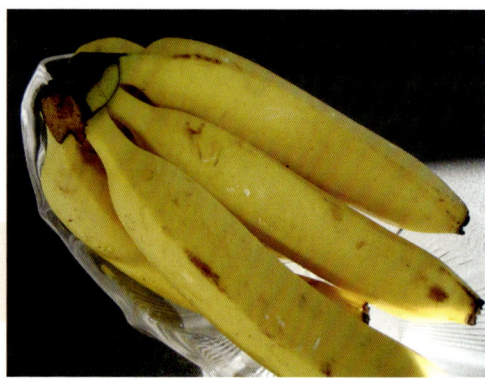

*Zutaten für 4 Personen:*
• 4 Bananen • 1 Naturjoghurt • Zimt

*Zubereitung:*
Schälen Sie die Bananen, und schneiden Sie sie in kleine Scheiben. Stellen Sie den Naturjoghurt und den Zimt bereit. Entspannen Sie sich, bevor Sie weitermachen, indem Sie fünf Minuten tiefe Atemzüge praktizieren.
Geben Sie die Bananenstücke in eine Schüssel, und vermischen Sie sie mit dem Joghurt. Geben Sie zwei Teelöffel Zimt dazu, und mischen Sie alles gut durch. Lassen Sie das Ganze zehn Minuten ziehen. Danach servieren Sie das Dessert.

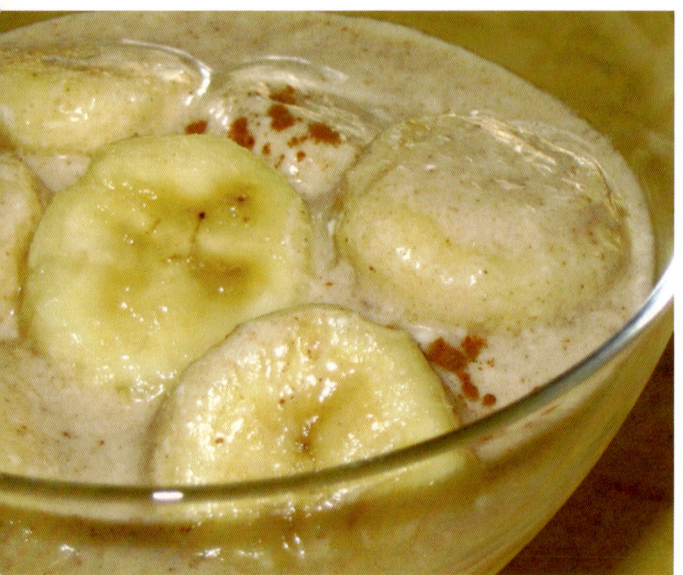

## Wirkung im Körper:
❧ Für gesunde Knochen und gute Zähne. Hilft dem Körper, Giftstoffe auszuscheiden.

## Wirkung im Bewußtsein:
❧ Fördert die Entwicklung von Dankbarkeit und Bescheidenheit, was neue Ideen entstehen läßt, die dem Leben eine andere Richtung geben können.

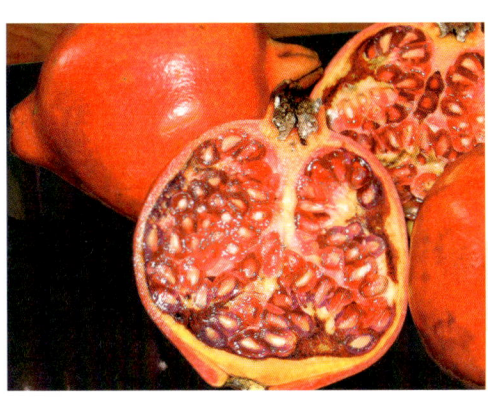

# GRANATAPFEL-ORANGEN-DESSERT

*Zutaten für 4 Personen:*
- 1 Granatapfel • 4 Orangen • 1 Eßlöffel Waldhonig

*Zubereitung:*

Öffnen Sie den Granatapfel, und geben Sie die roten Kerne in eine Schüssel. Schälen Sie die Orangen, und zerschneiden Sie die Schnitze in kleine Stücke. Stellen Sie den Waldhonig bereit. Bevor Sie weitermachen, entspannen Sie sich so lange mit tiefen Atemzügen, bis Ihre Gedanken zur Ruhe gekommen sind.

Geben Sie nun die Orangenstücke zu den Granatkernen, und mischen Sie dem Ganzen einen Eßlöffel Waldhonig bei. Bevor Sie das Dessert servieren, lassen Sie es noch 5 Minuten ziehen. Genießen Sie das Essen.

## Wirkung im Körper:

❧ Diese Nahrung hilft bei Blutarmut und der Entgiftung des Blutes. Das Immunsystem, das Gehirn sowie die Wirbelsäule werden günstig beeinflußt.

## Wirkung im Bewußtsein:

❧ Das Leben darf fließen, wohin es will; dies ist die Essenz dieser Nahrung. Wir lernen, das Leben zu genießen, so wie es ist. Dieses Rezept ist sehr hilfreich bei Depressionen.

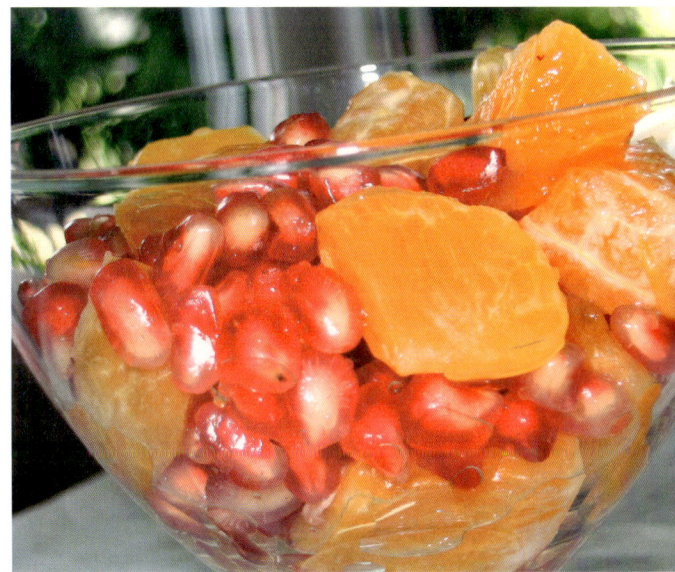

# ROSENKOHL MIT KARTOFFELTASCHEN

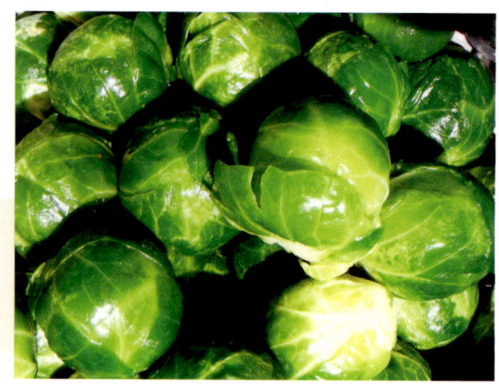

*Zutaten für 4 Personen:*
- 500 Gramm Kartoffeln • 300 Gramm Rosenkohl
- 2 Eier • 60 Gramm Butter • Salz • Pfeffer
- Muskatnuß

*Zubereitung:*

Erhitzen Sie Wasser in einer Pfanne, und kochen Sie die ungeschälten Kartoffeln 20 Minuten bei großer Hitze. Danach schütten Sie das Wasser ab und lassen die Kartoffeln für mindestens 1 Stunde auskühlen. Putzen Sie in der Zwischenzeit den Rosenkohl, und stellen Sie die Eier, die Butter und die Gewürze bereit. Bevor Sie mit dem Kochen beginnen, entspannen Sie sich ein paar Minuten.

Bringen Sie Wasser in einer Pfanne zum Kochen, und geben Sie den Rosenkohl dazu. Lassen Sie ihn 5 Minuten kochen, dann schütten Sie das Wasser ab. Schälen Sie die abgekühlten Kartoffeln, und pürieren Sie sie. Geben Sie zwei Eier dazu, und kneten Sie mit den Händen alles zu einer Masse. Würzen Sie das Ganze mit ein wenig Salz, Muskat und Pfeffer. Wenn die Masse kompakt ist, formen Sie daraus Kartoffeltaschen. Erhitzen Sie in einer Bratpfanne 30 Gramm Butter, und braten Sie die Kartoffeltaschen jeweils zwei Minuten pro Seite goldbraun. In einer anderen Pfanne erhitzen Sie ebenfalls 30 Gramm Butter und geben den Rosenkohl hinein. Dünsten Sie ihn 3 Minuten, und rühren Sie ihn gut um. Würzen Sie den Rosenkohl nur mit etwas Salz. Genießen Sie das Essen.

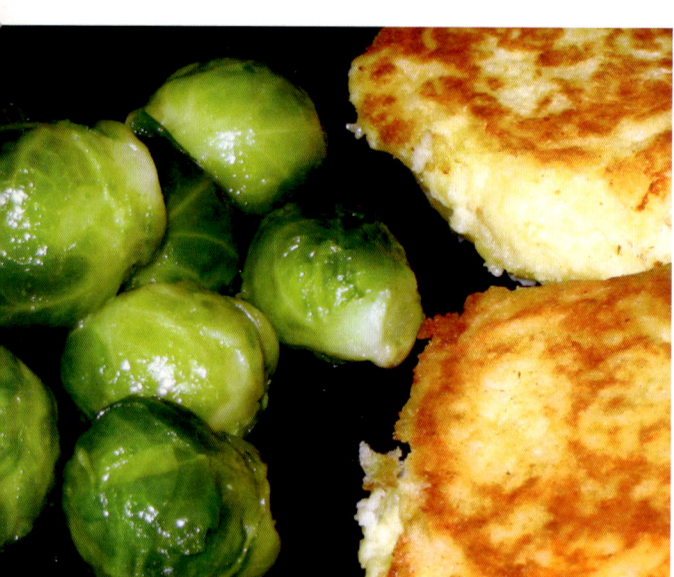

## Wirkung im Körper:

❧ Für gesunde Lungen und Bronchien. Begünstigt den Gasaustausch.

## Wirkung im Bewußtsein:

❧ Wir sind in der Lage, Wünsche und Bedürfnisse offen auszusprechen, unabhängig davon, wie unsere Mitmenschen darauf reagieren.

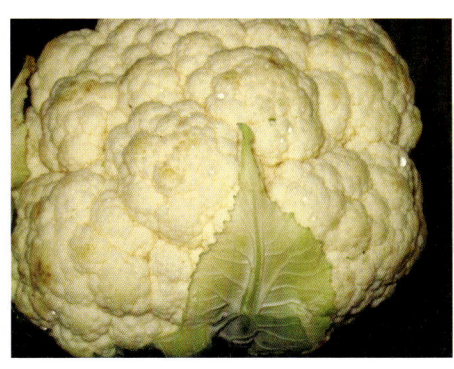

# BLUMENKOHLGRATIN

*Zutaten für 4 Personen:*
- 1 Blumenkohl • 4 Kartoffeln • 1 Eßlöffel Mehl
- 40 Gramm Butter • ½ Liter Milch • 50 Gramm geriebener Käse • Salz • Pfeffer • Muskatnuß

*Zubereitung:*

Bereiten Sie den Blumenkohl und die Kartoffeln vor, und schneiden Sie beides in kleine Stücke. Stellen Sie alle restlichen Zutaten bereit. Bevor Sie mit dem Kochen beginnen, entspannen Sie sich mindestens 10 Minuten mit tiefen Atemzügen.

Bringen Sie Wasser in einer Pfanne zum Kochen, und geben Sie die Blumenkohl- und Kartoffelstücke hinein. Das Gemüse wird auf mittlerer Flamme 15 Minuten gekocht. In der Zwischenzeit erhitzen Sie den Backofen auf 180°C und stellen eine Auflaufform bereit. Sobald das Gemüse halb gar ist, schütten Sie das Wasser ab und lassen das Gemüse abkühlen. Nun beginnen Sie mit der Zubereitung der Sauce: Erhitzen Sie in einer Pfanne 40 Gramm Butter, und streuen Sie den Eßlöffel Mehl hinein. Vermischen Sie das Mehl sorgfältig mit der Butter, und rühren Sie alles eine halbe Minute lang gut um. Danach löschen Sie die Mehlschwitze mit der Milch ab und rühren sie weitere 2 Minuten gut durch. Die Sauce sollte jetzt dickflüssig sein. Würzen Sie sie mit Salz, Pfeffer und Muskatnuß, und lassen Sie sie etwas abkühlen. Geben Sie zuerst die Blumenkohl- und Kartoffelstücke in die Auflaufform, und vermischen Sie sie mit der Sauce. Zuletzt mischen Sie den Käse darunter und backen den Auflauf bei 180°C 10 Minuten. Lassen Sie den Auflauf nach dem Backen noch 5 Minuten abkühlen, bevor Sie ihn servieren. Genießen Sie das Essen.

## Getränk:
☙ Es empfiehlt sich, zu diesem Gericht Lindenblütentee zu trinken, dadurch kann sich die Wirkung der Nahrung besser entfalten.

## Wirkung im Körper:
☙ Die Atemorgane werden begünstigt, und die Luftzirkulation im ganzen Körper wird optimiert. Die Nahrung hilft bei Verdauungsbeschwerden und fördert die Entgiftung des ganzen Körpers.

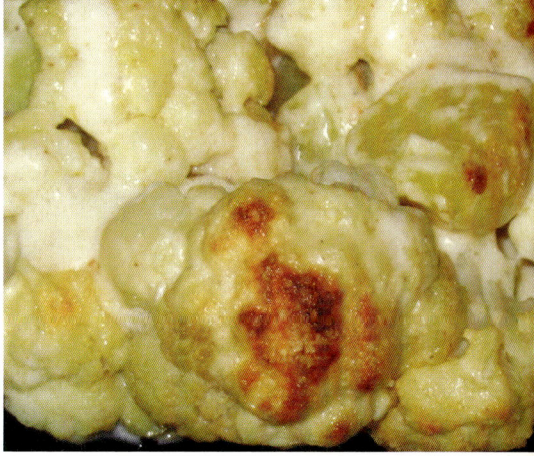

## Wirkung im Bewußtsein:
☙ Regt unsere Kommunikation an, so daß wir lernen, unsere tiefen Gedanken und Vorstellungen unseren Mitmenschen kundzutun. Dies kann zu heftigen Diskussionen führen, wodurch man Denkmuster erkennen und auflösen kann. Auf diese Weise entsteht in uns Raum für ein höheres Verstehen, so daß sich unser Bewußtsein entfalten kann.

# ORANGEN-DATTEL-DESSERT

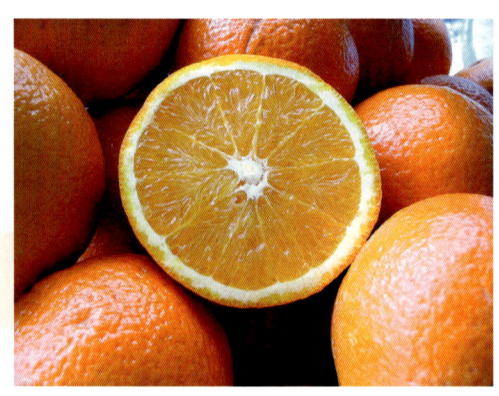

*Zutaten für 4 Personen:*
• 4 Orangen • 16 Datteln • 4 Teelöffel Waldhonig

*Zubereitung:*
Schälen Sie die Orangen von Hand. Zerlegen Sie sie in Schnitze, und schneiden Sie diese in mehrere Stücke. Die Datteln halbieren Sie von Hand und entfernen die Kerne. Dann schneiden Sie die halbierten Datteln in je zwei Stücke. Stellen Sie die Dessertteller und den Honig bereit. Entspannen Sie sich mit tiefen Atemzügen, bevor Sie weitermachen.
Geben Sie nun die Orangen- und Dattelstücke in eine Schüssel. Mischen Sie vier Teelöffel Waldhonig bei, und rühren Sie alles sanft um. Lassen Sie das Dessert 5 Minuten ziehen, bevor Sie es servieren. Genießen Sie das Essen.

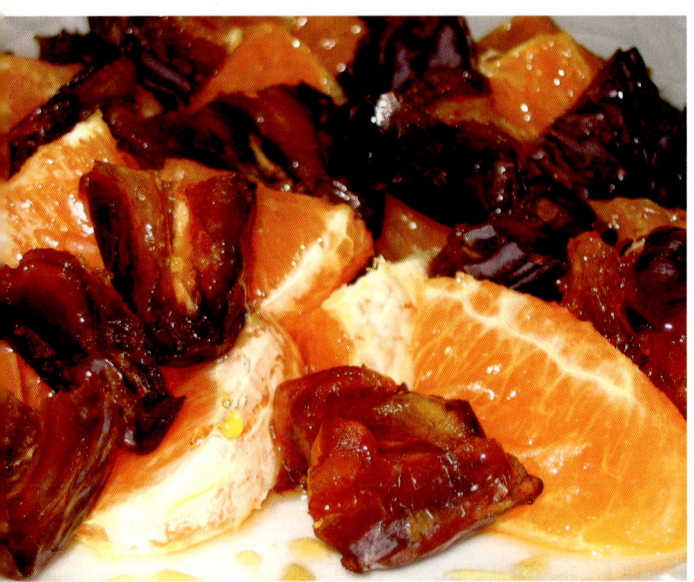

## Wirkung im Körper:
❧ Fördert die Gesundheit der Wasserausscheidungsorgane und stärkt das ganze Immunsystem.

## Wirkung im Bewußtsein:
❧ Wir entwickeln Liebe für alle Menschen, unabhängig davon, welchen Charakter sie besitzen. Dies führt zu Vertrauen und Lebensfreude.

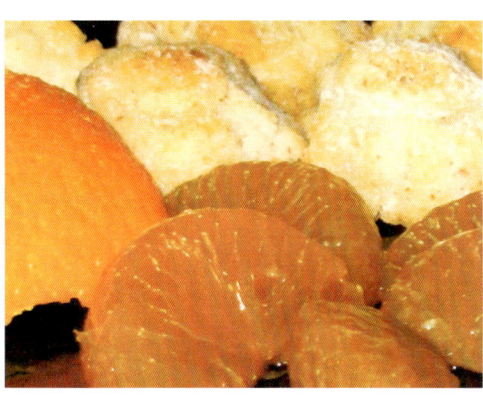

# MANDARINEN-AMARETTO-CREME

*Zutaten für 4 Personen:*
• 8 Mandarinen • 8 Amaretto-Biscuits • ¼ Liter
Schlagsahne • Zimt und Zucker

*Zubereitung:*
Pressen Sie den Saft der Mandarinen aus, und gießen Sie ihn in eine Schale. In einem separaten Teller zerreiben Sie die Amaretto-Biscuits. Schlagen Sie die Sahne steif. Entspannen Sie sich mit tiefen Atemzügen, und versuchen Sie, in Ihrem Herzen Ruhe und Frieden wahrzunehmen. Vermischen Sie zuerst die Amaretto-Biscuits mit dem Mandarinensaft. Danach geben Sie die Sahne, den Zucker und etwas Zimt dazu. Rühren Sie alles behutsam um, so daß die Creme gut gebunden bleibt. Jetzt füllen Sie die Creme in Dessertschalen ab und lassen sie fünf Minuten ziehen. Buon provecho!

## Getränk:
❧ Als Getränk empfiehlt sich zu diesem Gericht stilles Wasser, das sorgt dafür, daß sich die Wirkung der Nahrung besser entfaltet.

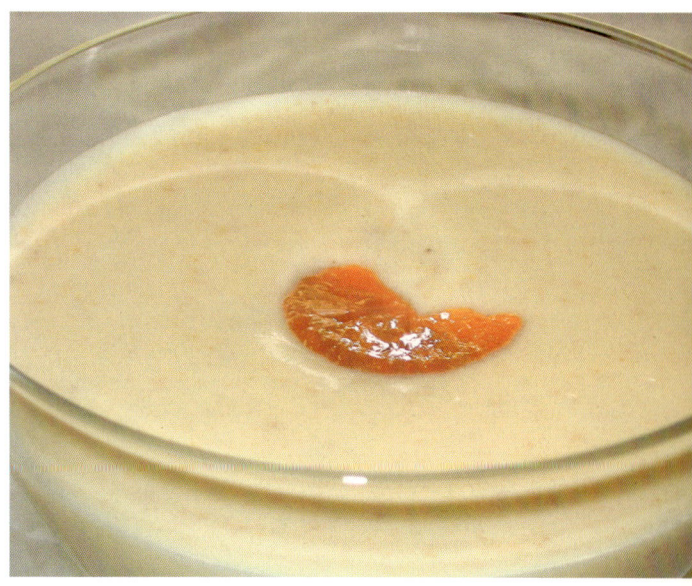

## Wirkung im Körper:
❧ Der Gasaustausch sowie die Sauerstoffzufuhr im ganzen Körper werden günstig beeinflußt. Hilft, die Abwehrkräfte zu stärken.

## Wirkung im Bewußtsein:
❧ Diese Nahrung fördert insbesondere die Hilfsbereitschaft. Wir lernen, uns mit Rat und Tat in den Dienst unserer Mitmenschen zu stellen.

# ROTE-BETE-SALAT MIT APFELSTÜCKCHEN

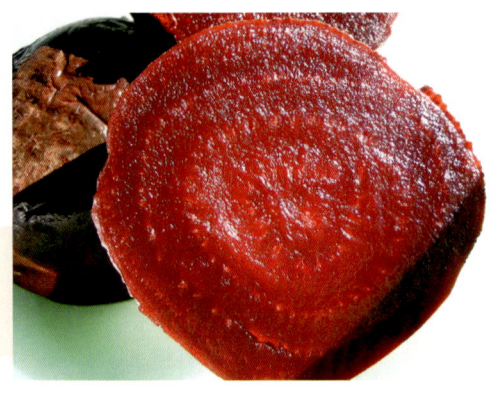

**Zutaten für 4 Personen:**
- 2 große Rote Bete • 2 Äpfel • Olivenöl
- Balsamico-Essig • Salz

*Zubereitung*

Schälen Sie die Rote Bete und die Äpfel. Entfernen Sie bei den Äpfeln den Stielansatz und die Kerne. Schneiden Sie sie in kleine Stücke, die später dem Salat beigemischt werden. Stellen Sie das Olivenöl, den Balsamico-Essig und das Salz bereit. Bevor Sie mit der Zubereitung beginnen, entspannen Sie sich mit tiefen Atemzügen.

Raspeln Sie die Rote Bete, und geben Sie sie danach in eine Schüssel. Fügen Sie zuerst die Apfelstücke und dann zwei Eßlöffel Olivenöl und einen Eßlöffel Balsamico-Essig hinzu. Rühren Sie das Ganze sanft um, und lassen Sie den Salat 5 Minuten ziehen. Würzen Sie ihn lediglich mit etwas Salz, bevor Sie ihn servieren. Genießen Sie das Essen.

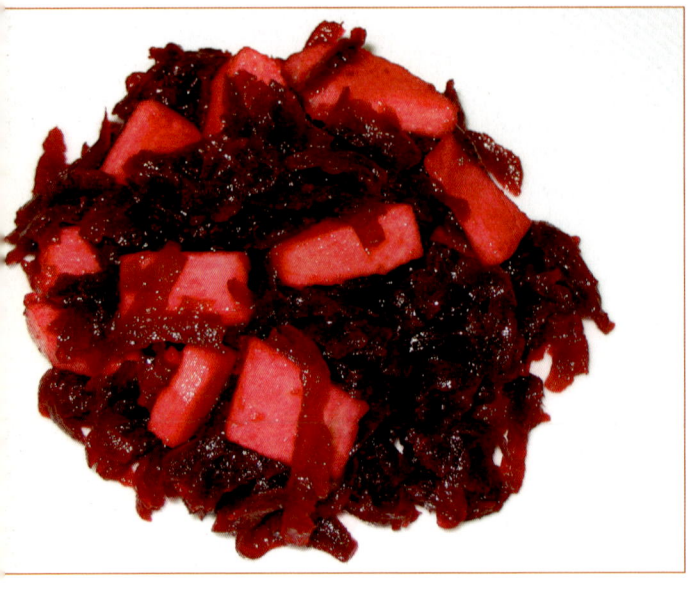

## Wirkung im Körper:

❧ Fördert die Gesundheit der Leber und die Reinigung des Blutes. Hilft, den Stoffwechsel anzuregen.

## Wirkung im Bewußtsein:

❧ Schlechte Gewohnheiten werden erkannt und können losgelassen werden. Wir finden neuen Lebensmut.

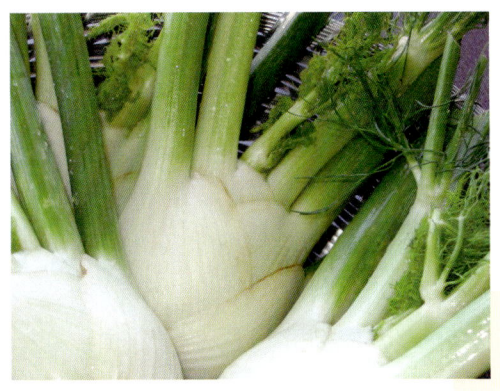

# FENCHEL MIT FISCHFILETS UND WEIZENBROT

**Zutaten für 4 Personen:**
• 4 Fenchel • 4 Fischfilets (Rotzungenfilets) • 4 Stück Weizenbrot • 20 Gramm Butter • Salz

*Zubereitung:*

Schälen Sie den Fenchel, und halbieren Sie ihn. Waschen Sie die Rotzungenfilets, und stellen Sie alle Zutaten bereit. Bevor Sie beginnen, entspannen Sie sich mit tiefen Atemzügen.

Bringen Sie in einer Pfanne Wasser zum Kochen, und garen Sie den Fenchel darin 20 Minuten lang. In der Zwischenzeit erhitzen Sie in einer Bratpfanne die Butter und braten den Fisch jeweils eine Minute pro Seite bei schwacher Hitze. Würzen Sie ihn nur mit ganz wenig Salz. Dem Fenchel können Sie nach der Kochzeit ein wenig Butter zugeben und ihn mit Salz würzen. Lassen Sie das Ganze noch 2 Minuten einwirken, dann richten Sie die Speisen an. Legen Sie auf jedem Teller ein Stück Weizenbrot dazu. Genießen Sie das Essen.

## Hinweis:

☙ Dieses Rezept eignet sich besonders gut als Abendessen.

## Wirkung im Körper:

☙ Hilft, den Unterleib zu stärken, außerdem profitieren alle Wasserorgane von dieser Nahrung. Das Gewebe sowie das Blut werden ebenfalls günstig beeinflußt.

## Wirkung im Bewußtsein:

☙ Wir lernen, die Charaktere anderer Menschen anzunehmen, wie sie sind. Die Konzentrationsfähigkeit wird gefördert. Es entstehen Frieden und Freude bei der Ausübung der täglichen Pflichten.

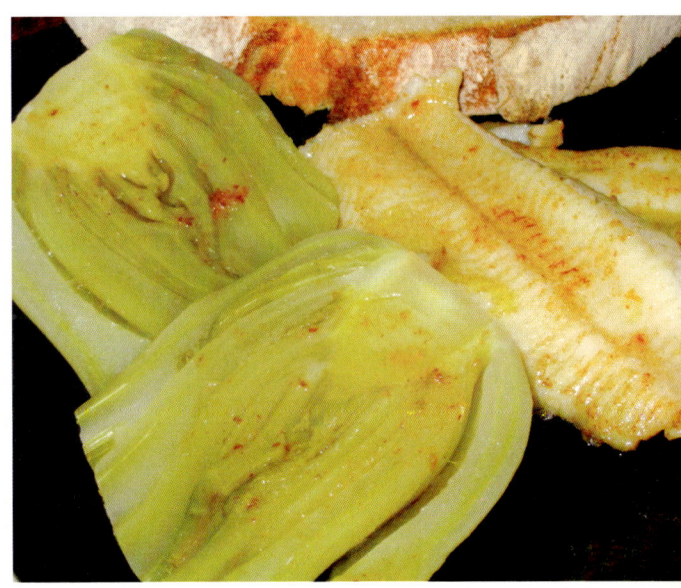

# APFEL-BANANE-DATTEL-DESSERT

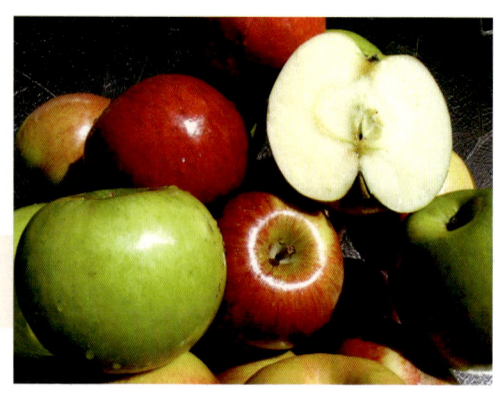

**Zutaten für 4 Personen:**
- 2 Äpfel • 2 Bananen • Datteln • Waldhonig

*Zubereitung:*

Waschen Sie die Äpfel, und schneiden Sie sie in schmale Schnitze. Die Schale wird nicht entfernt, lediglich die Kerne. Schälen Sie die Bananen, und schneiden Sie sie in Scheiben. Dann halbieren Sie die Datteln und entfernen die Kerne. Stellen Sie den Waldhonig bereit, und entspannen Sie sich ein wenig.

Legen Sie zuerst die Äpfel, dann die Bananen und als letztes die Datteln nebeneinander auf einen Dessertteller. Geben Sie mit einem Teelöffel auf jedes Fruchtstück ein paar Tropfen Waldhonig. Lassen Sie das Ganze fünf Minuten ziehen, und dann servieren Sie das Dessert. Buon appetito!

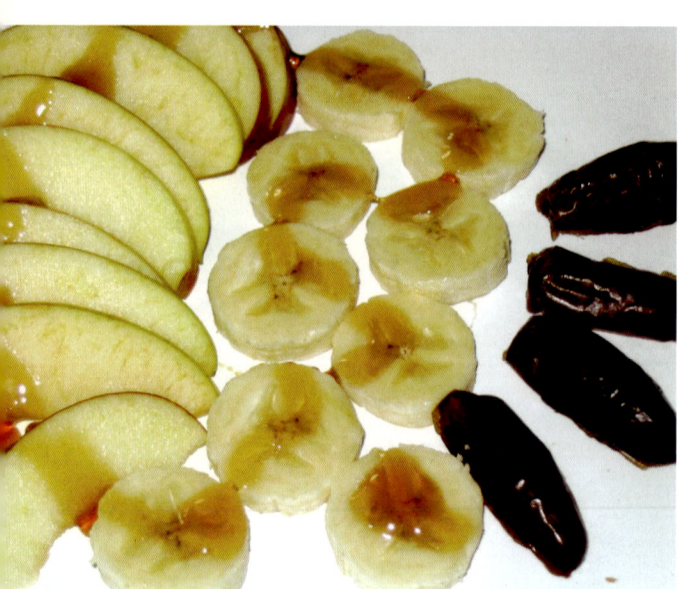

## Wirkung im Körper:
👉 Versorgt den ganzen Körper mit Lebensenergie. Insbesondere die Wirbelsäule profitiert von dieser Nahrung.

## Wirkung im Bewußtsein:
👉 Dieses Gericht hilft uns, zum eigenen Wesen zu stehen, zu sein, wer wir wirklich sind.

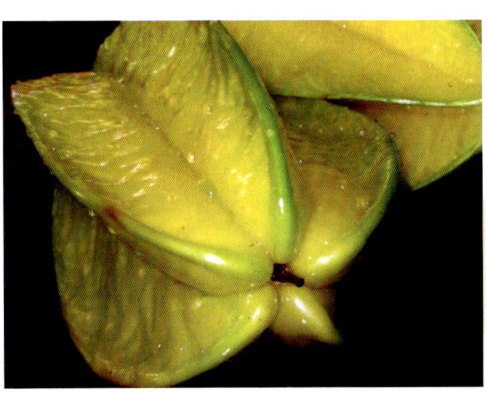

# KARAMBOLE-QUARK-DESSERT

*Zutaten für 4 Personen:*
- 1 Karambole • 250 Gramm Speisequark
- 1 Eßlöffel Honig

*Zubereitung:*

Waschen Sie die Karambole gut, und schneiden Sie sie so, daß dünne sternförmige Scheiben entstehen. Vierteln Sie die Scheiben; legen Sie vier Scheiben für die Dekoration beiseite, und vierteln Sie den Rest. Stellen Sie die restlichen Zutaten bereit. Bevor Sie weitermachen, entspannen Sie sich so lange, bis Ihre Gedanken zur Ruhe kommen.

Mischen Sie nun den Speisequark und den Eßlöffel Honig mit den Fruchtstücken. Rühren Sie alles behutsam um. Geben Sie die Creme in die Dessertschalen, und legen Sie die zurückbehaltenen Karambole-Stücke wie Sterne auf die Desserts. Lassen Sie das Ganze noch 3 Minuten ziehen. Genießen Sie das Essen.

## Hinweis:
❧ Dieses Dessert sollte nur tagsüber verzehrt werden.

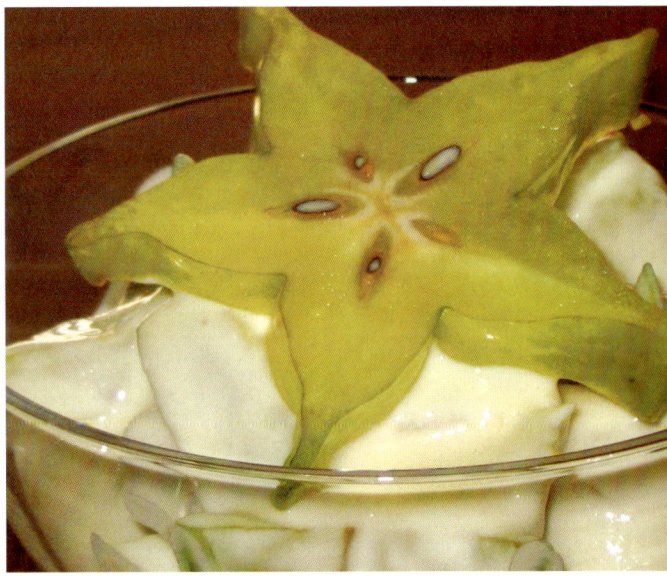

## Wirkung im Körper:
❧ Diese Nahrung hilft gegen Verstopfung und Hämorrhoiden. Die Unterleibsorgane werden günstig beeinflußt.

## Wirkung im Bewußtsein:
❧ Wir lernen, uns loszureißen von einer übermäßigen Bindung an andere Menschen und Materie. Blockierte Lebensenergie wird freigesetzt, und wir werden glücklich.

# SPINATRISOTTO

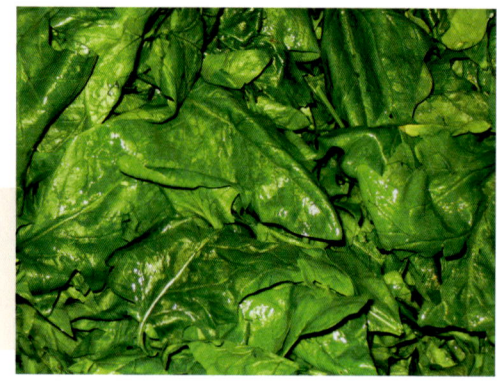

*Zutaten für 4 Personen:*
- 250 Gramm Risottoreis • 500 Gramm Blattspinat
- 2 Knoblauchzehen • 30 Gramm Butter • Salz
- Pfeffer

*Zubereitung:*

Waschen Sie den Blattspinat, und lassen Sie ihn gut abtropfen. Schälen Sie die Knoblauchzehen, und hacken Sie sie in möglichst kleine Stücke. Stellen Sie den Risottoreis, die Butter sowie die Gewürze bereit. Bevor Sie mit dem Kochen beginnen, entspannen Sie sich fünf Minuten, indem Sie tief ein- und ausatmen.

Lassen Sie die Butter in einer Pfanne zergehen. Fügen Sie zuerst den Risottoreis und dann den Knoblauch hinzu. Rühren Sie alles gut um, und dünsten Sie den Reis 2 Minuten goldbraun. Löschen Sie den Reis mit ¾ Liter Wasser ab. Rühren Sie alles regelmäßig um, und würzen Sie das Ganze mit ein wenig Salz und Pfeffer. Nach 10 Minuten geben Sie den Blattspinat dazu. Garen Sie den ganzen Risotto bei schwacher Hitze weitere 10 Minuten. Nehmen Sie dann die Pfanne vom Herd, und rühren Sie noch einmal gut um. Lassen Sie nun den Risotto für fünf Minuten ziehen, dann servieren Sie das Gericht. Genießen Sie das Essen.

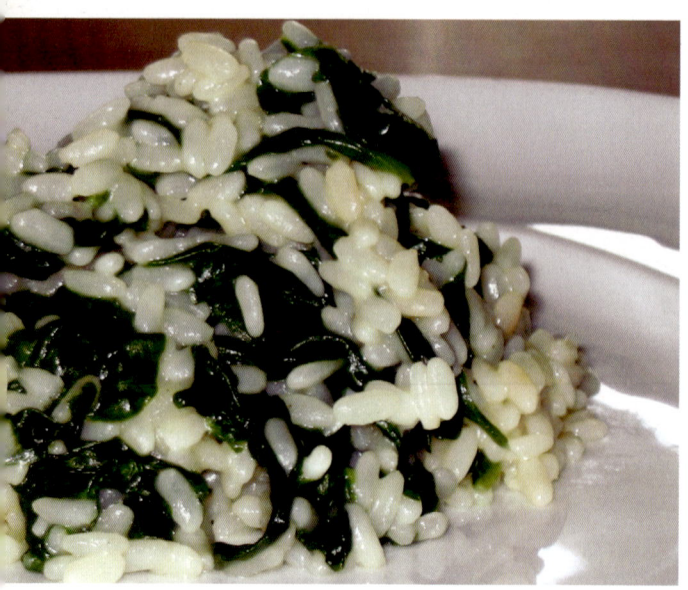

## Wirkung im Körper:

&#10086; Hilft, das Blut zu reinigen und zu nähren. Förderlich bei Eisenmangel.

## Wirkung im Bewußtsein:

&#10086; Wir werden auf die wesentlichen Dinge des Lebens aufmerksam gemacht. Dadurch entstehen Freiraum und neue Lebensfreude.

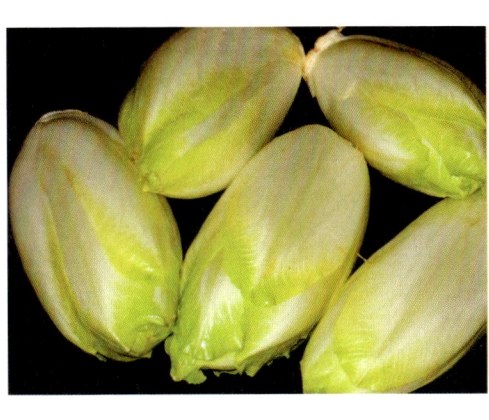

# CHICORÉESALAT

*Zutaten für 4 Personen:*
- 500 Gramm Chicorée • 4 Mandarinen • 100 Gramm
halbierte Walnüsse • Olivenöl • Balsamico-Essig • Salz
• Pfeffer

*Zubereitung:*

Reinigen Sie den Chicorée, und zerteilen Sie ihn. Lassen Sie ihn gut abtropfen. Schälen Sie die Mandarinen, und zerlegen Sie sie in einzelne Schnitze. Stellen Sie das Olivenöl, den Balsamico-Essig und die Walnüsse bereit. Bevor Sie beginnen, entspannen Sie sich zwei bis drei Minuten. Geben Sie die Walmnüsse, den Chicoréesalat sowie die Mandarinenschnitze in eine Schüssel. Träufeln Sie ein wenig Olivenöl und 1 Eßlöffel Balsamico Essig darüber. Mischen Sie den Salat gut durch, und würzen Sie ihn mit Salz und Pfeffer. Lassen Sie danach den Salat 5 Minuten ziehen. Genießen Sie das Essen.

## Getränk:

☙ Als Getränk zu diesem Gericht empfiehlt sich Lindenblütentee, der dafür sorgt, daß sich die Wirkung der Nahrung besser entfaltet.

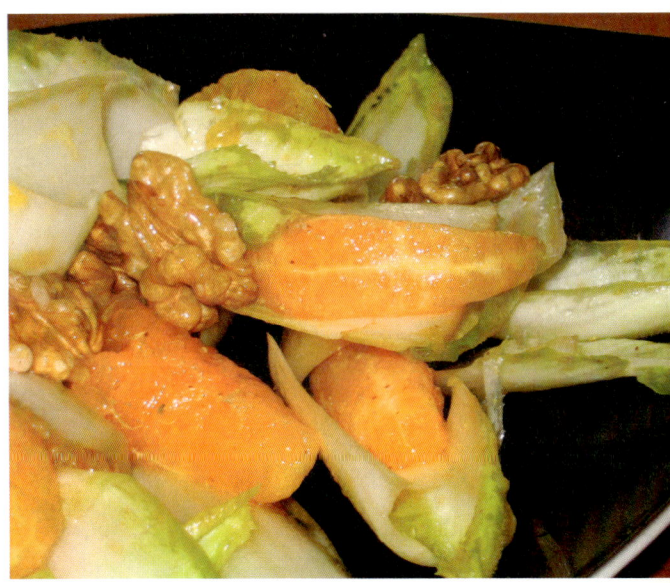

## Wirkung im Körper:

☙ Der ganze Brustbereich, insbesondere das Herz, sowie das ganze Nervensystem werden günstig beeinflußt. Hilft bei Aggressionen.

## Wirkung im Bewußtsein:

☙ Fördert unser Vertrauen in unsere Mitmenschen und verhilft uns zu mehr Spontaneität und Hilfsbereitschaft.

# DATTEL-WALNUSS-JOGHURT-DESSERT

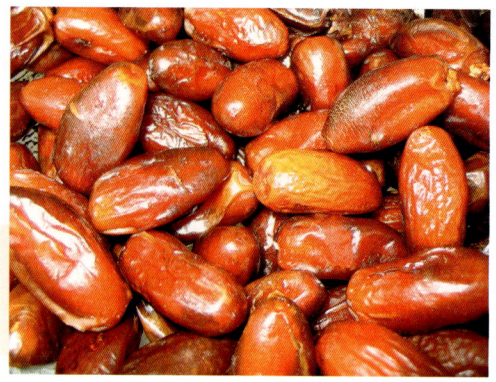

*Zutaten für 4 Personen:*
- 20 Datteln • 100 Gramm Walnüsse, halbiert
- 1 Naturjoghurt • Waldhonig

*Zubereitung:*

Entfernen Sie die Kerne der Datteln, und schneiden Sie sie jeweils in vier kleine Stücke. Die halben Walnüsse werden in vier Stücke geschnitten. Stellen Sie den Joghurt und den Waldhonig bereit. Bevor Sie fortfahren, entspannen Sie sich ein wenig.

Geben Sie zuerst die Datteln, dann die Walnüsse und zuletzt den Joghurt in eine Schüssel. Mischen Sie alles gut, und geben Sie dann 1 Eßlöffel Waldhonig dazu. Rühren Sie alles noch einmal um, und lassen Sie das Dessert 5 Minuten ziehen, bevor Sie es servieren. Genießen Sie das Essen.

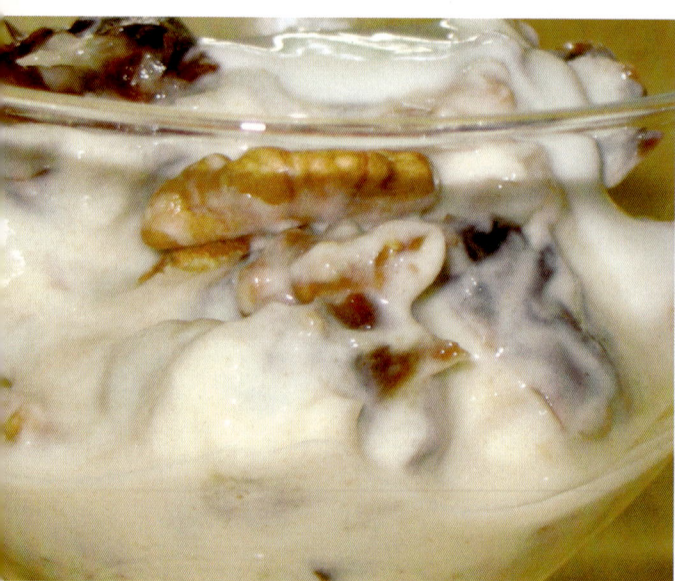

## Wirkung im Körper:

🐛 Hilfreich bei Verdauungsbeschwerden. Unterstützt die Reinigung des Darms. Des weiteren werden die Nerven der Beine günstig beeinflußt und die Beweglichkeit des ganzen Körpers gefördert.

## Wirkung im Bewußtsein:

🐛 Wir schöpfen neue Lebenskraft, was uns befähigt, aus alten Gewohnheiten und Denkmustern auszubrechen. Neue Lebensfreude kann sich entfalten.

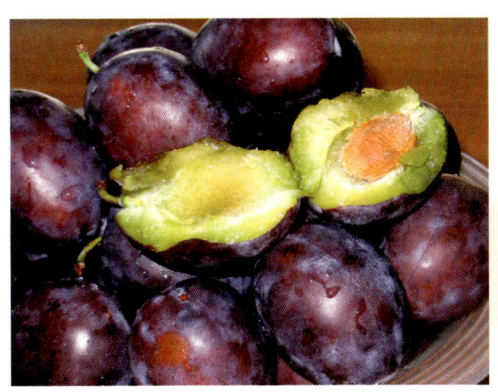

# GRIESSPUDDING MIT ZWETSCHGENKOMPOTT

*Zutaten für 4 Personen:*
- 100 Gramm Hartweizengrieß • ½ Liter Vollmilch •
300 Gramm Zwetschgen • 1 Prise Salz • Zucker • Zimt

*Zubereitung:*
Wiegen Sie 100 Gramm Grieß ab, und füllen Sie ½ Liter Vollmilch in eine Pfanne. Kochen Sie die Milch auf, und geben Sie den Grieß hinzu. Sie rühren alles stetig um und streuen eine Prise Salz ein. Nach einigen Minuten wird der Grieß fest. Geben Sie so viel Zucker dazu, wie es Ihrem Geschmack entspricht. Sie warten noch ein wenig und rühren weiter um, danach füllen Sie den Grieß in Dessertschalen ab. Lassen Sie den Grieß eine halbe Stunde auskühlen. In der Zwischenzeit stellen Sie die restlichen Zutaten bereit und entspannen sich 10 Minuten mit tiefen Atemzügen.
Erhitzen Sie in einer Pfanne 2 Eßlöffel Wasser, und geben Sie die halbierten Zwetschgen dazu. Köcheln Sie sie 10 Minuten bei mittlerer Hitze. Rühren Sie sie stetig um, und geben Sie ein wenig Zucker und Zimt dazu. Nach der Kochzeit lassen Sie das Kompott 5 Minuten abkühlen, dann servieren Sie das Dessert. Genießen Sie das Essen.

## Wirkung im Körper:
🍂 Alle Körperteile, insbesondere Dünn- und Dickdarm, profitieren von diesem Dessert. Außerdem ist es hilfreich bei Magersucht und Darmbeschwerden.

## Wirkung im Bewußtsein:
🍂 Wir lernen, uns einer Sache ohne Widerwillen hinzugeben, dadurch erweitern sich unsere Aufnahmefähigkeit sowie unser Urteilsvermögen.

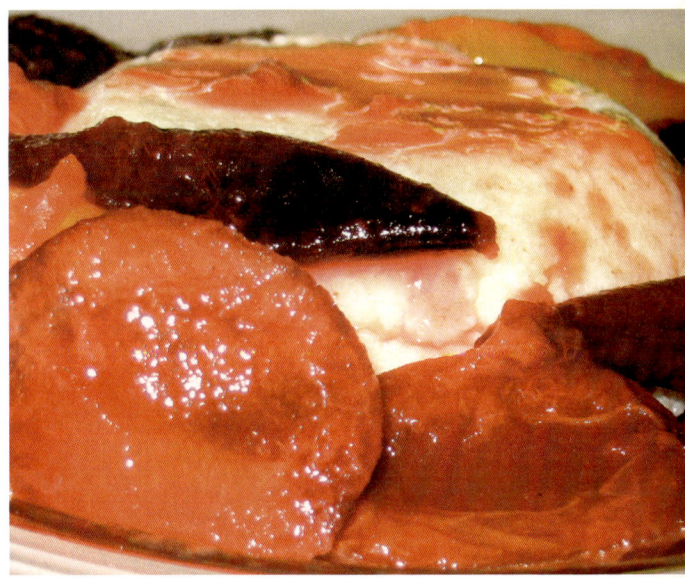

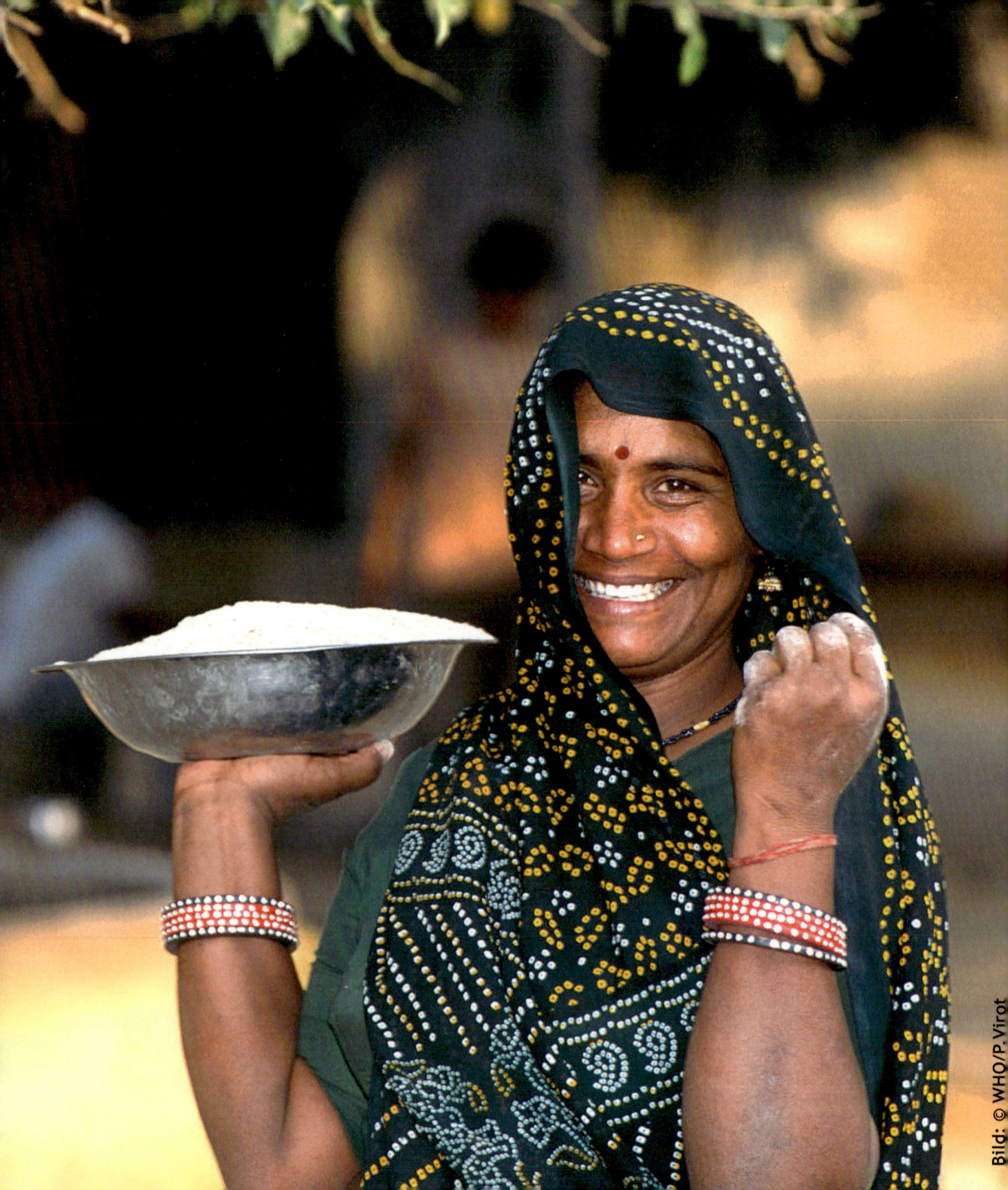

# Ayurvedische Ernährung bei Krankheiten

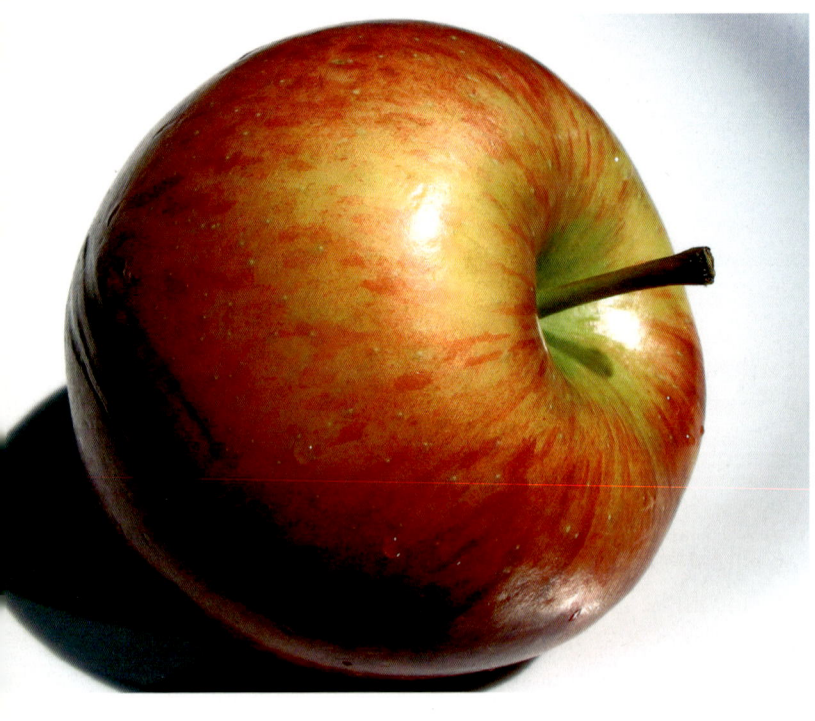

**W**ie beim Ayurveda schon immer dargelegt wurde, entstehen Krankheiten infolge einer falschen Verbindung zum Umfeld. Eine mangelhafte Beziehung zu unseren Mitmenschen verursacht in uns geistige Spannungen in Form von Depressionen. Kommunikationsschwierigkeiten führen zu emotionalen Spannungen. Ebenso wie Anhaftung an materielle Dinge bewirkt das Schmerzen und Krankheiten im ganzen Körper. All diese Krankheiten werden von Gewohnheiten hervorgerufen. Die Aufgabe des Ayurveda besteht nun darin, aufzuzeigen, welche Nahrungsebene uns zu der jeweiligen Gewohnheit geführt hat. Durch den Verzicht auf bestimmte Nahrungsmittel können wir unsere Handlungsweise verändern und uns so aus dem Wirkungskreis der Krankheit befreien. Durch die Veränderung der Nahrungsaufnahme erweitert sich das geistige Bewußtsein, wodurch sich die Ursache der vorangegangenen Krankheit beseitigen läßt.

Die vorherigen Kapitel liefern Ihnen die Grundlage für die Entscheidung, welche Schwachstellen in Ihrem Leben durch die Aufnahme welcher Nahrung ausgeglichen werden können. Auf den folgenden Seiten finden Sie einfach anwendbare ayurvedische Rezepte, die bei den häufigsten körperlichen Krankheiten Erleicherung verschaffen. Sind Sie sich unsicher hinsichtlich der Anwendung, sollten Sie sich an einen erfahrenen Ayurveda-Therapeuten wenden. Abgesehen davon, daß Nahrungsmittel Beschwerden lindern können, wenn man sie einnimmt, können sie auch helfen, wenn man sie direkt auf die Haut aufbringt und einwirken läßt. Diese Methode erfordert jedoch ein tiefes spirituelles Wissen, weil sie sonst ohne Erfolg bleibt. Abschließend möchte ich festhalten, daß Ayurveda die optimale Wirkung immer in einem entspannten, ruhigen Umfeld erlangt. Man sollte seinen Tag friedlich gestalten, die Sonne, seine Atmung, die Nahrung und das Leben genießen.

Yoga und Ayurveda haben die gleichen Grundlagen. Yogaübungen können deswegen den Heilungsprozeß, der durch ayurvedische Rezepte gefördert wird, intensivieren. Yoga sollte man stets vor dem Essen praktizieren. Es ist wichtig, die Übungen richtig auszuführen, sonst bleibt die Wirkung aus. Die klassischen Yogaübungen werden den einzelnen Nahrungsebenen wie folgt zugeordnet:

| | |
|---|---|
| Wasser | - Meditation |
| Milch | - Konzentrationsübungen |
| Früchte | - Mantra-Yoga (das Rezitieren einer heiligen Silbe) |
| Gewürze | - Atemübungen und Körperhaltungen, kombiniert mit einer speziellen Atmung |
| Gemüse | - Atemübungen und Körperhaltungen, kombiniert mit einer speziellen Atmung |
| Getreide | - meditative Körperhaltungen (Entspannungslagen) |
| Fleisch | - Vorwärtshaltungen des Körpers und Übungen im Stehen |
| Fisch | - Rückwärtshaltungen des Körpers |
| Nüsse | - Körperhaltungen im Sitzen |
| Pilze | - Drehbewegungen des Körpers im Sitzen |

# Einleitung

Die nachfolgend angeführten Krankheitsbilder wurden nach der Häufigkeit ihres Auftretens ausgesucht; Dabei besteht kein Anspruch auf Vollständigkeit. Um die Auflistung möglichst übersichtlich zu gestalten, wurden die Krankheitsbilder nach Fachgebieten und Organsystemen geordnet. Innerhalb der Kapitel erfolgte die Sortierung nach der Schwere der Erkrankungen. Je nach Gebräuchlichkeit wurde entweder die deutsche oder die lateinische Bezeichnung zuerst aufgeführt. Die angegebenen Ernährungshinweise sollten für die angegebene Zeit (Ernährungsdauer) befolgt werden, damit sie eine Wirkung zeigen können.

Atemübungen werden als Unterstützung der ayurvedischen Rezepte regelmäßig empfohlen. Deshalb hier nun zwei einfache Übungen, die Sie jederzeit praktizieren können.

## 1. Übung

Setzen Sie sich entspannt im Schneidersitz auf den Boden oder auf einen Stuhl. Schließen Sie die Augen, und konzentrieren Sie sich auf einen Punkt zwischen den Augenbrauen. Atmen Sie ein, und zählen Sie innerlich bis vier. Halten Sie den Atem kurz an, atmen Sie dann aus, und zählen Sie innerlich bis acht. Praktizieren Sie diese Atemübung 10 bis 15 Minuten lang. Atmen Sie dabei immer durch die Nase ein und aus.

## 2. Übung

Legen Sie sich in Rückenlage auf den Boden. Beide Arme liegen neben den Oberschenkeln, die Handflächen zeigen nach unten. Schließen Sie die Augen. Atmen Sie tief ein, heben Sie gleichzeitig die Arme an, legen Sie sie hinter dem Kopf auf den Boden. Die Ellbogen bleiben gestreckt, die Oberarme berühren, wenn möglich, die Ohren. Halten Sie den Atem kurz an, atmen Sie danach langsam aus, und legen Sie gleichzeitig die Arme in die Ausgangsstellung zurück.

Achten Sie darauf, daß Sie immer länger ein- als ausatmen, und beides stets durch die Nase. Praktizieren Sie diese Übung 10 bis 15 Minuten lang.

# KRANKHEITEN DES BLUTES

## Blutarmut (Anämie)

Mangel an roten Blutkörperchen aufgrund verminderter Bildung (z.B. bei Eisen- oder Vitaminmangel), vermehrten Abbaus, oder von Blutverlust. Symptome: allgemeine Müdigkeit, Blässe, Konzentrationsstörungen, teils auch Atemnot

Ernährungsdauer: 1 Monat
*Täglich*
- Nach dem Aufstehen ein großes Glas lauwarme Milch, gemischt mit einem Teelöffel Honig
- Zum Frühstück einen Joghurt oder eine Frucht

*2 x pro Woche*
- Spinat mit Salzkartoffeln, jeweils als Mittagessen

*1 x pro Woche*
- Lammfleisch mit Hirse, jeweils als Abendessen
- Salat aus Roter Bete (roh), jeweils als Mittagessen

## Blutungsneigung

Verminderte Gerinnungsfähigkeit des Blutes bei verlängerter Blutungszeit. Bei Verletzungen, Bildung von großen Blutergüssen, kann es zu gefährlichem Blutverlust kommen.

Ernährungsdauer: 1 Monat
*Täglich*
- Nach dem Aufstehen jeweils ein Glas Grapefruitsaft, zum Frühstück einen Früchtejoghurt

- Stilles Wasser oder Lindenblütentee, weder Alkohol noch Süßgetränke

*1 x pro Woche*
- Rhabarber mit Grießbrei jeweils als Abendessen

## Gerinnungsstörungen / Thromboseneigung

Übermäßig ausgeprägte Neigung des Blutes zu Gerinnung und Verklumpung, verbunden mit Gefäßverstopfung und -verschluß (z.B. Beinvenenthrombose, Lungenembolie)

Ernährungsdauer: 3 Monate
*Täglich*
- Nach dem Aufstehen ein großes Glas lauwarmes Wasser, vermischt mit dem Saft einer Zitrone (Zitronenkerne entfernen, dazu Saft durch ein Teesieb gießen). Bis zum Mittagessen sollten Sie auf Süßigkeiten verzichten.
- Stilles Wasser oder Lindenblütentee, weder Alkohol noch Süßgetränke

*2 x pro Woche*
- Süßwasserfisch mit Salzkartoffeln und Petersilie, jeweils als Mittagessen
- Rhabarber- oder Aprikosenkompott mit Grießbrei, jeweils als Abendessen

*Die geistige Ursache für diese Krankheit ist eine übermäßige Bindung an einzelne Menschen; die Nahrung soll dazu verhelfen, loszulassen.*

## Blutkrebs (Lymphom, Leukämie)

Unkontrollierte und damit bösartige Bildung von weißen Blutkörperchen (Abwehrzellen) im Knochenmark mit Störung der Bildung anderer Blutzellen. Symptome: Anschwellen der Lymphknoten, Fieber, Nachtschweiß, allgemeine Schwäche mit häufigen Infektionen. Führt unbehandelt zu drastischem körperlichem Verfall.

Ernährungsdauer: 3 Monate

*Täglich*

- Nach dem Aufstehen ein großes Glas lauwarme Milch, gemischt mit einem Teelöffel Honig; zum Frühstück Joghurt oder Früchte
- Nach dem Mittagessen ein Glas lauwarmes Wasser, vermischt mit dem Saft einer Zitrone (Zitronenkerne müssen mit dem Teesieb entfernt werden)
- Meiden Sie zu viele Süßigkeiten.

*3 x pro Woche*

- Kohlrabi mit Süßwasserfisch und Salzkartoffeln, jeweils als Mittagessen
- Granatapfel, jeweils als Nachspeise am Abend (Trinken Sie regelmäßig Kaktusblütentee.)

# ERKRANKUNGEN DES HERZENS

## Herzklappenfehler

Fehlerhafte Herzklappenfunktion mit Störung des Blutflusses; entweder angeboren oder erworben. Ursache bei erworbenem Herzklappenfehler: Verkalkung oder Infektion des Herzens. Syptome: Herzschwäche verbunden mit Leistungsminderung oder Atemnot. Operation manchmal erforderlich.

Ernährungsdauer: Wenn möglich, fest ins Leben integrieren

*Täglich*

- Den Flüssigkeitskonsum um mindestens einen Liter erhöhen; von Vorteil: regelmäßig Lindenblütentee und stilles Wasser; auf Alkohol weitgehend verzichten.

*Regelmäßig*

- Viel Salat, insbesondere Chicoréesalat
- Das Abendessen nicht zu spät einnehmen (vor 19 Uhr)
- Viele Früchte, insbesondere Birnen, Äpfel und Kiwis
- Zu viele Süßigkeiten meiden

## Herzmuskelentzündung/Herzbeutelentzündung

Entzündung des Herzens durch Viren oder Bakterien begleitet von Brustschmerzen, Herzrhythmusstörungen, Herzschwäche und Atemnot sowie einem allgemeinen Krankheitsgefühl. Führt unbehandelt zu bleibenden Schäden des Herzens.

Ernährungsdauer: 1 Monat

*Täglich*

- Den Flüssigkeitskonsum um mindestens einen Liter erhöhen; von Vorteil: regelmäßig Lindenblütentee

- Viele Früchte, insbesondere Kiwis

*3 x pro Woche*
- Salzkartoffeln mit Gemüse und Meerwasserfisch, jeweils als Mittagessen
- Chicoréesalat mit einem Stück Weizenbrot, jeweils als Abendessen

*Gönnen Sie sich viel Ruhe, und praktizieren Sie Atemübungen.*

## Herzschwäche (Herzinsuffizienz)

Schwächung der Pumpkraft des Herzens nach Infarkt, Infektion oder bei Herzrhythmusstörungen. Führt zu Blutstau in der Lunge mit Schwäche und Atemnot sowie zum Anschwellen beider Beine (Beinödeme).

**Ernährungsdauer: 1 Monat**
*Täglich*
- Den Flüssigkeitskonsum um mindestens einen Liter erhöhen, Lindenblütentee trinken
- Zu viele Süßigkeiten und Alkohol meiden
- auf Fleisch verzichten
- Viele Früchte, insbesondere Kiwis und Litschis

*3 x pro Woche*
- Gekochter Reis mit Kohlrabi und Süßwasserfisch, jeweils als Mittagessen
- Chicoréesalat mit Salzkartoffeln, jeweils als Abendessen

*Gönnen Sie sich viel Ruhe, und machen Sie Atemübungen.*

## Herzrhythmusstörungen

Herzrasen oder Herzstolpern mit unregelmäßigem Puls. Beklemmungsgefühle, Schwindel und Benommenheit, aber auch Kreislaufversagen möglich.

**Ernährungsdauer: 1 Monat**
*Täglich*
- Den Flüssigkeitskonsum um mindestens einen Liter erhöhen, Lindenblütentee oder stilles Wasser trinken
- Zu viele Süßigkeiten und Alkohol meiden
- Auf Fleisch verzichten
- Essen Sie viele Früchte

*3 x pro Woche*
- Salzkartoffeln mit Salbeiblättern, dazu Kohlrabi, jeweils als Mittagessen

*1 x pro Woche*
- Grießbrei mit Zwetschgenkompott, Zimt und wenig Zucker, jeweils als Abendessen

*Lernen Sie, Ihre Gedanken auszusprechen; praktizieren Sie regelmäßig Atemübungen.*

## Koronare Herzkrankheit

Verengung der Herzkranzgefäße durch Verkalkung, dadurch Verringerung der Blutversorgung des Herzmuskels. Bei körperlicher Belastung Engegefühl über der Brust und Herzschmerzen (Angina pectoris). Ursachen: hoher Blutdruck, hoher Blutzucker, überhöhte Blutfette, Übergewicht, Nikotin und Bewegungsmangel (= »Wohlstandssyndrom«).

**Ernährungsdauer: 1 Monat**
*Täglich*
- Den Flüssigkeitskonsum um mindestens einen Liter erhöhen, Lindenblütentee trinken
- Auf Fleisch und Alkohol verzichten
- Viele Früchte, insbesondere Zitrusfrüchte

*2 x pro Woche*
- Polenta mit Gemüse, dazu auf Wunsch Huhn, jeweils als Mittagessen
- Gurkensalat mit Weizenbrot, jeweils als Mittagessen

*Regelmäßig*
- Früchtekuchen (aus Äpfeln, Birnen, Aprikosen), jeweils als Abendessen

*Gönnen Sie sich Ruhe, und machen Sie Atemübungen.*

## Herzinfarkt

Durchblutungsstörung von Teilen des Herzmuskels mit Absterben derselben. Sehr starke Brustschmerzen mit »Vernichtungsgefühl«, Schwitzen und Übelkeit, stärkstes Angstgefühl. Möglich ist Herzversagen; häufigste Todesursache in den Industrieländern.

**Ernährungsdauer:** 3 Monate
*Täglich*
- Den Flüssigkeitskonsum um mindestens einen Liter erhöhen, Lindenblütentee oder stilles Wasser trinken
- Auf Fleisch und Alkohol sowie auf zu schwere Nahrung verzichten
- Zu viele Süßigkeiten meiden
*Regelmäßig*
- Mais sowie viel Salat, insbesondere Chicoréesalat
- Viele Früchte, insbesondere Zitrusfrüchte und Granatäpfel
*2 x pro Woche*
- Salzkartoffeln mit Broccoli oder Kohlrabi, dazu nach Wunsch Fisch essen, jeweils als Mittagessen
- Grießbrei mit Früchtekompott (Zwetschgen oder Aprikosen), jeweils als Abendessen

*Gönnen Sie sich Ruhe, und praktizieren Sie Atemübungen und Meditation.*

# ERKRANKUNGEN VON KREISLAUF UND GEFÄSSEN

## Bluthochdruck

Möglich sind Kopfschmerz, Schwindel, Sehstörung, Ohrensausen, Nasenbluten, auch Herzklopfen, Atemnot bei Belastung; Gefahr der Schädigung von Herz (Infarkt), Gehirn (Schlaganfall) und Nieren.

**Ernährungsdauer:** 1 Monat
*Täglich*
- Nach dem Aufstehen ein großes Glas lauwarmes Wasser, vermischt mit dem Saft einer Zitrone (Zitronenkerne müssen mit dem Teesieb entfernt werden); bis zum Mittagessen lediglich einen Naturjoghurt oder Früchte verzehren, auf Kaffee und Tee verzichten
- Erhöhen Sie den Flüssigkeitskonsum um mindestens einen Liter; am besten ist stilles Wasser
- Als Frucht tagsüber mindestens eine Kiwi
*3 x pro Woche*
- Salzkartoffeln mit Kohlrabi, danach einen Blattsalat

## Niedriger Blutdruck

Leistungsschwäche, rasche Ermüdung, Schwindel beim Aufstehen und Neigung zum Kollaps, teils auch Kopfschmerzen

**Ernährungsdauer:** 1 Monat
*Täglich*
- Nach dem Aufstehen ein großes Glas lauwarme Milch, vermischt mit einem Teelöffel Honig, dazu ein Stück Weizenbrot

*3 x pro Woche*
- Salzkartoffeln mit Blumenkohl und Kalbfleisch, gewürzt mit Pfeffer und Rosmarin, jeweils als Mittagessen
- Frische Mango, als Nachspeise
- Gemüsekuchen (Zwiebel, Spinat, Broccoli), jeweils als Abendessen

*Machen Sie regelmäßig Spaziergänge, und suchen Sie Gespräche mit Mitmenschen.*

## Durchblutungsstörung der Beine
(Periphere arterielle Verschlußkrankheit)
Verengung der Beingefäße durch Verkalkung mit schmerzhaften Durchblutungsstörungen und der Gefahr des Absterbens von Zehen und Beinen. Risikofaktoren wie bei koronarer Herzkrankheit

**Ernährungsdauer:** 3 Monate
*Täglich*
- Nach dem Aufstehen ein großes Glas lauwarmes Wasser, vermischt mit dem Saft einer Zitrone (Zitronenkerne entfernen, dazu Saft durch ein Teesieb gießen)
- Auf Fleisch und Alkohol verzichten sowie zu viele Süßigkeiten meiden
*2 x pro Woche*
- Salzkartoffeln mit Schwarzwurzeln und Süßwasserfisch, jeweils als Mittagessen
- Grießbrei mit Rhabarber- oder Zwetschgenkompott, jeweils als Abendessen
*Regelmäßig*
- Scharfe Speisen und viel Flüssigkeit

*Verbringen Sie Zeit allein mit sich; machen Sie Spaziergänge.*

## Krampfadern
Schmerzhafte Erweiterung der oberflächlichen Beinvenen mit Schlängelung und Knäuelbildung. Symptome: schwere Beine, Spannungs- und Druckgefühl, vor allem bei langem Stehen und bei Wärme, Krämpfe

**Ernährungsdauer:** 3 Monate
*Täglich*
- Nach dem Aufstehen ein großes Glas lauwarme Milch, gemischt mit einem Teelöffel Honig, dazu ein Stück Dinkelbrot
- Nachmittags um vier Uhr ein großes Glas lauwarmes Wasser, vermischt mit dem Saft einer Zitrone (Zitronenkerne entfernen, dazu Saft durch ein Teesieb gießen)
*3 x pro Woche*
- Maisgericht mit Auberginenragout, dazu Lammfleisch, jeweils als Mittagessen
- Grießbrei mit Sultaninen, wenig Zucker und Zimt, dazu Aprikosenkompott, jeweils als Abendessen

## Beinvenenthrombose
Verstopfung und schmerzhafter Verschluß der Beinvenen mit Schwellung, Rötung und Überwärmung des Beines. Häufig bei Krampfadern, nach langer Ruhigstellung der Beine und nach Operationen. Risiko erhöht bei Gerinnungsstörungen, bei Einnahme der Antibabypille und Rauchen

**Ernährungsdauer:** 3 Monate
*Täglich*
- Den Flüssigkeitskonsum um mindestens einen Liter erhöhen, von Vorteil: Lindenblütentee oder stilles Wasser trinken
- Auf Fleisch und Alkohol verzichten sowie zu viele Süßigkeiten meiden

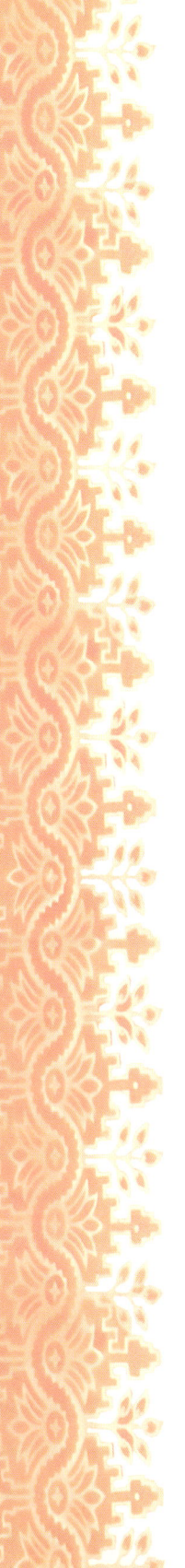

*Regelmäßig*
- Möglichst auf Brot verzichten
- Viele Zitrusfrüchte verzehren

*2 x pro Woche*
- Salzkartoffeln mit Wirsing, gewürzt mit Rosmarin, jeweils als Mittagessen
- Grießbrei mit Rosinen und Waldbeeren, jeweils als Abendessen

*Versuchen Sie, regelmäßig Zeit allein zu verbringen; machen Sie Yogaübungen für die Beine.*

# ERKRANKUNGEN DER LUNGE

## Bronchitis

Entzündung der Lunge mit Husten, Schleimauswurf und Atemnot

### Ernährungsdauer: 1 Woche
*Täglich*
- Nach dem Aufstehen ein großes Glas lauwarmes Wasser, vermischt mit dem Saft einer Zitrone (Zitronenkerne entfernen, dazu Saft durch ein Teesieb gießen)
- Den Flüssigkeitskonsum um mindestens einen Liter erhöhen; am besten Kaktusblütentee trinken
- Auf Süßigkeiten und Fleisch verzichten

*2 x pro Woche*
- Salzkartoffeln mit Kohlrabi, jeweils als Abendessen

## Chronische Bronchitis (Raucherkrankheit)

Länger dauernde Bronchitis mit Husten und Schleimauswurf, in der Folge Schädigung des Lungengewebes; häufig bei Rauchern

### Ernährungsdauer: 2 Wochen
*Täglich*
- Nach dem Aufstehen ein großes Glas lauwarme Milch, vermischt mit einem Teelöffel Honig; zum Frühstück essen Sie ein Stück Weizenbrot
- Nach dem Mittagessen ein großes Glas lauwarmes Wasser, vermischt mit dem Saft einer Zitrone (Zitronenkerne entfernen, dazu Saft durch ein Teesieb gießen)

*2 x pro Woche*
- Gekochter Reis mit Kohlrabi und Süßwas-

serfisch, nur mit Salz gewürzt, jeweils als Mittagessen

*3 x pro Woche*
- Milchreis mit Apfelschnitzen, gewürzt mit Zimt und Anis, jeweils als Abendessen

*Praktizieren Sie einfache Atemübungen, und bewegen Sie täglich die Arme.*

## Lungenentzündung

Schwere Entzündung der Lunge mit Schüttelfrost und hohem Fieber, Schwäche und starkem Krankheitsgefühl, Husten, Auswurf, Atemnot

Ernährungsdauer: 2 Wochen
*Täglich*
- Nach dem Aufstehen ein großes Glas lauwarme Milch, vermischt mit einem Teelöffel Honig, zum Frühstück ein Stück Weizenbrot
- Auf Fleisch und Süßigkeiten verzichten
- Den Flüssigkeitskonsum um mindestens einen Liter erhöhen; stilles Wasser trinken

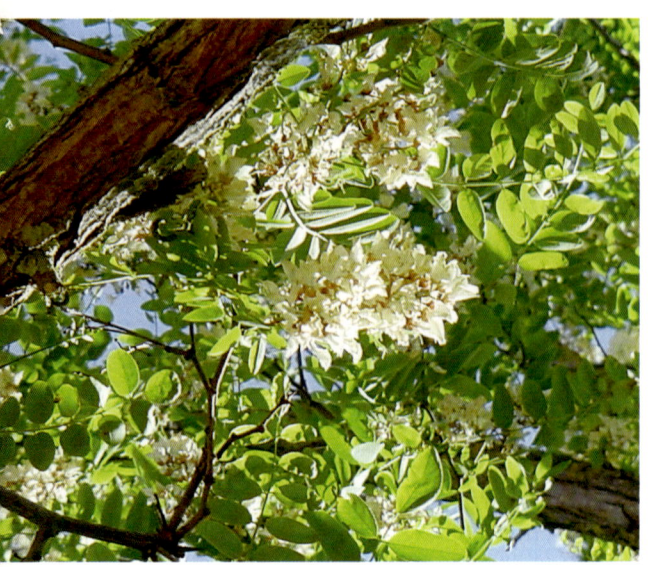

*3 x pro Woche*
- Kartoffeln mit gerösteten Zwiebeln, dazu Apfelschnitze, jeweils als Mittagessen
- Hirse, dazu ein Chicoréesalat, jeweils als Abendessen

*Praktizieren Sie einfache Atemübungen, und bewegen Sie täglich die Arme.*

## Lungentuberkulose (Schwindsucht)

Sehr ansteckende Entzündung der Lunge durch Tuberkulosebakterien. Fieber, Nachtschweiß, Gewichtsverlust, Schwäche, Husten und Auswurf; kann unbehandelt fatale Folgen haben.

Ernährungsdauer: 2 Wochen
*Täglich*
- Nach dem Aufstehen ein großes Glas lauwarme Milch, vermischt mit einem Teelöffel Honig; kein Frühstück einnehmen
- Auf Fleisch und Süßigkeiten verzichten
- Den Flüssigkeitskonsum um mindestens einen Liter erhöhen; stilles Wasser trinken

*3 x pro Woche*
- Kartoffeln mit gerösteten Zwiebeln, dazu Apfel-schnitze, jeweils als Mittagessen

*3 x pro Woche*
- Kartoffeln mit Naturjoghurt, jeweils als Mittagessen
- Hirse, dazu ein Chicoréesalat, jeweils als Abendessen
- Milchreis mit Rosinen, jeweils als Abendessen

*Praktizieren Sie einfache Atemübungen, und bewegen Sie täglich die Arme.*

## Asthma bronchiale

Episoden von Atemnot (charakteristisch ist Mühe bei der Ausatmung, welche im Vergleich zum Einatmen verlängert ist), Hustenreiz, Verkrampfung der Bronchialmuskeln, Entzündung der Schleimhaut und vermehrte Schleimbildung.

**Ernährungsdauer: 1 Monat**
*Täglich*
- Nach dem Aufstehen ein großes Glas lauwarmes Wasser, vermischt mit dem Saft einer Zitrone (Zitronenkerne entfernen, dazu Saft durch ein Teesieb gießen)
- Am Morgen und am Abend vollständig auf Süßigkeiten verzichten, ebenso auf Fleisch (Ausnahme: Geflügel)

*2 x pro Woche*
- Salzkartoffeln mit Süßwasserfisch, dazu als Gemüse Spinat, jeweils als Abendessen

## Lungenödem (Wasser auf der Lunge)

Rückstau von Blut in die Lunge durch Herzschwäche. Symptome: anfangs Atemnot bei Belastung, später auch in Ruhe und beim Liegen; Rasseln über der Brust, Beklemmungsgefühl und Erstickungsangst

**Ernährungsdauer: 2 Wochen**
*Täglich*
- Nach dem Aufstehen ein großes Glas Grapefruitsaft; auf Frühstück verzichten
- Kaffee und Tee meiden
- Auf Fleisch, Alkohol und Süßigkeiten verzichten

*3 x pro Woche*
- Spinatrisotto, jeweils als Mittagessen
- Milchreis mit Waldbeeren, jeweils als Abendessen

*Versuchen Sie, regelmäßig Zeit allein zu verbringen, praktizieren Sie einfache Atemübungen.*

## Lungenembolie

Verschluß von Blutgefäßen der Lunge durch losgelösten Blutpfropf (Embolus) aus einer Beinvenenthrombose. Plötzliche Atemnot, starke Brustschmerzen und Beklemmungsgefühl, Herzrasen und Husten

**Ernährungsdauer: 2 Wochen**
*Täglich*
- Nach dem Aufstehen ein großes Glas Grapefruitsaft; auf Frühstück verzichten
- Kaffee und Tee meiden
- Auf Fleisch, Alkohol und Süßigkeiten verzichten

*3 x pro Woche*
- Kartoffeln, Kohlrabi und ein wenig Lammfleisch, jeweils als Mittagessen
- Milchreis mit Waldbeeren, jeweils als Abendessen

*Versuchen Sie, regelmäßig Zeit allein zu verbringen, machen Sie einfache Atemübungen.*

## Lungenkrebs (Bronchialkarzinom)

Bösartiges und zerstörendes Tumorwachstum im Lungengewebe, verursacht vor allem durch Zigarettenrauch oder andere lungenschädliche Giftstoffe. Beschwerden erst spät, dann (Blut-)Husten, Atemnot und Brustschmerzen, Schwäche und Verschlechterung des Allgemeinzustands. Häufigste Krebsform bei Männern, mittlerweile auch häufig bei Frauen

**Ernährungsdauer:** 3 Monate

*Täglich*

- Nach dem Aufstehen ein großes Glas lauwarmes Wasser, vermischt mit dem Saft einer Zitrone (Zitronenkerne entfernen, dazu Saft durch ein Teesieb gießen).
- Kaffee, Fleisch und zu viele Süßigkeiten meiden

*3 x pro Woche*

- Kartoffelgratin mit Zucchini und Poulardenbrust, jeweils als Mittagessen
- Milchreis mit Apfelschnitzen, jeweils als Abendessen
- Grießbrei mit Waldbeeren, jeweils als Abendessen

*Regelmäßig*

- Granatapfel als Zwischenmahlzeit

*Lernen Sie, das, was andere sagen, nicht zu bewerten. Dadurch vermeiden Sie, daß Sie sich durch das Gesagte unter Druck gesetzt fühlen, und können sich zudem frei zu allem äußern.*

# ERKRANKUNGEN DES MAGEN-DARM-TRAKTS

## Mundgeruch

Entsteht bei Problemen in Mundhöhle, Rachen, Speiseröhre, Magen und Darm, aber auch bei Erkrankungen der Atmungsorgane

**Ernährungsdauer:** 1 Woche

*Täglich*

- Dreimal täglich ein großes Glas lauwarme Milch, gemischt mit einem Teelöffel Honig
- Auf Kaffee und Tee verzichten
- Als Pausenverpflegung jeden Tag ein Naturjoghurt
- Nach jedem Hauptgang, mittags oder abends, entweder Blattsalat oder Gurkensalat
- Brot und Getreide meiden

## Bauchschmerzen

Oft harmlose Beschwerden ohne ernsthafte Ursache, teils jedoch auch Ausdruck einer ernstzunehmenden Erkrankung wie im folgenden beschrieben. Kinder projizieren häufig alle möglichen Beschwerden in den Bauch.

**Ernährungsdauer:** 1 Tag

- Nehmen Sie eine Banane, und zerdrücken Sie sie zu einem Brei. Mischen Sie einen Teelöffel Honig darunter. Lassen Sie das Ganze 3 Minuten ziehen, bevor Sie es verzehren. Trinken Sie ein Glas lauwarme Milch dazu.

Die Wirkung setzt nach ca. 1 Stunde ein; die Schmerzen sollten schnell zurückgehen.

## Magenschleimhautentzündung/ Magengeschwür/Refluxkrankheit (saures Aufstoßen)

Schmerzen, Brennen, Druck im Oberbauch, bei Reflux (Aufstoßen von saurem Mageninhalt, z.B. bei unvollständigem Verschluß des Mageneingangs); zusätzlich Appetitlosigkeit und Schluckbeschwerden

**Ernährungsdauer:** 1 Woche
*Täglich*
- Nach dem Aufstehen ein großes Glas lauwarme Milch, gemischt mit einem Teelöffel Honig, dazu ein Stück Weizenbrot
- Auf Zitrusfrüchte verzichten

*3 x pro Woche*
- Salzkartoffeln mit Süßwasserfisch, danach ein Blattsalat, jeweils als Mittagessen
- Grießbrei mit Sultaninen, Zucker und Zimt, dazu Birnenkompott, als Abendessen

## Zwerchfellbruch (Zwerchfellhernie)

Ausweitung des Zwerchfells um die Speiseröhre herum; führt zu unvollständigem Verschluß des Mageneingangs. Symptome: Druckgefühl und saures Aufstoßen

**Ernährungsdauer:** 2 Wochen
*Täglich*
- Nach dem Aufstehen ein Glas lauwarme Milch, vermischt mit einem Teelöffel Honig; auf das Frühstück verzichten
- 2 Kartoffeln und einen Naturjoghurt, jeweils als Mittagessen
- Milchreis oder Grießbrei mit Rosinen und Apfelschnitzen, jeweils als Abendessen

*Essen Sie grundsätzlich in dieser Zeit wenig. Trinken Sie viel Milch.*

## Speiseröhrenkrebs (Ösophaguskarzinom)

Bösartiger Tumor der Speiseröhre, verursacht vor allem durch Alkohol, Nikotin, chronische Refluxkrankheit; häufiger bei Männern. Symptome: Schluckbeschwerden durch Verengung der Speiseröhre, Schmerzen, Gewichtsverlust. Schwierig zu heilen.

**Ernährungsdauer:** 1 Monat
*Täglich*
- Nach dem Aufstehen ein großes Glas lauwarme Milch, vermischt mit einem Teelöffel Honig
- Auf Fleisch und Fisch verzichten
- Kokosnußmilch, jeweils als Mittagessen; ansonsten nichts weiter
- Mango oder Litschis als Zwischenmahlzeit
- Milchreis oder Grießbrei mit Früchtekompott, jeweils als Abendessen
- Regelmäßig Lindenblütentee

*Lernen Sie, nicht Ihre eigenen Vorstellungen in die Worte Ihrer Mitmenschen hineinzuinterpretieren. Praktizieren Sie einfache Atemübungen und Meditation.*

## Magenkrebs (Magenkarzinom)

Bösartiger Tumor des Magens. Häufig in China und Japan (nitratreiche Nahrung). Erst sehr spät Schmerzen, evtl. Widerwillen gegen Fleisch, Gewichtsabnahme, Magenblutung. Geringe Heilungschancen.

**Ernährungsdauer:** 1 Monat
*Täglich*
- Nach dem Aufstehen ein großes Glas lauwarme Milch, vermischt mit einem Teelöffel Honig; zum Frühstück zwei Bananen
- Viel Milch trinken; Kaffee und Tee meiden

- Gurkensalat vermischt mit Naturjoghurt, gewürzt mit Salz und Koriander, dazu ein Stück Dinkelbrot, jeweils als Mittagessen
- Milchreis mit Rosinen und Apfelschnitzen, jeweils als Abendessen

*Meiden Sie zuviel Gesellschaft anderer Menschen, üben Sie sich in Meditation.*

## Durchfall (Diarrhoe)
Ernährungsdauer: 3 Tage
*Täglich*

- Nach dem Aufstehen ein großes Glas lauwarme Milch gemischt mit einem Teelöffel Honig
- Zum Frühstück jeweils eine Banane und zwei Datteln
- Salzkartoffeln, die Beilagen spielen keine Rolle, jeweils als Mittagessen
- Birchermüsli mit Walnüssen, jeweils als Abendessen
- Auf Zitrusfrüchte verzichten

## Verstopfung (Obstipation)
Ernährungsdauer: 3 Tage
*Täglich*

- Nach dem Aufstehen ein großes Glas lauwarmes Wasser, vermischt mit dem Saft einer Zitrone (Zitronenkerne entfernen, dazu Saft durch ein Teesieb gießen)
- Den Flüssigkeitskonsum um mindestens einen Liter erhöhen, vorteilhaft ist Lindenblütentee
- Grießbrei mit Sultaninen und Zucker, dazu gekochte Apfelschnitze, jeweils als Mittagessen
- Nach dem Hauptgang am Abend Blattsalat essen

## Blähungen (Meteorismus)
Vermehrte Darmgase, z.B. durch Verschlucken von Luft, abhängig von Ernährung. Symptome: Völlegefühl, Luftaufstoßen, Blähungen

Ernährungsdauer: 1 Woche
*Täglich*

- Nach dem Aufstehen ein großes Glas lauwarmes Wasser, vermischt mit dem Saft einer Zitrone (Zitronenkerne entfernen, dazu Saft durch ein Teesieb gießen)

*3 x pro Woche*

- Kartoffeln mit und Süßwasserfisch, jeweils als Mittagessen
- Gurkensalat mit Naturjoghurt, gewürzt mit Salz und Pfeffer, jeweils als Mittagessen

*Regelmäßig*

- Ananas als Zwischenmahlzeit

## Milchzuckerunverträglichkeit (Laktasemangel)
Durchfall, Bauchkrämpfe, Blähungen nach dem Verzehr von Milchprodukten

Ernährungsdauer: 1 Monat
*Täglich*

- Nach dem Aufstehen ein großen Glas Grapefruitsaft
- Zum Frühstück ein Stück Weizenbrot
- Als Zwischenmahlzeit ein wenig Ananas, dazu ein Glas Wasser

*3 x pro Woche*

- Hirse mit Lammfleisch, jeweils als Mittagessen
- Kartoffeln und Fenchel, jeweils als Mittagessen
- Haferschleimsuppe, jeweils als Abendessen (Nach 1 Monat 1 x in der Woche Gurkensalat mit Naturjoghurt; wenn dies keine Probleme verursacht, können weitere Milchprodukte verzehrt werden)

## Getreideunverträglichkeit
### (einheimische Sprue/Zöliakie)

Durchfall nach Einnahme von Weizen, Hafer, Gerste, Roggen. Bei Kindern Wachstumsstörungen

Ernährungsdauer: 1 Monat
*Täglich*

- Nach dem Aufstehen ein großes Glas lauwarme Milch, vermischt mit einem Teelöffel Honig; zum Frühstück eine Banane
- Regelmäßig Lindenblütentee
- Als Zwischenmahlzeit Trauben, dazu ein Glas stilles Wasser

*3 x pro Woche*

- Kartoffeln mit Blumenkohl, dazu Süßwasserfisch, jeweils als Mittagessen
- Milchreis mit Zimt und Zucker, dazu Apfelschnitze, jeweils als Abendessen
- Kürbissuppe gewürzt mit Muskat und Kümmel, jeweils als Abendessen
  (Nach 1 Monat 1 x in der Woche Gurkensalat mit einem Stück Weizenbrot; wenn dies keine Probleme verursacht, können weitere Getreideprodukte verzehrt werden)

## Chronische Darmerkrankungen
### (Morbus Crohn, Colitis ulcerosa)

Schwere, über Jahre verlaufende Entzündung des Darms. Symptome: Bauchschmerz, (blutiger) Durchfall, Darmverschluß, Darmdurchbruch

Ernährungsdauer: 1 Monat
*Täglich*

- Nach dem Aufstehen ein großes Glas lauwarme Milch, vermischt mit einem Teelöffel Honig; zum Frühstück eine Banane
- Regelmäßig Lindenblütentee

*3 x pro Woche*

- Gurkensalat, vermischt mit einem Naturjoghurt, dazu Kartoffeln, jeweils als Mittagessen
- Milchreis mit Zimt und Zucker, dazu Apfelschnitze, jeweils als Abendessen
- Grießpudding mit Rosinen, Zimt und Zucker

## Reizdarmsyndrom

Möglich sind Bauchschmerz, Druckgefühl, Durchfall, Verstopfung, wobei Untersuchungen Normalbefunde zeigen. Sehr häufige Erkrankung bei Streß oder psychischer Belastung

Ernährungsdauer: 2 Wochen
*Täglich*

- Nach dem Aufstehen ein großes Glas lauwarme Milch, vermischt mit einem Teelöffel Honig; zum Frühstück eine Banane
- Regelmäßig Lindenblütentee
- Als Zwischenmahlzeit jeweils einen Apfel oder eine Banane

*3 x pro Woche*

- Salzkartoffeln, Spinat und dazu Süßwasserfisch, gewürzt mit Salz, Koriander und Petersilie, jeweils als Mittagessen
- Milchreis mit Zimt und Zucker, dazu Apfelschnitze, jeweils als Abendessen

## Blinddarmentzündung (Appendizitis)

Schmerzen im rechten Unterbauch, Fieber, schlechter Allgemeinzustand. Lebensgefährliche Bauchfellentzündung möglich

Ernährungsdauer: 1 Woche
*Täglich*
- Nach dem Aufstehen ein großes Glas lauwarme Milch, vermischt mit einem Teelöffel Honig; zum Frühstück eine Banane
- Den Flüssigkeitskonsum um mindestens einen Liter erhöhen, Lindenblütentee oder stilles Wasser trinken (Getränke lauwarm zu sich nehmen)
- Grießbrei oder Grießpudding mit Rosinen, jeweils als Abendessen
*3 x pro Woche*
- Kartoffelpüree mit Karotten, dazu Champignons, jeweils als Mittagessen
- Gekochter Reis mit Süßwasserfisch, jeweils als Mittagessen

*Alle Mahlzeiten sollten weder heiß noch kalt eingenommen werden.*

## Hämorrhoiden

Blutung, Ausstülpung und Schmerzen der natürlich vorkommenden Gewebspolster, die den Darmausgang auskleiden und abdichten

Ernährungsdauer: 1 Woche
*Täglich*
- Nach dem Aufstehen ein großes Glas lauwarmes Wasser, vermischt mit dem Saft einer Zitrone (Zitronenkerne entfernen, dazu Saft durch ein Teesieb gießen). Bis zum Mittagessen auf Süßigkeiten und Kaffee verzichten; statt dessen Früchte verzehren
- Den Flüssigkeitskonsum um mindestens einen Liter erhöhen; vorteilhaft: Lindenblütentee oder stilles Wasser
- Nach dem Mittagessen Blattsalat
*2 x pro Woche*
- Champignonstoast mit Zwiebeln, jeweils als Abendessen

## Darmkrebs (Kolonkarzinom)

Bösartiger Tumor des Darms. Symptome: Blutbeimischung im Stuhl, länger andauernde Veränderung der Stuhlbeschaffenheit, Gewichtsverlust, Leistungsminderung. Zweithäufigste Krebsart bei Männern und Frauen

Ernährungsdauer: 3 Monate
*Täglich*
- Nach dem Aufstehen ein großes Glas lauwarme Milch, vermischt mit einem Teelöffel Honig; zum Frühstück eine Banane
- Den Flüssigkeitskonsum um mindestens einen Liter erhöhen; vorteilhaft: Lindenblütentee oder stilles Wasser trinken
*Regelmäßig*
- Die ersten 4 Wochen auf Brot und Teigwaren verzichten
- Während der ganzen Ernährungsdauer Fleisch, Alkohol und zu viele Süßigkeiten meiden
- Ab und zu einen Granatapfel
*3 x pro Woche*
- Kartoffeln mit Gurkensalat, gewürzt mit Rosmarin und Salz; jeweils als Mittagessen
- Kartoffelpüree mit Fenchel, dazu Süßwasserfisch mit Petersilie, jeweils als Mittagessen
- Grießbrei mit Zimt, Zucker und Apfelschnitzen, jeweils als Abendessen
- Haferschleimsuppe, jeweils als Abendessen

*Beurteilen Sie andere Menschen nicht. Lernen Sie, dem Leben keine Grenzen zu setzen.*

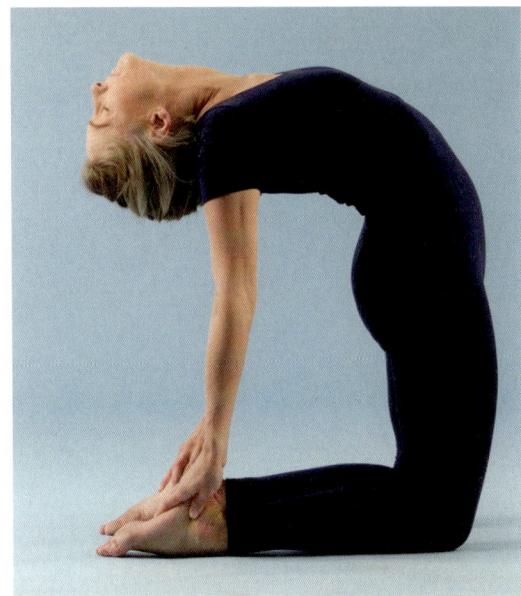

## Bauchspeicheldrüsenentzündung

Gefährliche Entzündung der Bauchspeicheldrüse, verursacht durch Gallensteine oder Alkohol. Symptome: heftigste oft gürtelförmige Oberbauchschmerzen, Übelkeit, Fieber

**Ernährungsdauer:** 1 Monat
*Täglich*
- Nach dem Aufstehen ein großes Glas lauwarme Milch, vermischt mit einem Teelöffel Honig; zum Frühstück eine Banane
- Den Flüssigkeitskonsum um mindestens einen Liter erhöhen, vorteilhaft: Lindenblütentee
- Auf Alkohol und Fleisch verzichten und zu viele Süßigkeiten meiden
*3 x pro Woche*
- Salat aus Roter Bete (roh und geraspelt), dazu rohe Apfelschnitze, jeweils als Mittagessen
- Kartoffeln mit Karottensalat, jeweils als Mittagessen
- Haferschleimsuppe, jeweils als Abendessen
- Milchreis mit Rosinen, ohne Zucker, jeweils als Abendessen

*Lernen Sie, nicht darüber zu urteilen, was richtig oder falsch ist. Praktizieren Sie Yoga und Meditation.*

## Bauchspeicheldrüsenkrebs (Bauchspeicheldrüsenkarzinom)

Bösartiger Tumor der Bauchspeicheldrüse, verursacht vor allem durch Nikotin, Alkohol. Symptome: Schmerzen in Oberbauch und Rücken, Appetitverlust, Gewichtsverlust, Gelbsucht. Schwierig zu heilen

**Ernährungsdauer:** 3 Monate
*Täglich*
- Im ersten Monat auf Brot und Getreide sowie Süßigkeiten verzichten

- Den Flüssigkeitskonsum um mindestens einen Liter erhöhen; vorteilhaft: Lindenblütentee, Grüntee oder stilles Wasser
- Auf Alkohol, Nikotin und Fleisch verzichten
- Nach dem Aufstehen ein großes Glas lauwarme Milch, vermischt mit einem Teelöffel Honig; zum Frühstück eine Banane
- Als Zwischenmahlzeit jeweils eine Grapefruit, eine Orange oder eine Mandarine.
- Vor dem Mittagessen ein Glas Rote-Bete-Saft
*Regelmäßig*
- Ab und zu ein Granatapfel
*3 x pro Woche*
- Kartoffeln mit Kohlrabi oder Karotten, dazu Fisch oder Huhn, jeweils als Mittagessen
- Haferschleimsuppe, jeweils als Abendessen

*Vorstellungen über Recht und Unrecht müssen losgelassen werden. Machen Sie Yoga- und Meditationsübungen.*

## Hepatitis (Leberentzündung)

Meist verursacht durch Viren. Symptome: allgemeine Schwäche, Appetitlosigkeit, Schmerzen im rechten Oberbauch, evtl. Gelbsucht. Teils schwerer Krankheitsverlauf über die Jahre

**Ernährungsdauer:** 1 Monat

*Täglich*

- Den Flüssigkeitskonsum um mindestens einen Liter erhöhen, vorteilhaft: stilles Wasser
- Nach dem Aufstehen ein warmes Glas Wasser, vermischt mit einem Teelöffel Honig
- Essen Sie viele Früchte, insbesondere Zitrusfrüchte
- Vor dem Mittagessen ein Glas Rote-Bete-Saft

*3 x pro Woche*

- Haferschleimsuppe, jeweils als Abendessen

*Gönnen Sie sich Ruhe, und verbringen Sie möglichst viel Zeit allein. Gehen Sie spazieren.*

## Leberverfettung / Leberzirrhose

Mögliche Folge von langjährigem Alkoholmißbrauch, Fehlernährung oder Leberentzündung; Beschwerden wie bei Leberentzündung. Bei Zirrhose mit Leberversagen auch Wassereinlagerung im Bauch, Gerinnungsstörungen und Koma möglich

**Ernährungsdauer:** 1 Monat

*Täglich*

- Den Flüssigkeitskonsum um mindestens einen Liter erhöhen; vorteilhaft: stilles Wasser
- Nach dem Aufstehen ein warmes Glas Wasser, vermischt mit einem Teelöffel Honig
- Als Zwischenmahlzeit essen Sie Zitrusfrüchte
- Vor dem Mittagessen ein Glas Rote-Bete-Saft

*3 x pro Woche*

- Haferschleimsuppe, jeweils als Abendessen

## Leberkrebs (Leberkarzinom)

Bösartiger Tumor der Leber; Beschwerden wie bei Entzündung und Zirrhose der Leber. Mögliche Spätfolge von Leberzirrhose

**Ernährungsdauer:** 3 Monate

*Täglich*

- Den Flüssigkeitskonsum um mindestens einen Liter erhöhen; vorteilhaft: stilles Wasser
- Nach dem Aufstehen ein warmes Glas Wasser, vermischt mit einem Teelöffel Honig
- Als Zwischenmahlzeit Zitrusfrüchte
- Auf Alkohol und Fleisch verzichten und zu viele Süßigkeiten meiden
- Vor dem Mittagessen ein Glas Rote-Bete-Saft
- Vor dem Abendessen ein Glas Karottensaft

*Regelmäßig*

- Leichte Kost

*Entwickeln Sie Verständnis für die Lebenssituationen anderer Menschen. Machen Sie Yoga, und meditieren Sie.*

## Gallensteine

Episoden von stärksten krampfartigen Oberbauchschmerzen mit Brechreiz nach dem Essen (Koliken). Gelbsucht und Gallenblasenentzündung möglich

**Ernährungsdauer:** 1 Monat

*Täglich*

- Den Flüssigkeitskonsum um mindestens einen Liter erhöhen; vorteilhaft: stilles Wasser
- Nach dem Aufstehen ein warmes Glas Wasser, vermischt mit einem Teelöffel Honig
- Auf Alkohol und Kaffee verzichten und zu viele Süßigkeiten meiden
- Vor dem Mittagessen ein Glas Kiwisaft
- Vor dem Abendessen ein Glas Grapefruitsaft

*Regelmäßig*

- Leichte Kost

*Lernen Sie, über alles zu sprechen. Machen Sie Atemübungen.*

# ERKRANKUNGEN DER NIEREN UND HARNWEGE

## Nierensteine

Stärkste kolikartige Flankenschmerzen mit Ausstrahlung in die Leiste, Brechreiz, blutigem Harn

Ernährungsdauer: 1 Monat
*Täglich*
- Den Flüssigkeitskonsum um mindestens einen Liter erhöhen; vorteilhaft: stilles Wasser
- Nach dem Aufstehen ein warmes Glas Wasser, vermischt mit einem Teelöffel Honig
- Auf Alkohol, Kaffee und Fleisch verzichten
- Als Zwischenmahlzeit Zitrusfrüchte
- Vor dem Mittagessen ein Glas Karottensaft
*3 x pro Woche*
- Kürbissuppe, jeweils als Abendessen
- Suppe aus Kokosnußmilch, gewürzt mit ein wenig Ingwer, jeweils als Abendessen
Regelmäßig
- Leichte, wasserhaltige Kost

## Blasenentzündung / Nierenbeckenentzündung

Häufiges schmerzhaftes und brennendes Wasserlassen (teils blutig); bei Nierenbeckenentzündung mit Flankenschmerzen, Fieber und allgemeiner Schwäche verbunden

Ernährungsdauer: 1 Woche
*Täglich*
- Nach dem Aufstehen ein Glas lauwarme Milch, gemischt mit einem Teelöffel Waldhonig
- Den Flüssigkeitskonsum um mindestens einen Liter erhöhen; vorteilhaft ist Lindenblütentee

*3 x pro Woche*
- Grießbrei mit Apfelkompott, ein wenig Zucker, sonst keine Gewürze; jeweils als Abendessen einnehmen

## Nierenversagen

Schädigung der Nieren durch Kreislaufschock, Medikamente oder Entzündung, führt zu mangelnder Harnausscheidung und Überwässerung des Körpers. Möglich sind Kreislauf- und Lungenversagen

Ernährungsdauer: 2 Wochen
*Täglich*
- Nach dem Aufstehen ein Glas Ananassaft; zum Frühstück ein Stück Roggenbrot
- Banane mit Datteln und Naturjoghurt, ohne Zucker, jeweils als Mittagessen
*3 x pro Woche*
- Grießbrei mit Apfelschnitzen, jeweils als Abendessen

*Finden Sie beim Essen und trinken das richtige Maß. Das, was Sie zu sich nehmen, sollte immer lauwarm sein. Gönnen Sie sich viel Ruhe.*

## Harninkontinenz

Unkontrollierter Harnverlust aufgrund einer Schließmuskelschwäche oder Entzündung der Harnwege; vermehrt bei Streß oder Anstrengung

Ernährungsdauer: 1 Woche
Täglich
- Den Flüssigkeitskonsum um mindesten einen Liter erhöhen; vorteilhaft: stilles Wasser
- Nach dem Aufstehen ein großes Glas lauwarme Milch, vermischt mit einem Teelöffel Honig

- Vor dem Mittagessen ein Glas Rote-Bete-Saft
  
  *3 x pro Woche*
- Milchreis mit Apfelschnitzen, Zimt und Zukker, jeweils als Abendessen

*Nehmen Sie sich täglich Zeit für ein zehnminütiges warmes Bad.*

## Blasenkrebs/Nierentumor

Bösartige Tumoren der Harnwege. Symptome: blutiger Harn, teils mit Schmerzen im Unterbauch bzw. in der Flanke oder beim Wasserlassen, allgemeine Schwäche

Ernährungsdauer: 3 Monate
*Täglich*

- Den Flüssigkeitskonsum um mindestens einen Liter erhöhen; vorteilhaft: stilles Wasser
- Nach dem Aufstehen ein großes Glas lauwarme Milch, vermischt mit einem Teelöffel Honig
- Auf Alkohol, Kaffee und Fleisch verzichten
- Vor dem Mittagessen ein Glas Rote-Bete-Saft
- Als Zwischenmahlzeit Feigen und Birnen

*3 x pro Woche*

- Hirse mit Lammfleisch, jeweils als Mittagessen
- Grießbrei mit Mangokompott, jeweils als Abendessen

*Verbringen Sie viel Zeit allein. Machen Sie regelmäßig Atemübungen.*

## Prostatakrebs (Prostatakarzinom)

Bösartiger Tumor der Vorsteherdrüse. Symptome: Mühe beim Wasserlassen, blutiger Harn, allgemeine Schwäche

Ernährungsdauer: 3 Monate
*Täglich*

- Nach dem Aufstehen ein großes Glas lauwarme Milch, vermischt mit einem Teelöffel Honig
- Auf Alkohol, Kaffee und Fleisch verzichten
- Vor dem Mittagessen eine Grapefruit ohne Zucker
- Als Zwischenmahlzeit Sonnenblumen- und Kürbiskerne

*3 x pro Woche*

- Kartoffeln mit Salbei, dazu Kohlrabi. jeweils als Mittagessen
- Kürbissuppe, jeweils als Abendessen

*Versuchen Sie, viel Zeit allein zu verbringen. Machen Sie Meditationsübungen.*

# STOFFWECHSEL-ERKRANKUNGEN

## Adipositas (Fettsucht)

Übermäßiges Körpergewicht aufgrund falscher Ernährung, von Bewegungsmangel, Stoffwechselerkrankungen oder genetischen Faktoren. Symptome: verminderte körperliche Belastbarkeit, Beschwerden in belasteten Gelenken und Wirbelsäule

**Ernährungsdauer:** 3 Monate
*Täglich*
- Nach dem Aufstehen ein großes Glas warmes Wasser, vermischt mit einem Teelöffel Honig; zum Frühstück eine Banane mit einem Naturjoghurt
- Vor dem Mittagessen eine Grapefruit
- Als Zwischenmahlzeit nur Früchte
- Auf Alkohol und Fleisch verzichten und zu viele Süßigkeiten meiden

*3 x pro Woche*
- Milchreis mit Früchtekompott ohne Zucker, jeweils als Abendessen
- Kartoffeln mit Salat, jeweils als Abendessen

*Unternehmen Sie Spaziergänge in der Natur.*

## Diabetes mellitus (Zuckerkrankheit)

Überhöhter Blutzucker aufgrund von Insulinmangel, meist bei Übergewicht. Symptome: Leistungsminderung, Durst, Heißhunger, häufiges Wasserlassen, evtl. Koma. Nach längerer Krankheitsdauer Schäden der Blutgefäße (Verkalkung mit Gefahr von Herzinfarkt, Hirnschlag, Nierenschädigung) und Nerven

**Ernährungsdauer:** 3 Monate
*Täglich*
- Nach dem Aufstehen ein großes Glas lauwarmes Wasser, vermischt mit dem Saft einer Zitrone (Zitronenkerne entfernen, dazu Saft durch Teesieb gießen)
- Auf Alkohol, Fleisch sowie Süßigkeiten verzichten
- Als Zwischenmahlzeit Zitrusfrüchte, ab und zu auch Feigen

*3 x pro Woche*
- Salat aus Rote Bete mit Kartoffeln, jeweils als Mittagessen
- Kartoffeln mit Spinat und Fisch, jeweils als Abendessen

*Nehmen Sie leichte Kost zu sich, und praktizieren Sie Yoga.*

## Hypercholesterinämie (hohe Blutfette)

Überhöhte Blutfette aufgrund ungünstiger Ernährung oder genetischer Faktoren. Anfangs keine Beschwerden, längerfristig Verkalkung der Blutgefäße mit Gefahr von Herzinfarkt, Hirnschlag

**Ernährungsdauer:** 3 Monate
*Täglich*
- Nach dem Aufstehen ein großes Glas lauwarmes Wasser, vermischt mit dem Saft einer Zitrone (Zitronenkerne entfernen, dazu Saft durch Teesieb gießen)
- Meiden Sie Alkohol, Fleisch und zu viele Süßigkeiten
- Als Zwischenmahlzeit Zitrusfrüchte

*3 x pro Woche*
- Kartoffeln mit Blattsalat, jeweils als Mittagessen

- Gekochter Reis mit Süßwasserfisch, jeweils als Abendessen

*Regelmäßig*

- Ab und zu Kaktusblütentee trinken

## Schilddrüsenüberfunktion

Überproduktion von Schilddrüsenhormonen mit Schilddrüsenvergrößerung. Symptome: Unruhe, Gereiztheit, Zittern der Hände, Herzrasen, Hitzeunverträglichkeit, Durchfall, Gewichtsverlust trotz Heißhunger

Ernährungsdauer: 1 Monat

*Täglich*

- Nach dem Aufstehen ein großes Glas lauwarmes Wasser, vermischt mit dem Saft einer Zitrone (Zitronenkerne entfernen, dazu Saft durch Teesieb gießen)
- Auf Alkohol und Süßigkeiten verzichten
- Als Zwischenmahlzeit jeweils einen Apfel oder eine Birne

*3 x pro Woche*

- Kartoffeln mit Linsen und Zwiebeln, jeweils als Mittagessen
- Blattsalat mit Avocado, jeweils als Abendessen

*Regelmäßig*

- Viel Lindenblütentee

*Nehmen Sie leichte Kost zu sich, und praktizieren Sie Atemübungen.*

## Schilddrüsenunterfunktion

Mangelnde Produktion von Schilddrüsenhormonen, verbunden mit Antriebsschwäche, Verlangsamung, Depression, Kälteempfindlichkeit, trockener Haut, Verstopfung

Ernährungsdauer: 1 Monat

*Täglich*

- Nach dem Aufstehen ein großes Glas lauwarme Milch, vermischt mit einem Teelöffel Honig
- Den Flüssigkeitskonsum um mindestens einen Liter erhöhen; vorteilhaft: Lindenblütentee
- Vor dem Mittagessen ein Glas Ananassaft

*3 x pro Woche*

- Kartoffelpüree, gewürzt mit Muskatnuß, dazu Karotten und Curryhuhn, jeweils als Mittagessen
- Kartoffel-Kürbis-Suppe gewürzt mit Curry und Pfeffer, jeweils als Abendessen

*Vermeiden Sie es, allein zu sein! Unternehmen Sie mit guten Freunden regelmäßig Ausflüge. Praktizieren Sie Atemübungen.*

## Schilddrüsenkrebs (Schilddrüsenkarzinom)

Bösartiger Tumor der Schilddrüse. Symptome: derber Knoten am Hals, Halsschmerzen, Heiserkeit, Atembeschwerden, Schluckbeschwerden, allgemeine Schwäche. Gute Heilungschancen

Ernährungsdauer: 3 Monate

*Täglich*

- Den Flüssigkeitskonsum um mindestens einen Liter erhöhen; vorteilhaft: Lindenblütentee
- Als Zwischenmahlzeit Äpfel oder Birnen
- Auf Alkohol und Kaffee verzichten sowie zu viele Süßigkeiten meiden

*3 x pro Woche*

- Kartoffeln mit Bohnen und Zwiebeln, jeweils als Mittagessen
- Milchreis mit Rosinen und Zimt, ohne Zucker, jeweils als Abendessen

*Gönnen Sie sich Ruhe, und erholen Sie sich bei Spaziergängen in der Natur. Machen Sie einfache Atemübungen.*

# NEUROLOGISCHE ERKRANKUNGEN

## Kopfschmerzen
Ernährungsdauer: 1 Monat
*Täglich*
- Nach dem Aufstehen ein großes Glas lauwarmes Wasser, vermischt mit dem Saft einer Zitrone (Zitronenkerne entfernen, dazu Saft durch Teesieb gießen)
- Zu viele Süßigkeiten meiden
- Als Pausenverpflegung jeweils einen Apfel oder eine Birne

*2 x pro Woche*
- Maisgericht mit Auberginenragout und dazu Kaninchenfleisch, jeweils als Mittagessen

*3 x pro Woche*
- Grießbrei mit Sultaninen, wenig Zucker und Zimt, dazu Apfelkompott, als Abendessen

## Migräne
Anfallsweise auftretende Kopfschmerzattacken mit Übelkeit, Brechreiz, Licht- und Lärmempfindlichkeit, teils auch Gefühlsstörungen oder Lähmungen am Körper

Ernährungsdauer: 3 Monate
*Täglich*
- Nach dem Aufstehen ein großes Glas lauwarmes Wasser, vermischt mit dem Saft einer Zitrone (Zitronenkerne entfernen, dazu Saft durch Teesieb gießen)
- Auf Alkohol und Fleisch verzichten und zu viele Süßigkeiten meiden
- Als Zwischenmahlzeit abwechselnd Feigen oder Granatapfel

*3 x pro Woche*
- Maisgericht mit Auberginenragout und dazu Kaninchenfleisch, jeweils als Mittagessen

- Grießbrei mit Sultaninen, ohne Zucker, dazu Apfelkompott, jeweils als Abendessen

*Verbringen Sie viel Zeit allein, und machen Sie täglich Atemübungen.*

## Epilepsie (Krampfanfälle)
Episodisches Verkrampfen von Körperteilen oder des gesamten Körpers, verbunden mit Bewußtlosigkeit, Bildung von Schaum vor dem Mund, auch unkontrollierter Harn- oder Stuhlabgang. Auftreten bei Übererregbarkeit oder Entzündung des Gehirns oder Hirntumoren

Ernährungsdauer: 3 Monate
*Täglich*
- Nach dem Aufstehen ein großes Glas lauwarmes Wasser, vermischt mit einem Teelöffel Honig; zum Frühstück eine Banane mit einem Naturjoghurt
- Den Flüssigkeitskonsum um mindestens einen Liter erhöhen; vorteilhaft: trinken Sie Lindenblütentee
- Auf Alkohol und zu viele Süßigkeiten verzichten

*3 x pro Woche*
- Gekochter Reis mit Curry, Ingwer und Mango, dazu Lammfleisch, jeweils als Mittagessen
- Kokosnußmilchsuppe mit einem Stück Weizenbrot, jeweils als Abendessen
- Milchreis mit Apfelschnitzen, Zucker und Zimt, jeweils als Abendessen

*Regelmäßig*
- Scharf essen

*Erholen Sie sich regelmäßig bei Spaziergängen und Meditation.*

## Hirnhautentzündung

Gefährliche Entzündung von Gehirn oder Hirnhäuten verursacht durch Bakterien oder Viren. Symptome:Fieber, Kopfschmerzen, Nackensteife, Bewußtseinsstörungen, Delirium, Krampfanfälle

Ernährungsdauer: 1 Monat
*Täglich*
- Nach dem Aufstehen ein großes Glas warme Milch, vermischt mit einem Teelöffel Honig; zum Frühstück ein paar Datteln
- Als Zwischenmahlzeit jeweils entweder einen Apfel oder eine Birne
*Regelmäßig:*
- Kaktusblütentee
*3 x pro Woche*
- Teigwaren mit einer Tomaten- , Zwiebel- und Basilikumsauce, jeweils als Mittagessen
*2 x pro Woche*
- Milchreis mit Apfelschnitzen, Zucker und Zimt, jeweils als Abendessen
*1 x pro Woche*
- Zwiebelsuppe, jeweils als Abendessen


## Schlaganfall
### (Zerebrovaskulärer Insult)

Durchblutungsstörung des Gehirns durch Gefäßverschluß bei Arteriosklerose, hohem Blutdruck oder Herzrhythmusstörungen. Symptome: Lähmung von Armen oder Beinen, Sprach- und Bewußtseinsstörungen

Ernährungsdauer: 3 Monate
*Täglich*
- Nach dem Aufstehen ein großes Glas lauwarme Milch, vermischt mit einem Teelöffel Honig; zum Frühstück eine Banane
- Den Flüssigkeitskonsum um mindestens einen Liter erhöhen; vorteilhaft stilles Wasser

*Regelmäßig*
- Als Zwischenmahlzeit Früchte, insbesondere Mango
*3 x pro Woche*
- Kartoffeln mit Salbei, dazu Gemüse, jeweils als Mittagessen
- Gekochter Reis mit Kohlrabi und Süßwasserfisch, jeweils als Abendessen
*1 x pro Woche*
- Zwiebelsuppe, jeweils als Abendessen

*Gönnen Sie sich viel Ruhe, und erholen Sie sich durch Atemübungen und Meditation.*


## Hirnblutung

Einblutung ins Gehirn bei Bluthochdruck oder nach Kopfverletzung. Symptome: Kopfschmerzen, Bewußtseinsstörungen, Lähmungserscheinungen, Krampfanfall. Operation meist notwendig

Ernährungsdauer: 3 Monate
*Täglich*
- Nach dem Aufstehen ein großes Glas lauwarme Milch vermischt mit einem Teelöffel Honig; zum Frühstück eine Banane
- Den Flüssigkeitskonsum um mindestens einen Liter erhöhen; vorteilhaft stilles Wasser
- Auf Alkohol, Fleisch und zu viele Süßigkeiten verzichten
- Viele Früchte, insbesondere Äpfel, Birnen und Trauben
- Leichte Kost. Jegliche Form von Fett meiden

*Gönnen Sie sich viel Ruhe, und erholen Sie sich mit Atemübungen und Meditation*

## Hirntumor

Bösartiger Tumor im Gehirn. Symptome: Kopfschmerzen, Wesensveränderungen, Krampfanfälle, Lähmungen, Bewußtseinsstörungen. Operation meist notwendig.

*Täglich*

- Nach dem Aufstehen ein großes Glas lauwarme Milch, vermischt mit einem Teelöffel Honig; zum Frühstück eine Banane
- Den Flüssigkeitskonsum um mindestens einen Liter erhöhen; vorteilhaft: stilles Wasser
- Auf Alkohol und Fleisch verzichten und zu viele Süßigkeiten meiden
- Viele Früchte, insbesondere Äpfel, Birnen und ab und zu einen Granatapfel
- Leichte Kost. Jegliche Form von Fett meiden

*Gönnen Sie sich viel Ruhe, und erholen Sie sich bei Atemübungen und Meditation.*

# INFEKTIONS-KRANKHEITEN

## Masern

Allgemeines Krankheitsgefühl mit Fieber, dann Auftreten von unregelmäßig begrenzter Rötung im Mundraum, gefolgt von großflekkig-konfluierendem rotem Ausschlag hinter den Ohren, der sich vom Gesicht auf den ganzen Körper ausbreitet

**Ernährungsdauer:** 1 Woche
*Täglich*

- Den Flüssigkeitskonsum um mindestens einen Liter erhöhen; vorteilhaft: Lindenblütentee

*3 x pro Woche*

- Gekochter Reis mit Austernpilzen, dazu als Gemüse Kohlrabi, jeweils als Mittagessen
- Birchermüsli, vor allem gemischt mit Bananen, Datteln und Sultaninen, jeweils als Abendessen

## Röteln

Am ganzen Körper auftretender, kleinfleckiger, leicht erhabener rosaroter Ausschlag, Lymphknotenvergrößerung, Gelenkschmerzen, Fieber

**Ernährungsdauer:** 1 Woche
*Täglich*

- Den Flüssigkeitskonsum um mindestens einen Liter erhöhen; vorteilhaft: Lindenblütentee

*3 x pro Woche*

- Frische Ananas ohne Zucker, dazu ein Naturjoghurt, jeweils als Mittagessen
- Risotto mit Zwiebeln, dazu Austernpilze, jeweils als Abendessen

## Mumps

Viruserkrankung, begleitet von entzündlichem schmerzhaftem Anschwellen von einer oder beiden Ohrspeicheldrüsen; führt zu abstehendem Ohrläppchen, Mühe bei Mundöffnen und Kauen. Entzündung von Gehirn, Hoden und Bauchspeicheldrüse möglich

Ernährungsdauer: 1 Woche
*Täglich*
- Den Flüssigkeitskonsum um mindestens einen Liter erhöhen; vorteilhaft: Lindenblütentee
- Auf Zitrusfrüchte verzichten

*3 x pro Woche*
- Gekochter Reis mit Süßwasserfisch, dazu als Gemüse Wirsing, jeweils als Mittagessen
- Birchermüsli, mit Bananen, Birnen und Sultaninen, jeweils als Abendessen

## Windpocken

Am ganzen Körper plötzlich auftretender roter Ausschlag mit Bläschenbildung

Ernährungsdauer: 1 Woche
*Täglich*
- Nach dem Aufstehen ein großes Glas lauwarme Milch, gemischt mit einem Teelöffel Waldhonig
- Vor dem Mittagessen ein Glas Rote-Bete-Saft
- Als Pausenverpflegung Erdbeeren oder Himbeeren

*2 x pro Woche*
- Grießbrei mit Zucker und Zimt, dazu Zwetschgenkompott

## Keuchhusten

Seltene Entzündung der Atemwege begleitet von bellenden, stakkatoartigen, vor allem nachts auftretenden Hustenanfällen (bis 50 x/Tag)

Ernährungsdauer: 1 Woche
*Täglich*
- Nach dem Aufstehen ein großes Glas lauwarme Milch, gemischt mit einem Teelöffel Waldhonig
- Nachmittags um vier Uhr ein großes Glas lauwarmes Wasser, vermischt mit dem Saft einer Zitrone (Zitronenkerne entfernen, dazu Saft durch Teesieb gießen)
- Auf Süßigkeiten und Getreide verzichten

*2 x pro Woche*
- Grießbrei mit Zimt, ohne Zucker, und dazu Apfelkompott, jeweils als Abendessen

## Pfeiffersches Drüsenfieber
### (Mononukleose)

Viruserkrankung, begleitet von schmerzhaftem Anschwellen der Gaumenmandeln (Angina tonsillaris) sowie der Lymphknoten an Hals und anderen Körperregionen; allgemeine Schwäche, oft zusätzlich Entzündung der Leber

Ernährungsdauer: 2 Wochen
*Täglich*
- Nach dem Aufstehen einen Liter Lindenblütentee, vermischt mit einem Teelöffel Honig; bis zum Mittag fasten
- Auf Alkohol, Fleisch und Süßigkeiten verzichten

*3 x pro Woche*
- Gurkensalat, vermischt mit Naturjoghurt, dazu Kartoffeln, jeweils als Mittagessen
- Milchreis mit Apfelschnitzen, Zimt und Zucker, jeweils als Abendessen

*2 x pro Woche*
- ein Glas Rote-Bete-Saft, jeweils am Nachmittag

*Gönnen Sie sich Ruhe, und praktizieren Sie einfache Atemübungen.*

## Salmonellenerkrankung

Bakterieninfektion des Darms, meist nach Aufnahme von rohen oder abgestandenen Speisen wie Eier oder Geflügel. Symptome: Erbrechen, Durchfall, Bauchkrämpfe und Fieber

**Ernährungsdauer:** 2 Wochen

*Täglich*
- Nach dem Aufstehen ein großes Glas lauwarmes Wasser, vermischt mit dem Saft einer Zitrone (Zitronenkerne entfernen, dazu Saft durch Teesieb gießen)
- Auf Alkohol und Fleisch verzichten und zu viele Süßigkeiten meiden
- Zum Frühstück eine Banane
- Als Zwischenmahlzeit ein Glas Karottensaft, jeweils am Nachmittag

*3 x pro Woche*
- Gurkensalat, vermischt mit Naturjoghurt, dazu Kartoffeln, jeweils als Mittagessen

*1 x pro Woche*
- Gerstensuppe, jeweils als Abendessen

## Zeckenborreliose

Bakterielle Entzündung, übertragen durch den Biß von infizierten Zecken. Symptome: ringförmiger Ausschlag um die Bißstelle, grippeartige Beschwerden. Gelenkbeschwerden, Gesichtsnervenlähmung, Hirnhaut- und Herzmuskelentzündung möglich

**Ernährungsdauer:** 1 Monat

*Täglich*
- Nach dem Aufstehen ein Liter Lindenblütentee, vermischt mit dem Saft einer halben Zitrone (Zitronenkerne entfernen, dazu Saft durch Teesieb gießen)
- Alkohol und zu viele Süßigkeiten meiden
- Vor allem Zitrusfrüchte (Grapefruits, Orangen, Mandarinen)

*3 x pro Woche*
- Kartoffeln mit Zwiebel- und Knoblauchschmelze, jeweils als Mittagessen
- Grießbrei mit Sultaninen, Zimt und ein wenig Anis, jeweils als Abendessen

## Frühsommer-Meningoenzephalitis (FSME)

Virusentzündung, übertragen durch den Biß von infizierten Zecken. Symptome: grippeartige Beschwerden. Hirnhaut- und Gehirnentzündung möglich

**Ernährungsdauer:** 1 Monat

*Täglich*
- Nach dem Aufstehen ein Liter Lindenblütentee, vermischt mit dem Saft einer halben Zitrone (Zitronenkerne entfernen, dazu Saft durch Teesieb gießen)
- Alkohol und zu viele Süßigkeiten meiden
- Vor allem Zitrusfrüchte (Grapefruits, Orangen, Mandarinen)

*3 x pro Woche*
- Kartoffeln mit Zwiebel- und Knoblauchschmelze, jeweils als Mittagessen
- Grießbrei mit Sultaninen, Zimt und ein wenig Anis, jeweils als Abendessen

*1 x pro Woche*
- Hirse mit Lammfleisch, dazu Kohlrabi, gewürzt mit Kümmel, jeweils als Mittagessen

## Malaria (Wechselfieber)

Tropische Parasitenerkrankung, übertragen durch den Stich von infizierten Mücken. Zerfall der roten Blutkörperchen, gefolgt von schweren Fieberschüben und allgemeiner

Schwäche. Nach Tuberkulose zweithäufigste Infektionskrankheit weltweit

**Ernährungsdauer: 3 Monate**
*Täglich*
- Nach dem Aufstehen ein halber Liter Lindenblütentee, vermischt mit dem Saft einer halben Zitrone (Zitronenkerne entfernen, dazu Saft durch Teesieb gießen)
- Alkohol und zu viele Süßigkeiten meiden
- Vor allem Zitrusfrüchte (Grapefruits, Orangen, Mandarinen)
- Ein Glas Rote-Bete-Saft, jeweils am Nachmittag

*3 x pro Woche*
- Kartoffeln mit Zwiebel- und Knoblauchschmelze, dazu Spinat, jeweils als Mittagessen
- Haferschleimsuppe, jeweils als Abendessen

*1 x pro Woche*
- Mais mit Lammfleisch, dazu Sellerie, gewürzt mit Kümmel, jeweils als Mittagessen
- Milchreis mit Apfelschnitzen, Zimt und Zucker, jeweils als Abendessen

*Gönnen Sie sich Ruhe, und machen Sie Yoga.*

## Syphilis (Lues)

Bakterielle Infektionskrankheit, übertragen durch Geschlechtsverkehr. Symptome: Geschwüre an Geschlechtsorganen, Ausschlag an Haut und Schleimhäuten. Spätfolge: entzündlicher Zerfall aller Gewebe, insbesondere des Gehirns, gefolgt von Bewegungsstörungen sowie psychischem und intellektuellem Abbau

**Ernährungsdauer: 3 Monate**
*Täglich*
- Nach dem Aufstehen ein großes Glas Grapefruitsaft; zum Frühstück eine Banane

- Alkohol und zu viele Süßigkeiten meiden

*3 x pro Woche*
- Kartoffeln mit Zwiebel- und Knoblauchschmelze, dazu Huhn, jeweils als Mittagessen

*1 x pro Woche*
- Reis mit Kohlrabi, gewürzt mit Kümmel, jeweils als Mittagessen
- Linsen mit Lammfleisch, jeweils als Mittagessen
- Toastbrot mit Champignons, Stein- oder Austernpilzen, jeweils als Abendessen
- Milchreis mit Vanille, dazu Zwetschgenkompott, jeweils als Abendessen

*Praktizieren Sie regelmäßig Yoga und Meditation.*

## Gonorrhoe (Tripper)

Bakterielle Infektionskrankheit, übertragen durch Geschlechtsverkehr. Typisch: Entzündung der Harnröhre mit eitrigem Ausfluß, Schmerzen beim Wasserlassen. Mögliche Folge: die Entzündung der inneren Geschlechtsorgane und Zeugungsunfähigkeit

**Ernährungsdauer: 1 Monat**
*Täglich*
- Nach dem Aufstehen ein großes Glas Grapefruitsaft; zum Frühstück eine Banane
- Den Flüssigkeitskonsum um mindestens einen Liter erhöhen; vorteilhaft: Lindenblütentee
- Alkohol und zu viele Süßigkeiten meiden
- Ein Glas Rote-Bete-Saft, jeweils am Nachmittag

*2 x pro Woche*
- Reis mit Zucchini, dazu Huhn, jeweils als Mittagessen

*1 x pro Woche*
- Pilzgericht (Champignons, Stein- und Austernpilze), jeweils als Mittagessen
- Milchreis mit Vanille, dazu Zwetschgenkompott, jeweils als Abendessen

### HIV-Infektion / Aids

Viruserkrankung, meist übertragen durch Geschlechtsverkehr oder Drogenmißbrauch, wenn Blutgefäße verletzt werden. Schwächung des Abwehrsystems begleitet von der Gefahr schwerer Infekte von Lunge, Magen-Darm-Trakt, Gehirn. Beginnend meist mit grippeartigen Beschwerden und Lymphknotenschwellung

**Ernährungsdauer:** Wenn möglich, als festen Lebensbestandteil integrieren
*Täglich*
- Nach dem Aufstehen ein großes Glas lauwarme Milch, vermischt mit einem Teelöffel Honig
- Den Flüssigkeitskonsum um mindestens einen Liter erhöhen, vorteilhaft: Lindenblütentee oder stilles Wasser
- zuviel Alkohol sowie zu viele Süßigkeiten meiden
*Regelmäßig*
- Viel Früchte, insbesondere Zitrusfrüchte
- Rucola-Salat
- Karottensaft
- Kartoffeln, dazu Gemüse, insbesondere Broccoli, oder Zwiebel- und Knoblauchschmelze
- Safranreis mit Fisch

*Gehen Sie auf Menschen zu, denen Sie bisher aus dem Weg gegangen sind! Verlassen Sie auch einmal Ihr gewohntes Umfeld. Gehen Sie viel spazieren. Machen Sie regelmäßig Atemübungen.*

# ERKRANKUNGEN DER KNOCHEN, RHEUMATISCHE GELENKE

### Rheuma (rheumatische Arthritis)
Chronisch-entzündliche Zerstörung der Gelenke von Fingern und Wirbelsäule; Folgen: schmerzhafte Schwellung und Fehlstellung, Steifheit und Bewegungsunfähigkeit

**Ernährungsdauer:** Wenn möglich als festen Lebensbestandteil integrieren
*Täglich*
- Nach dem Aufstehen ein großes Glas lauwarme Milch, vermischt mit einem Teelöffel Honig
- Den Flüssigkeitskonsum um mindestens einen Liter erhöhen; vorteilhaft: Lindenblütentee oder stilles Wasser
- zuviel Alkohol, Fleisch und zu viele Süßigkeiten meiden
*Regelmäßig*
- Viele Früchte, insbesondere Bananen
- Kartoffeln mit Naturjoghurt
- Kartoffeln oder Teigwaren mit Zwiebelschmelze
- Milchreis mit Vanille, dazu Apfelschnitze Zimt und Zucker
- Würzen Sie regelmäßig mit Rosmarin

*Haben Sie den Mut zu Neuem! Gehen Sie viel spazieren, und machen Sie Yoga.*

### Gicht (Arthritis urica)
Anfallartige Gelenkentzündung durch erhöhten Harnsäurespiegel im Blut infolge von übertriebenem Genuß von Alkohol, Fleisch oder nach dem Fasten. Symptome: schmerzhafte Schwellung und Rötung vor allem der

großen Zehen, der Knie, der Sprung- oder Daumengelenke

**Ernährungsdauer:** Wenn möglich, als festen Lebensbestandteil integrieren
*Täglich*
- Nach dem Aufstehen ein großes Glas lauwarme Milch, vermischt mit einem Teelöffel Honig
- Den Flüssigkeitskonsum um mindestens einen Liter erhöhen; vorteilhaft: Lindenblütentee oder stilles Wasser
- Auf Alkohol, Fleisch und Süßigkeiten verzichten
*Regelmäßig*
- Viele Früchte, insbesondere Bananen
- Kartoffeln mit Naturjoghurt
- Kartoffelpüree, gewürzt mit Pfeffer und Muskat, dazu Kohlrabi und Huhn
- Kartoffeln oder Teigwaren mit Zwiebelschmelze
- Milchreis mit Vanille, dazu Apfelschnitze mit Zimt, ohne Zucker
- Viel mit Rosmarin würzen

*Lösen Sie sich von Ihrem gewohnten Umfeld und von unnötigem Hab und Gut! Haben Sie Mut zu Neuem! Gehen Sie viel spazieren, und machen Sie Yogaübungen.*

## Osteoporose (Knochenschwund)
Verminderung des Kalkgehalts der Knochen verbunden mit Schmerzen in Gelenken und Wirbelsäule sowie zunehmender Brüchigkeit (Schenkelhals- und Wirbelbrüche). Häufig bei Frauen nach der Hormonumstellung in den Wechseljahren (Östrogenmangel)

**Ernährungsdauer:** Wenn möglich, als festen Bestandteil ins Leben integrieren

*Täglich*
- Nach dem Aufstehen ein großes Glas lauwarme Milch, vermischt mit einem Teelöffel Honig
- Den Flüssigkeitskonsum um mindestens einen Liter erhöhen; vorteilhaft: Lindenblütentee oder stilles Wasser
*Regelmäßig*
- Frische Früchte, insbesondere Grapefruit, Ananas und Mango
- Genügend Milchprodukte
- Curryreis mit Huhn
- Kartoffeln mit Zwiebelschmelze, gewürzt mit Salbeiblättern
*1 x pro Monat*
- Kokosnußmilchsuppe, gewürzt mit etwas Ingwer, jeweils als Mittagessen

*Durch andersdenkende Menschen gewinnen wir mehr Klarheit über uns selbst. Stellen Sie sich anderen Meinungen, und beginnen Sie dadurch, ihren eigenen Standpunkt weiterzuentwickeln. Praktizieren Sie regelmäßig Atemübungen.*

## Gelenkarthrose
Vorzeitiger Gelenkverschleiß, begleitet von Schmerzen und zunehmender Steifigkeit, vor allem der tragenden Gelenke (in Wirbelsäule, Hüfte und Knie), aber auch der Finger- und Zehengelenke; Spätfolgen: Knirschen, Verformung der Gelenke, Instabilität

**Ernährungsdauer:** 3 Monate
*Täglich*
- Nach dem Aufstehen eine große Tasse lauwarme Milch, gemischt mit einem Teelöffel Waldhonig; auf Kaffee am Morgen ganz verzichten
- Viel Wasser trinken und beim Essen zuviel Salz und Gewürze meiden

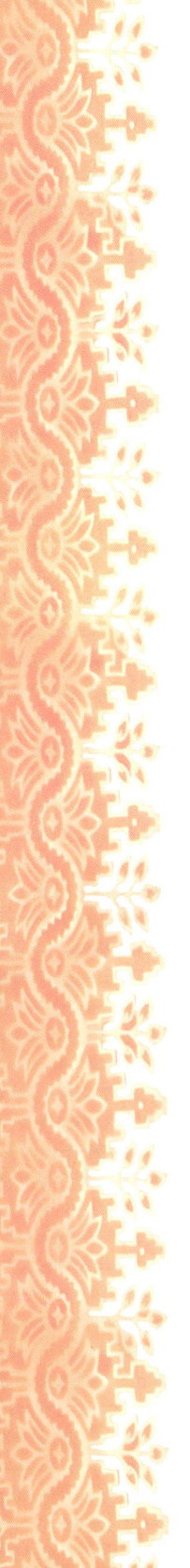

*2x pro Woche*
- Salzkartoffeln mit Forelle, dazu Kohlrabi als Gemüse, als Mittag- oder Abendessen

## Rückenschmerzen (Lumbago)

Nach Verheben, bei einem Bandscheibenvorfall oder psychischer Belastung auftretende Schmerzen im Bereich von Lendenwirbelsäule und Steißbein, oft in die Beine ausstrahlend; kann stark bewegungseinschränkend sein

Ernährungsdauer: 1 Monat
*Täglich*
- Nach dem Aufstehen ein großes Glas Grapefruitsaft; bis zum Mittagessen auf Kaffee oder Tee verzichten

*3 x pro Woche*
- Reis mit Süßwasserfisch, dazu Fenchelgemüse, jeweils als Mittagessen
- Truthahnfleisch mit Vollkornteigwaren, jeweils als Abendessen

# HALS-NASEN-OHREN-KRANKHEITEN

## Nasenbluten

Ernährungsdauer: 1 Tag
- Ein großes Glas Kamillentee ohne Zucker; außerdem: ein mit kaltem Wasser getränktes und danach ausgewrungenes Tuch auf den Nacken legen und entspannen

*Bei regelmäßigem Nasenbluten: über drei Monat hinweg einmal wöchentlich als Abendessen Salzkartoffeln mit Schwarzwurzeln essen*

## Schnupfen (Rhinitis), Nasennebenhöhlenentzündung (Sinusitis)

Durch Allergie (Heuschnupfen) oder Viren und Bakterien verursachte Entzündung der Nase und Nasennebenhöhlen mit Schnupfen, Nießreiz, eitrigem Ausfluß, Schmerzen und Fieber

Ernährungsdauer: 3 Tage
*Täglich*
- Nach dem Aufstehen ein großes Glas Orangensaft; bis zum Mittagessen auf Kaffee verzichten
- Tagsüber Lindenblütentee
- Salzkartoffeln mit beliebigem Gemüse, jeweils als Mittagessen
- Als Pausenverpflegung Obst insbesondere Litschis

## Schnarchen

Ernährungsdauer: 1 Monat
*Täglich*
- Nach dem Aufstehen ein großes Glas Grapefruitsaft; bis zum Mittagessen auf Kaffee verzichten

- Den Flüssigkeitskonsum um mindestens einen Liter erhöhen; vorteilhaft: Lindenblütentee
- Vor dem Zubettgehen ein Glas lauwarme Milch, vermischt mit einem Teelöffel Honig

## Halsentzündung/Kehlkopfentzündung (Pharyngitis/Laryngitis)

Durch Viren oder Bakterien verursachte Entzündung des Rachens oder Kehlkopfs, verbunden mit Schmerzen, Schluckbeschwerden, Hustenreiz, Atemnot

**Ernährungsdauer:** 3 Tage
*Täglich*

- Nach dem Aufstehen ein großes Glas lauwarme Milch, vermischt mit einem Teelöffel Honig
- Lindenblütentee
- Grießbrei mit Sultaninen und Zwetschgenkompott
- Außerdem: mit Salbeiwasser gurgeln

## Mandelentzündung (Tonsillitis, Angina tonsillaris/Scharlach)

Durch Viren oder Bakterien verursachte Entzündung und schmerzhafte Schwellung der Gaumenmandeln verbunden mit Schluckbeschwerden, schlechtem Allgemeinzustand und Fieber; bei bakteriellem Scharlach zusätzlich Hautausschlag

**Ernährungsdauer:** 1 Monat
*Täglich*

- Nach dem Aufstehen eine große Tasse lauwarme Milch, vermischt mit einem Teelöffel Waldhonig
- Lindenblütentee als Hauptgetränk (lauwarm)

*2 x pro Woche*
- Grießbrei mit Sultaninen, wenig Zucker, dafür mit viel Zimt, jeweils als Mittagessen

## Mittelohrentzündung (Otitis media)

Schmerzhafte Entzündung von Mittelohr und Trommelfell, verbunden mit eitrigem Ausfluß hinter dem Trommelfell (Paukenerguß)

**Ernährungsdauer:** 1 Woche
*Täglich*

- Den Flüssigkeitskonsum um mindestens einen Liter erhöhen; vorteilhaft: Lindenblütentee

*3 x pro Woche*
- Reis mit Meerwasserfisch, dazu eine Avocado, jeweils als Mittagessen
- Grießbrei mit Sultaninen und Zucker, dazu Zwetschgenkompott, jeweils als Abendessen

## Altersschwerhörigkeit (Presbyakusis)

Natürliche Alterung des Gehörorgans ab dem 50. Lebensjahr, manchmal verstärkt durch Lärmbelastung, verbunden mit Schwerhörigkeit und teils sehr störendem Ohrgeräusch

**Ernährungsdauer:** Wenn möglich, als festen Bestandteil ins Leben integrieren
*Täglich*

- Nach dem Aufstehen ein Glas lauwarme Milch, vermischt mit einem Teelöffel Honig
- Den Flüssigkeitskonsum um mindestens einen Liter erhöhen, vorteilhaft: Lindenblütentee

*Regelmäßig*
- zuviel Alkohol und Fleisch meiden
- Ab und zu eine Avocado
- Als Zwischenmahlzeit ein Glas Karottensaft
- Mit Rosmarin oder Oregano würzen
- Kartoffeln mit Kohlrabi und Fisch

## Tinnitus (Ohrgeräusch)

Wahrnehmung eines störenden Tones oder Geräuschs. Häufigste Auslöser: Ohrpfropfen, Entzündung oder Verletzung des Ohres, starke Lärmbelastung, Durchblutungsstörung, Medikamente oder psychische Belastung

**Ernährungsdauer:** Wenn möglich, als festen Bestandteil ins Leben integrieren
*Täglich*
- Nach dem Aufstehen ein Glas lauwarme Milch, vermischt mit einem Teelöffel Honig
- Den Flüssigkeitskonsum um mindestens einen Liter erhöhen; vorteilhaft: Lindenblütentee
*Regelmäßig*
- zuviel Alkohol und Fleisch meiden
- Ab und zu eine Avocado
- Als Zwischenmahlzeit ein Glas Karottensaft
- Viel mit Rosmarin oder Oregano würzen
- Safranreis mit Fisch
*1 x pro Monat*
- Kokosnußmilchsuppe, mit etwas Ingwer gewürzt

*Ihr Leben braucht eine Veränderung! Hören Sie auf die guten Ratschläge Ihrer Freunde. Praktizieren Sie Yoga und Meditation.*

## Hörsturz

Plötzlich und ohne erkennbare Ursache auftretender meist einseitiger Hörverlust, oft mit Ohrgeräusch oder Schwindel verbunden. Ursache nicht geklärt; gehäuft auftretend bei Herz-Kreislauf-Erkrankungen, nach Infekten oder im Rahmen psychischer Belastungen

**Ernährungsdauer:** 1 Monat
*Täglich*
- Nach dem Aufstehen ein Glas lauwarme Milch, vermischt mit einem Teelöffel Honig
- Den Flüssigkeitskonsum um mindestens einen Liter erhöhen; vorteilhaft: Lindenblütentee
- Auf Alkohol und Fleisch verzichten
*Regelmäßig*
- Chicoréesalat mit Mandarinenschnitzen, jeweils als Mittagessen
- Milchreis mit Vanille, dazu Apfelschnitze, jeweils als Abendessen

*Versuchen Sie, regelmäßig Zeit allein zu verbringen, und folgen Sie der Stimme Ihres Herzens. Machen Sie Yoga, und meditieren Sie.*

## Schwindel (Vertigo)

Häufig bei Verspannungen des Nackens, Herz-Kreislauf-Problemen oder Erkrankungen des Ge-hirns oder Infektionen (ungerichteter Schwindel), aber auch bei Schädigung des Gleichgewichtsorgans (Drehschwindel)

**Ernährungsdauer:** 1 Woche
*Täglich*
- Nach dem Aufstehen ein Glas lauwarme Milch, vermischt mit einem Teelöffel Honig; zum Frühstück eine Banane
- Den Flüssigkeitskonsum um mindestens einen Liter erhöhen; vorteilhaft: stilles Wasser
- Als Zwischenmahlzeit Datteln
*Regelmäßig*
- Leichte, gut verdauliche Kost

*Gehen Sie spontan in den Tag, planen Sie nicht zuviel.*

# AUGENERKRANKUNGEN

## Augenbrennen

»Wunde« Augoberfläche aufgrund von mechanischer Einwirkung (Staub), Infektion oder Überlastung (fehlende Sehhilfe)

Ernährungsdauer: 1 Woche
*Täglich*
- Ein Glas Rote-Bete-Saft, jeweils vor dem Mittagessen; allgemein: genügend Flüssigkeit zuführen

*Außerdem:* am Abend für 10 Minuten ein mit warmem Wasser getränktes und dann ausgewrungenes Tuch auf die geschlossen Augen legen; in dieser Zeit entspannen

## Bindehautentzündung (Konjunktivitis)

Durch Viren oder Bakterien verursachte, schmerzhaft brennende Entzündung der Augenbindehaut

Ernährungsdauer: 2 Wochen
*Täglich*
- Den Flüssigkeitskonsum um mindestens einen Liter erhöhen; vorteilhaft: Lindenblütentee
- Als Zwischenmahlzeit am Morgen ein Glas Karottensaft und am Nachmittag ein Glas Rote-Bete-Saft.

Am Morgen und am Abend für 10 Minuten ein mit warmem Wasser getränktes Tuch auf die geschlossenen Augen legen; in dieser Zeit entspannen.

*Gönnen Sie sich Ruhe, und gehen Sie viel spazieren. Verzichten Sie, wenn möglich, auf Fernsehen und Computer.*

## Gerstenkorn (Hordeolum)

Schmerzhafte, gerstenkornartige eiternde Entzündung der Augenliddrüsen

Ernährungsdauer: 2 Wochen
*Täglich*
- Den Flüssigkeitskonsum um mindestens einen Liter erhöhen; vorteilhaft: Lindenblütentee
- Trinken Sie als Zwischenmahlzeit am Morgen ein Glas Karottensaft und am Nachmittag ein Glas Rote-Bete-Saft
*1 x pro Woche*
- Linsen mit Kartoffeln und Lamm

Am Morgen und am Abend sollte für 10 Minuten ein mit warmem Wasser getränktes Tuch auf die geschlossenen Augen gelegt werden. Entspannen Sie sich in dieser Zeit.

*Gönnen Sie sich Ruhe. Geben Sie finanzielle Verantwortung in die Hände nahestehender Personen. Gehen Sie viel spazieren, und praktizieren Sie Meditation.*

## Sehstörungen (Kurz-/Weitsichtigkeit)

Krümmungsfehler der Augenlinsen, der zu Fehlsichtigkeit führt; entweder angeboren oder entwickelt sich im Laufe des Lebens

Ernährungsdauer: Wenn möglich, als festen Bestandteil ins Leben integrieren
*Täglich*
- Nach dem Aufstehen ein Glas lauwarme Milch, vermischt mit einem Teelöffel Honig
*Regelmäßig*
- Frische Früchte, insbesondere Bananen, Kiwi, Ananas und Mango
- Häufig mit Estragon, Kümmel, Oregano und Salbei würzen

- Viel Gemüse, insbesondere Blumenkohl, Rosenkohl und Wirsing
- Curryreis mit Huhn oder Lamm

## Grauer Star (Katarakt)

Vorzeitige Trübung der Augenlinse, Sichtfeld mit ständigem Schleier und/oder Rand, was zur Einengung des Gesichtsfelds (Tunnelblick) führt

Ernährungsdauer: Wenn möglich, als festen Bestandteil ins Leben integrieren

*Täglich*
- Nach dem Aufstehen ein Glas lauwarme Milch, vermischt mit einem Teelöffel Honig; zum Frühstück essen Sie ab und zu eine Banane

*Regelmäßig*
- Frische Früchte, insbesondere Bananen, Kiwi und Mango
- Ab und zu Pfefferminztee trinken
- Viel mit Koriander würzen
- Kartoffeln mit Fisch und Dill

*Lernen Sie, sich weiterzuentwickeln, indem Sie auf Menschen zugehen. Verändern Sie Ihre Sichtweise durch Gespräche mit andersdenkenden Mitmenschen. Machen Sie Yoga- und Meditationsübungen.*

# ALLERGIEN

Allergien sind Abwehrreaktionen des Körpers auf eine körperfremde Substanz, welche durch Aktivierung des Abwehrsystems Symptome wie Unwohlsein, Hautausschlag, Atem- und Kreislaufprobleme auslöst.

## Nahrungsmittelallergien

Grundsätzlich sind allergische Reaktionen auf alle Nahrungsmittel oder Zusatzstoffe möglich. Am häufigsten sind jedoch Allergien auf Äpfel, Nüsse und Kuhmilch (vor allem bei Kindern), außerdem auf Hühnereier, Fisch, Gemüse oder Obst. Bei allen allergischen Reaktionen treten regelmäßig juckende Hautausschläge mit Quaddeln, Atemproblemen, Bauchbeschwerden oder Kreislaufproblemen auf, welche auch lebensgefährlich verlaufen können.

Ernährungsdauer: 1 Monat

*Täglich*
- Nach dem Aufstehen ein großes Glas lauwarmes Wasser, vermischt mit dem Saft einer Zitrone (Zitronenkerne entfernen; dazu Saft durch Teesieb gießen)
- zu viele Süßigkeiten und Fleisch meiden

## Milchallergie

Kommt häufig bei Kindern vor – nicht mit Laktasemangel zu verwechseln; kann im Laufe des Lebens verschwinden

Allgemeine Tips:

*Täglich*
- Nach dem Aufstehen ein Glas Orangen- oder Grapefruitsaft; zum Frühstück eine Banane
- Als Zwischenmahlzeit ein großes Glas war-

mes Wasser, vermischt mit einem Teelöffel Honig

*Regelmäßig*

- Ab und zu eine Papaya oder einen Granatapfel
- Mais mit Lammfleisch, gewürzt mit Pfeffer und Paprika

*1 x pro Woche*

- Kokosnußmilchsuppe, gewürzt mit ein wenig Ingwer

*Versuchen Sie, spontan zu leben, planen Sie nicht zuviel. Kindern muß mehr Freiraum gewährt werden, dann kann sich die Situation verbessern.*

## Mehlallergie

Beschwerden, die in Gegenwart von Mehl oder Backprodukten auftreten; gilt als Berufskrankheit

### Ernährungsdauer: 1 Monat

*Täglich*

- Den Flüssigkeitskonsum um mindestens einen Liter erhöhen; dazu morgens jeweils Milch und am Nachmittag Lindenblütentee
- Einen Eßlöffel Ahornsirup, jeweils am Nachmittag

*3 x pro Woche*

- Milchreis mit Vanille, dazu Apfelschnitze, jeweils als Abendessen

*2 x pro Woche*

- Kartoffeln mit Lauch, dazu Fisch, jeweils als Mittagessen

*1 x pro Woche*

- Reis mit Wirsing, gewürzt mit Kümmel, jeweils als Mittagessen

*Gehen Sie viel spazieren, und machen Sie einfache Atemübungen.*

## Heuschnupfen (Allergische Rhinitis)/allergisches Asthma bronchiale

Familiär gehäuft auftretende allergische Reaktion auf Gräser und Pollen, die in der entsprechenden Saison zu Augentränen, Schnupfen und Niesreiz führt. In vielen Fällen tritt im Verlauf zusätzlich eine asthmatische Symptomatik auf

### Ernährungsdauer: 1 Monat

*Täglich*

- Nach dem Aufstehen ½ Liter lauwarmes Wasser, vermischt mit dem Saft einer Zitrone (Zitronenkerne entfernen; dazu Saft durch Teesieb gießen)
- Auf Alkohol, Fleisch und Teigwaren verzichten sowie zu viele Süßigkeiten meiden
- Viele Früchte, insbesondere Zitrusfrüchte
- Regelmäßig Pfefferminztee

*3 x pro Woche*

- Kartoffeln mit Karotten, gewürzt mit Salz und Nelken, jeweils als Mittagessen
- Milchreis mit Vanille und Rhabarber, ohne Zucker, jeweils als Abendessen

*Erweitern Sie Ihr Umfeld, gewinnen Sie neue Freunde; überwinden Sie Abhängigkeiten von einzelnen Menschen. Machen Sie Yoga und Atemübungen.*

## Hausstaubmilbenallergie

Chronischer Schnupfen mit Schwellung der Nasenschleimhäute, manchmal auch asthmatische Beschwerden aufgrund einer Reizung durch Hausstaubmilben in Bettwäsche, Teppichen und Vorhängen

**Ernährungsdauer:** 1 Monat

*Täglich*

- Nach dem Aufstehen ein großes Glas Grapefruitsaft; zum Frühstück eine Banane
- Als Zwischenmahlzeit einen Naturjoghurt

*3 x pro Woche*

- Kartoffeln mit Auberginenragout, gewürzt mit Thymian und Salz, jeweils als Mittagessen
- Milchreis mit Vanille und Rhabarber, ohne Zucker, jeweils als Abendessen

*1 x pro Woche*

- Kokosnußmilchsuppe gewürzt mit Koriander und Ingwer, jeweils als Mittagessen

*Machen Sie einem geliebten Menschen eine Freude. Praktizieren Sie regelmäßig Atemübungen.*

# HAUTERKRANKUNGEN

## Fußpilz/Nagelpilz

In feucht-warmem Mikroklima entstehende Pilzinfektion; beim Fußpilz zwischen den Zehen beginnende Aufweichung der Haut, Nässen und Juckreiz; beim Nagelpilz Gelbverfärbung und Auflösung der Nägel

**Ernährungsdauer:** 1 Monat

*Täglich*

- Nach dem Aufstehen ein großes Glas lauwarme Milch, gemischt mit einem Teelöffel Waldhonig
- Je nach Saison Früchte: Trauben, Kiwi, Apfel oder Birne
- Die Hauptmahlzeiten mit genügend Pfeffer würzen

*3 x pro Woche*

- In irgendeiner Form möglichst viele Zwiebeln verzehren; entweder als Zwiebelschmelze, Zwiebelkuchen oder als Gemüsebeilage

*1 x pro Woche*

- Eine Hauptmahlzeit mit Champignons

## Warzen

Virusinfektion der Haut mit typischen Veränderungen

**Ernährungsdauer:** 3 Monate

*Täglich*

- Nach dem Aufstehen ein großes Glas Orangensaft, bis zum Mittagessen auf Kaffee verzichten

*3 x pro Woche*

- Reis mit Süßwasserfisch, dazu als Gemüse Schwarzwurzeln oder Erbsen
- Hirsegericht, als Abendessen

*1 x pro Woche*
- Frische Mango, jeweils als Mittagessen

## Herpesbläschen (Herpes simplex)

Virusinfektion mit schmerzhaften kleinen flüssigkeitsgefüllten Bläschen an den Lippen oder im Mund; leicht übertragbar

### Ernährungsdauer: 3 Tage
*Täglich*
- Nach dem Aufstehen ½ Liter lauwarmes Wasser, vermischt mit dem Saft einer Zitrone (Zitronenenkerne entfernen; dazu Saft durch Sieb gießen)
- Auf Alkohol, Fleisch und Süßigkeiten verzichten

## Gürtelrose (Herpes Zoster)

Reaktivierung der Windpockenviren bei Immunschwäche oder Streß; meist gürtelförmig und auf einer Seite begrenzt auftretende Bläschen, die aufplatzen und verkrusten. Gürtelrose kann auch nach Abheilung noch lange sehr schmerzhaft sein

### Ernährungsdauer: 1 Woche
*Täglich*
- Nach dem Aufstehen ½ Liter Lindenblütentee, vermischt mit dem Saft einer Zitrone (Zitronenkerne entfernen; dazu Saft durch Sieb gießen)
- Auf Alkohol, Fleisch und Süßigkeiten verzichten
- Als Zwischenmahlzeit Früchte, wenn möglich Himbeeren

*2 x pro Woche*
- Reis mit Champignons und Zwiebelsauce, jeweils als Mittagessen
- Milchreis mit Apfelschnitzen und Zimt, ohne Zucker, jeweils als Abendessen

## Sonnenbrand

Schmerzhafte Rötung der Haut, teils mit Blasenbildung, durch die schädigende Wirkung von UV-Strahlen; Intensität der Schädigung abhängig vom Hauttyp und der Dauer der Sonnenbestrahlung

### Ernährungsdauer: 2 Tage
*Täglich*
- Den Flüssigkeitskonsum um mindestens einen Liter erhöhen; vor allem lauwarme Milch trinken
- Als Zwischenmahlzeit ein Stück Brot und ein paar Oliven
- Milchreis mit Vanille, dazu Apfelschnitze

## Neurodermitis

Chronische von psychischer Belastung und Streß ausgelöste und verstärkte schuppende und juckende Entzündung der Haut, tritt vor allem an den Beugeseiten von Unterarmen, Ellbogen- und Kniegelenken sowie am Kopf auf

### Ernährungsdauer: 2 Wochen
*Täglich*
- Den Flüssigkeitskonsum um mindestens einen Liter erhöhen; dazu morgens jeweils Milch und am Nachmittag Lindenblütentee
- Auf Alkohol und Fleisch verzichten und zu viele Süßigkeiten meiden

*3 x pro Woche*
- Milchreis mit Vanille, dazu Apfelschnitze, jeweils als Abendessen

*2 x pro Woche*
- Kartoffeln mit Zwiebelschmelze, dazu Champignons, jeweils als Mittagessen

*1 x pro Woche*
- Hirse mit Aubergine, dazu Lammfleisch, jeweils als Abendessen

## Schuppenflechte (Psoriasis)

Chronische Hautentzündung mit rundlichen, klar begrenzten silbrig schuppenden Flecken an den Streckseiten der Gelenke; Ursache ist unbekannt

### Ernährungsdauer: 1 Monat

*Täglich*
- Den Flüssigkeitskonsum um mindestens einen Liter erhöhen; dazu morgens jeweils Milch und am Nachmittag Lindenblütentee

*3 x pro Woche*
- Kokosnußmilchsuppe, gewürzt mit Koriander und Ingwer, jeweils als Mittagessen
- Milchreis mit Vanille, dazu Waldbeerenkompott, jeweils als Abendessen

*Verbringen Sie Ihre Zeit in Gesellschaft von Menschen. Gehen Sie spazieren, und machen Sie einfache Atemübungen.*

*3 x pro Woche*
- Risotto mit Steinpilzen, jeweils als Mittagessen

*1 x pro Woche*
- Kartoffeln mit Tintenfisch, gewürzt mit Petersilie, jeweils als Mittagessen
- Reis mit Austernpilzen, jeweils als Abendessen
- Kartoffeln mit Zwiebelschmelze, jeweils als Abendessen

*Regelmäßig*
- Rucola-Salat
- Ab und zu einen Granatapfel

*Akzeptieren Sie auch andersdenkende Menschen – jede Sichtweise ist letztlich auf ihre Weise wahr. Machen Sie einfache Atemübungen und Meditation.*

## Hautkrebs (Basaliom, Spinaliom, Malignes Melanom)

Bösartige Hauttumore, die nach Jahren an sonnenexponierten Stellen auftreten können, vermehrt bei hellhäutigen Menschen. Typisch: braune oder hautfarbene Flecken oder Knoten mit Blutungsneigung und Veränderung von Größe und Aussehen. Vor der Aussaat von Tochtergeschwülsten in den Körper Heilungschancen gut

### Ernährungsdauer: 1 Monat

*Täglich*
- Den Flüssigkeitskonsum um mindestens einen Liter erhöhen; dazu morgens jeweils Milch und am Nachmittag Lindenblütentee
- Auf Alkohol und Fleisch verzichten
- Als Zwischenmahlzeit Datteln und Walnüsse

# GYNÄKOLOGISCHE ERKRANKUNGEN

## Menstruationsbeschwerden

Unregelmäßigkeiten in Dauer, Häufigkeit und Intensität der Regelblutung, häufig Unterleibsschmerzen; meist harmlos, manchmal jedoch Zeichen einer ernsthaften Erkrankung

**Ernährungsdauer:** 2 Tage
*Täglich*
- Nach dem Aufstehen ein großes Glas lauwarme Milch, vermischt mit einem Teelöffel Honig ; zum Frühstück eine Banane
- Auf Alkohol, Fleisch, Getreide und Süßigkeiten verzichten
- Vor dem Mittagessen einen Eßlöffel Ahornsirup

## Klimakterium (Wechseljahre)

Um das 50. Lebensjahr auftretende natürliche hormonelle Veränderung mit Ausbleiben der Regelblutung (Menopause). Symptome:

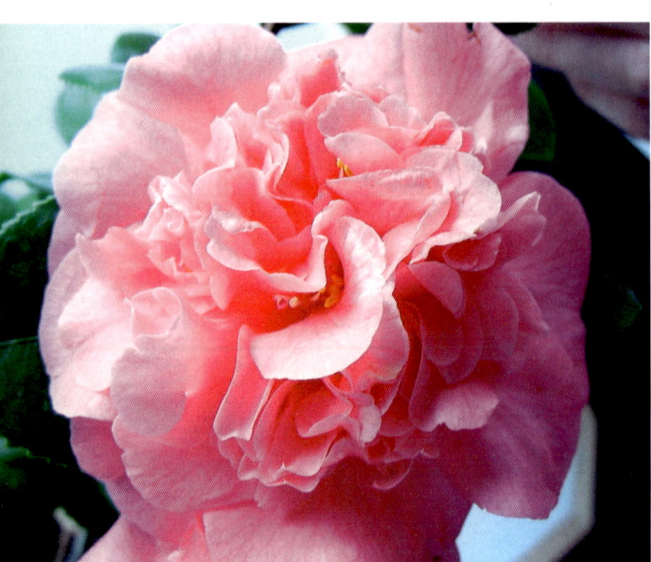

Hitzewallungen und Kreislaufprobleme, verminderter Geschlechtstrieb, Stimmungsschwankungen, Osteoporose

**Ernährungsdauer:** 3 Monate
*Täglich*
- Den Flüssigkeitskonsum um mindestens einen Liter erhöhen; vorteilhaft: Lindenblütentee oder stilles Wasser
- Nach dem Aufstehen ein großes Glas Grapefruitsaft; zum Frühstück eine Banane

*3 x pro Woche*
- Curryreis mit Früchten und Huhn, jeweils als Mittagessen

*1 x pro Woche*
- Hirse mit Tomaten, dazu Lammfleisch, jeweils als Mittagessen
- Gerstensuppe, jeweils als Abendessen
- Reis mit Avocado, jeweils als Abendessen

*Schütteln Sie alte Gewohnheiten ab, und haben Sie Mut zu Neuem! Machen Sie Yoga- und Meditationsübungen.*

## Eileiterentzündung (Adnexitis)

Vor allem bei jungen Frauen auftretende meist bakterielle Entzündung des Eileiters oder Eierstocks, verbunden mit starken Unterleibsschmerzen und Fieber, möglich sind auch Blutung und Ausfluß

**Ernährungsdauer:** 1 Woche
*Täglich*
- Nach dem Aufstehen ein großes Glas Grapefruitsaft; zum Frühstück eine Banane
- Als Zwischenmahlzeit Früchte, insbesondere Passionsfrucht

*3 x pro Woche*
- Teigwaren mit Pfifferlingen, jeweils als Mittagessen

- Kartoffeln mit Zwiebelknoblauch-Schmelze, jeweils als Abendessen

## Gebärmutter-/Gebärmutterhals-/Eierstockkrebs

Bösartige Tumoren mit vaginalen Blutungen oder Blutungsanomalien, Ausfluß und Schmerzen; Auftreten im mittleren Lebensabschnitt. Risikofaktoren: frühe sexuelle Aktivität, Infektion durch bestimmte Viren und Umstellungsfaktoren

**Ernährungsdauer: 1 Monat**
*Täglich*
- Nach dem Aufstehen ein großes Glas Grapefruitsaft; zum Frühstück eine Banane
- Als Zwischenmahlzeit Feigen, Datteln und andere Früchte
- Alkohol, Fleisch und zu viele Süßigkeiten meiden

*3 x pro Woche*
- Kartoffeln mit Karotten und Zwiebeln, gewürzt mit Nelken und Salz, jeweils als Mittagessen
- Kokosnußmilchsuppe, gewürzt mit Curry und Ingwer, jeweils als Abendessen

*1 x pro Woche*
- Reis, Spinat und Fisch, jeweils als Mittag- oder Abendessen

*Lösen Sie sich von einengenden Lebensstrukturen. Haben Sie Mut zu Neuem! Machen Sie Yoga, und meditieren Sie.*

## Mastopathie
### (zystisch-knotige Brusterkrankung)

Häufigste gutartige Veränderung der weiblichen Brust mit verhärteten Knoten, Schmerzen und Spannungsgefühl

**Ernährungsdauer: 1 Monat**
*Täglich*
- Nach dem Aufstehen ein großes Glas lauwarme Milch, vermischt mit einem Teelöffel Honig; zum Frühstück ein Stück Weizenbrot
- Vor dem Mittagessen einen Eßlöffel Ahornsirup
- Als Zwischenmahlzeit regelmäßig Datteln und Pinienkerne

*3 x pro Woche*
- Kokosnußmilchsuppe, gewürzt mit Curry und Ingwer, jeweils als Mittagessen

*1 x pro Woche*
- Risotto mit Spinat, jeweils als Abendessen

*Regelmäßig*
- Ab und zu eine Kiwi

*Beurteilen Sie einen Mitmenschen nicht aufgrund der ausgesprochenen Worte. Kann man die Absicht des anderen wirklich erraten, oder ist man dabei meistens im Irrtum? Praktizieren Sie regelmäßig einfache Atemübungen.*

## Brustkrebs (Mammakarzinom)

Häufigster bösartiger Tumor bei Frauen. Wachstum eines schmerzlosen Knotens, Blutung aus der Brustwarze oder Einziehen der Haut. Ursache: hormonelle und genetische Faktoren; Heilungschancen bei früher Diagnose gut

**Ernährungsdauer: 3 Monate**
*Täglich*
- Den Flüssigkeitskonsum um mindestens einen Liter erhöhen: morgens trinken Sie Milch und am Nachmittag Lindenblütentee
- Auf Alkohol und Fleisch verzichten und zu viele Süßigkeiten meiden
- Als Zwischenmahlzeit Datteln, Feigen und Pinienkerne

- Vor dem Mittagessen ein Eßlöffel Ahornsirup

*3 x pro Woche*
- Kokosnußmilchsuppe, gewürzt mit Curry und Ingwer (möglichst scharf), jeweils als Mittagessen
- Kartoffeln mit Zwiebelknoblauch-Schmelze, jeweils als Abendessen

*1 x pro Woche*
- Hirse mit Tomaten und Auberginen, dazu Lammfleisch, jeweils als Mittagessen

*Regelmäßig*
- Ab und zu ein Glas Kiwisaft

*Veraltete Gewohnheiten und erstarrte menschliche Bindungen müssen losgelassen werden. Erfüllen Sie sich verborgene Wünsche, und haben Sie Mut zu Neuem. Praktizieren Sie Yoga und Meditation.*

## Zeugungsunfähigkeit
### (Infertilität / Sterilität)

Unfähigkeit, Nachkommen zu zeugen; bei Frauen teils aufgrund von Erkrankungen der Geschlechtsorgane, Schwierigkeiten beim Eisprung oder hormonellen Störungen; bei Männern meist aufgrund verminderter Spermienqualität

**Ernährungsdauer:** 1 Monat (auf Geschlechtsverkehr während dieser Zeit verzichten)
*Täglich*
- Nach dem Aufstehen ein großes Glas Mangosaft; zum Frühstück eine Banane
- Auf Alkohol und Fleisch verzichten und zu viele Süßigkeiten meiden
- Als Zwischenmahlzeit Datteln, Feigen und Pinienkerne

*3 x pro Woche*
- Teigwaren mit Trüffeln oder Pfifferlingen, jeweils als Mittagessen

*1 x pro Woche*
- Reis mit Spinat und Fisch, jeweils als Abendessen
- Linsen mit Kartoffeln und Karotten, gewürzt mit Muskatnuß, jeweils als Abendessen

*Regelmäßig*
- Ab und zu Pfefferminztee

## Schwangerschaftserbrechen
### (Emesis gravidarum)

Häufige Beschwerden im ersten Schwangerschaftsdrittel mit morgendlicher Übelkeit und Erbrechen, begründet in der hormonellen Umstellung

**Ernährungsdauer:** 2 Wochen
*Täglich*
- Nach dem Aufstehen ein großes Glas Grapefruitsaft; zum Frühstück essen Sie eine Banane
- Viele Früchte, insbesondere Äpfel, Birnen und Bananen
- Genügend Flüssigkeit zuführen, vor allem Milch und stilles Wasser
- Reis mit beliebigen Zutaten, jeweils als Mittag- oder Abendessen
- Teigwaren und Brot sowie zuviel Kaffee und Tee meiden

*Zu Beginn der Ernährungsdauer kann die Übelkeit zunehmen; nach drei Tagen sollte eine klare Verbesserung dasein. Versuchen Sie, regelmäßig Zeit allein zu verbringen, und machen Sie einfache Atemübungen.*

## Schwangerschaftsvergiftung
### (Gestose)

Schwere Erkrankung im letzten Schwangerschaftsdrittel, verbunden mit Wassereinlagerung, hohem Blutdruck und Eiweißverlust über die Nieren (Gestose, Präeklampsie); manchmal zusätzlich Krampfanfälle (Eklampsie). Wenn mit Medikamenten keine Stabilisierung erreicht wird, ist die Einleitung der Geburt zum Erhalt der mütterlichen Gesundheit notwendig

Ernährungsdauer: bis zur Geburt
*Täglich*
- Nach dem Aufstehen ein großes Glas Grapefruitsaft; zum Frühstück eine Banane
- Den Flüssigkeitskonsum um mindestens einen Liter erhöhen, vorteilhaft: stilles Wasser
- Früchte, insbesondere Zitrusfrüchte und Datteln
- Reis, dazu Gemüse, von Vorteil: Broccoli, Kohlrabi oder Spinat, jeweils als Mittag- oder Abendessen
- Vor dem Mittagessen ein Eßlöffel Ahornsirup

*Die empfohlenen Nahrungsmittel haben vor allem vorbeugenden Charakter. Versuchen Sie, regelmäßig Zeit allein zu verbringen, und unternehmen Sie Spaziergänge.*

## Eileiterschwangerschaft
Fehlerhafte Einnistung der befruchteten Eizelle in den Eileiter (außerhalb der Gebärmutter) aufgrund einer Fehlbildung oder Vernarbung des Eileiters. Folge: baldiges Absterben der Frucht, Gefahr von Blutung und Infektion im Unterleib

Ernährungsdauer: 1 Woche
*Täglich*
- Nach dem Aufstehen ein großes Glas Grapefruitsaft; zum Frühstück eine Banane
- Den Flüssigkeitskonsum um mindestens einen Liter erhöhen; vorteilhaft: Lindenblütentee

- Reis mit gekochter Roter Bete, gewürzt mit Salz und Pfeffer, jeweils als Mittag- oder Abendessen
- Als Zwischenmahlzeit am Nachmittag ein Glas Karottensaft
*1 x pro Woche*
- Milchreis mit Rhabarber, ohne Zucker, jeweils als Abendessen

## Schwangerschaftszwischenblutung
Anfangs harmloses Zeichen für die Einnistung der Eizelle; später auch Zeichen einer Erkrankung des Unterleibs oder einer drohenden Fehlgeburt

Ernährungsdauer: 2 Wochen
Täglich
- Nach dem Aufstehen ein großes Glas Grapefruitsaft; zum Frühstück eine Banane
- Brot und zu viele Süßigkeiten meiden
- Kartoffeln mit Gemüse, vor allem Karotten und Kohlrabi, jeweils als Mittagessen
- Möglichst leichtes Abendessen, von Vorteil: Grießbrei, Milchreis, Birchermüsli, Salate oder Suppen

*Gönnen Sie sich Ruhe, und versuchen Sie gelegentlich, Zeit allein zu verbringen. Machen Sie einfache Atemübungen, und bewegen Sie regelmäßig die Arme.*

## Regelwidrige Kindslage
Für die Geburt ungünstige Lage des Kindes im Mutterleib (zum Beispiel Beckenendlage), was zu einer Erschwernis oder Unmöglichkeit einer natürlichen Geburt führt und gegebenenfalls einen Kaiserschnitt notwendig macht

**Ernährungsdauer: 2 Wochen**

*Täglich*

- Nach dem Aufstehen ein großes Glas Grapefruitsaft; zum Frühstück essen Sie eine Banane
- Auf Fleisch und Teigwaren verzichten sowie zu viele Süßigkeiten meiden

*3 x pro Woche*

- Kokosnußmilchsuppe, gewürzt mit ein wenig Ingwer, jeweils als Mittagessen
- Milchreis mit Vanille und Aprikosenkompott, jeweils als Abendessen

Regelmäßig

- Ab und zu Pfefferminztee

*Verbringen Sie viel Zeit mit Ihrem Partner, und unternehmen Sie gemeinsame Spaziergänge.*

## Baby-Blues/Wochenbettdepression

Kurzzeitige oder bei Depression länger dauernde traurige Verstimmung und Niedergeschlagenheit nach der Entbindung; Ursachen Hormonumstellung, Ängste, Unsicherheits- und Überforderungsgefühle

**Ernährungsdauer: 1 Woche**

*Täglich*

- Nach dem Aufstehen ein großes Glas lauwarmes Wasser, vermischt mit einem Teelöffel Honig; zum Frühstück eine Banane
- Den Flüssigkeitskonsum um mindestens einen Liter erhöhen; vorteilhaft: stilles Wasser
- Als Zwischenmahlzeit Orangen und Datteln
- Sesam oder Mohnbrot mit Butter und Marmelade, jeweils als Abendessen
- Leichte Kost, viel Reis und Gemüse

*Machen Sie jeden Tag einfache Atemübungen.*

# PSYCHISCHE ERKRANKUNGEN

## Hypochondrie (Krankheitswahn)

Übertriebene Beschäftigung mit den eigenen Körperfunktionen und die ständige Furcht, an einer schweren Krankheit zu leiden

**Ernährungsdauer: 1 Monat**

*Täglich*

- Nach dem Aufstehen ein Glas lauwarmes Wasser, vermischt mit einem Teelöffel Honig; zum Frühstück eine Banane
- Den Flüssigkeitskonsum um mindestens einen Liter erhöhen; vorteilhaft: morgens Milch und am Nachmittag Lindenblütentee
- Vor dem Mittagessen ein Eßlöffel Ahornsirup

*3 x pro Woche*

- Grießpudding mit Waldbeeren, jeweils als Abendessen

*2 x pro Woche*

- Safranreis mit Steinpilzen, jeweils als Mittagessen

*1 x pro Woche*

- Kartoffeln mit Naturjoghurt, jeweils als Mittagessen

*Beziehen Sie mehr Menschen in Ihr Leben mit ein. Teilen Sie die Verantwortung mit Ihrem Umfeld. Machen Sie regelmäßig Atemübungen.*

## Psychosomatische Beschwerden

Körperliche Symptome wie Magen-Darm-Beschwerden, muskuläre Verspannungen, Rückenbeschwerden oder Herz-Kreislauf-Probleme, die keine eindeutige körperliche Ursache haben, sondern durch psychische Faktoren und Belastungen mit verursacht werden

**Ernährungsdauer:** 2 Wochen

*Täglich*

- Nach dem Aufstehen ein großes Glas lauwarmes Wasser vermischt mit einem Teelöffel Honig; zum Frühstück eine Banane
- Den Flüssigkeitskonsum um mindestens einen Liter erhöhen; vorteilhaft: morgens Milch und am Nachmittag Lindenblütentee
- Als Zwischenmahlzeit Früchte, insbesondere Kiwi

*3 x pro Woche*

- Kartoffeln mit Zwiebelknoblauch-Schmelze, dazu ein wenig Käse, jeweils als Mittagessen
- Gekochter Reis mit Zucchini, gewürzt mit Muskatnuß und Rosmarin, jeweils als Mittagessen

*1 x pro Woche*

- Koskosnußmilchsuppe, gewürzt mit Ingwer, jeweils als Abendessen

## Sucht/Abhängigkeit
### (Alkohol, Drogen, Medikamente)

Krankhafte körperliche und psychische Abhängigkeit von bestimmten Substanzen, deren lange andauernder Genuß zu Organschädigungen führen kann. Bei Abstinenz kommt es zu Entzugssymptomen wie innerer Unruhe, Aggressivität, Herzrasen und Schweißausbrüchen, Krampfanfällen, machmal auch zum Delirium

**Ernährungsdauer:** 1 Monat

*Täglich*

- Nach dem Aufstehen ½ Liter Lindenblütentee, vermischt mit dem Saft einer halben Zitrone (Zitronenkerne entfernen; dazu Saft durch Teesieb gießen)
- Zum Frühstück Weizenbrot mit Butter und Marmelade
- Gekochter Reis mit Gemüse, dazu nach Wunsch auch Fisch, jeweils als Mittagessen

*3 x pro Woche*

- Milchreis oder Grießbrei mit Früchtekompott, jeweils als Abendessen
- Kartoffeln mit Blattsalat, jeweils als Abendessen

*1 x pro Woche*

- Kokosnußmilchsuppe, gewürzt mit Ingwer, jeweils als Abendessen

*Die Überwindung von Abhängigkeiten ist immer mit einer Loslösung von Menschen und bestehenden Lebensgewohnheiten verbunden. Haben Sie Mut zu Neuem. Praktizieren Sie regelmäßig Atemübungen und Yoga.*

## Eßstörungen
### (Anorexia nervosa, Bulimie)

Gestörtes Eßverhalten mit krankhafter Angst vor Gewichtszunahme, vor allem bei Frauen auftretend aufgrund einer verfälschten Körperwahrnehmung. Typisch: ausschließliche Beschäftigung mit dem Essen, reduzierte Nahrungsaufnahme (Anorexie) oder Freß-Brech-Attacken (Bulimie) mit lebensbedrohlicher Gewichtsabnahme, Störung der körperlichen und hormonellen Funktionen

**Ernährungsdauer:** 1 Monat

*Täglich*

- Nach dem Aufstehen ein großes Glas lauwarmes Wasser, vermischt mit einem Teelöffel Honig; zum Frühstück eine Banane
- Den Flüssigkeitskonsum um mindestens einen Liter erhöhen; vorteilhaft: stilles Wasser
- Vor dem Mittagessen ein Eßlöffel Ahornsirup

*3 x pro Woche*

- Kartoffelpüree, gewürzt mit Muskatnuß, dazu Karotten, jeweils als Mittagessen
- Reis mit Zucchini oder Fenchel, jeweils als Mittagessen

- Gemüsesuppe mit einem Stück Weizenbrot, jeweils als Abendessen
- Grießbrei mit Sultaninen, Zucker und Zimt, jeweils als Abendessen

*Wenn wir uns bestimmten Herausforderungen des Lebens nicht stellen wollen (z.B. »Ich will nie Mutter werden«), dann entstehen aus dieser inneren Ablehnung Eßstörungen. Erweitern Sie Ihren Beziehungskreis, und haben Sie Mut zu Neuem. Praktizieren Sie Atemübungen und Meditation.*

## Midlife Crisis

In der Lebensmitte auftretende Lebenskrise mit Unsicherheitsgefühlen und depressiven Symptomen; begleitet von Sinnsuche und Neuorientierung

**Ernährungsdauer: 1 Monat**
*Täglich*
- Nach dem Aufstehen ein großes Glas lauwarme Milch, vermischt mit einem Teelöffel Honig; zum Frühstück ein Stück Weizenbrot mit Butter und Marmelade
- Den Flüssigkeitskonsum um mindestens einen Liter erhöhen; vorteilhaft: stilles Wasser
- Auf Teigwaren verzichten und zu viele Süßigkeiten meiden
- Als Zwischenmahlzeit ab und zu eine Papaya
*3 x pro Woche*
- Curryreis mit Früchten, dazu Huhn (scharf), jeweils als Mittagessen
- Chicoréesalat mit Mandarinen und Walnüssen, jeweils als Mittagessen
*1 x pro Woche*
- Milchreis mit Vanille, dazu Apfelschnitze, jeweils als Abendessen
- Kokosnußmilchsuppe, gewürzt mit Ingwer, jeweils als Abendessen

## Depression

Gemütserkrankung bestimmt von Traurigkeit, Antriebslosigkeit, Müdigkeit, Schlafstörung, Gefühls- und Affektabflachung, teils grundlosen Ängsten

**Ernährungsdauer: 1 Monat**
*Täglich*
- Nach dem Aufstehen ein großes Glas lauwarme Milch, vermischt mit einem Teelöffel Honig
- Den Flüssigkeitskonsum um mindestens einen Liter erhöhen; vorteilhaft: stilles Wasser.
- Zuviel Getreide und Teigwaren meiden
*2 x pro Woche*
- Bratkartoffeln mit Lammfleisch, als Gemüse Karotten, jeweils als Mittag- oder Abendessen
*1 x pro Woche*
- Kokosnußmilchsuppe, gewürzt mit Curry und Ingwer, jeweils als Abendessen

## Schizophrenie

Chronische Erkrankung mit psychotischen Symptomen wie Wahnvorstellungen, Halluzinationen und Störungen des Denkens, Fühlens und Verhaltens

**Ernährungsdauer: 3 Monate**
*Täglich*
- Nach dem Aufstehen ein großes Glas lauwarme Milch, vermischt mit einem Teelöffel Honig; zum Frühstück eine Banane
- Den Flüssigkeitskonsum um mindestens einen Liter erhöhen; vorteilhaft: Lindenblütentee
- Als Zwischenmahlzeit Datteln und Feigen
- Auf Alkohol, Fleisch, zuviel Getreide und zu viele Süßigkeiten verzichten
- Vor dem Mittagessen ein Eßlöffel Ahornsirup
- Reis mit Gemüse, dazu Fisch oder Huhn, jeweils als Mittag- oder Abendessen

*3 x pro Woche*
- Früchtekuchen (Äpfel, Birnen oder Aprikosen), jeweils als Abendessen

*1 x pro Woche*
- Kokosnußmilchsuppe, gewürzt mit Ingwer, jeweils als Abendessen

*Bewegen Sie sich viel, gehen Sie spazieren, und machen Sie Atemübungen.*

## Aufmerksamkeitsdefizit- und Hyperaktivitätssyndrom (ADHS)

ADHS ist gekennzeichnet durch ausgeprägte und seit der Kindheit bestehende Störungen der Konzentrationsfähigkeit, der Handlungskontrolle und Impulskontrolle sowie durch körperliche Hyperaktivität (Zappelphilipp)

**Ernährungsdauer:** 3 Monate
*Täglich*
- Nach dem Aufstehen ein großes Glas lauwarme Milch, vermischt mit einem Teelöffel Honig; zum Frühstück essen Sie eine Banane
- Als Zwischenmahlzeit Datteln und Feigen
- Auf zuviel Fleisch und zu viele Süßigkeiten verzichten

*3 x pro Woche*
- Hirse mit Auberginenragout, dazu Lammfleisch, jeweils als Mittagessen
- Früchtekuchen (Äpfel, Birnen und Aprikosen), jeweils als Abendessen

*1 x pro Woche*
- Reis mit Zucchini, jeweils als Mittagessen
- Milchreis mit Vanille, dazu Apfelschnitze, jeweils als Abendessen

*Regelmäßig*
- Ab und zu eine Avocado

*Hinter dieser Störung verbergen sich oft Probleme mit Autorität und zu engen Bindungen an einige wenige Menschen. Geben Sie die Kinder in die Obhut anderer Menschen, und achten Sie darauf, daß Ihre Kinder auch den Willen ihrer Mitmenschen respektieren.*

## Sexualstörung (Sexuelle Dysfunktion)

Teils durch organische, teils durch psychische Ursachen ausgelöste Koitus-, Erektions- oder Orgasmusstörung, die zu unerreichbaren individuellen Ansprüchen an eine erfüllte Sexualität führen

**Ernährungsdauer:** 2 Wochen
*Täglich*
- Nach dem Aufstehen ein Glas Mangosaft; zum Frühstück eine Banane
- Als Zwischenmahlzeit Datteln und Pinienkerne
- Auf Alkohol und zu viele Süßigkeiten verzichten

*2 x pro Woche*
- Kartoffelpüree, gewürzt mit Muskatnuß, dazu Huhn, jeweils als Mittagessen
- Bratkartoffeln, dazu Paprika und Lammfleisch, jeweils als Mittagessen
- Kokosnußmilchsuppe mit Krabben, gewürzt mit Ingwer, jeweils als Abendessen

*Verbringen Sie regelmäßig Zeit allein, und unternehmen Sie Spaziergänge. Versuchen Sie, dafür die gemeinsame Zeit mit Partner und Familie intensiver zu gestalten.*

# CHIRURGISCHE UND TRAUMATOLOGISCHE ERKRANKUNGEN

## Fingereiterung/Umlauf (Panaritium)

Eitrige und schmerzhafte bakterielle Entzündung des Nagelbetts nach kleinen lokalen Verletzungen

Ernährungsdauer: 1 Woche
*Täglich*
- Nach dem Aufstehen ¼ Liter Milch erhitzen, nach dem Abkühlen die Milchhaut entfernen und verzehren. Die Milch mit einem Teelöffel Honig vermischen und trinken
- Zum Frühstück eine Banane
- Viel Flüssigkeit trinken
- Ab und zu Datteln

## Verbrennungen

Oberflächliche oder tiefe Schädigung der Haut mit schmerzhafter Rötung, Blasenbildung oder Verkohlung; je nach Ausdehnung sehr ernsthafte Folgen für Kreislauf und Immunsystem möglich

Ernährungsdauer: 2 Wochen
*Täglich*
- Nach dem Aufstehen ¼ Liter Milch erhitzen, nach dem Abkühlen die Milchhaut entfernen und verzehren. Die Milch mit einem Teelöffel Honig vermischen und trinken
- Zum Frühstück eine Banane
- Als Zwischenmahlzeit Datteln
- Vor dem Mittagessen einen Löffel Ahornsirup
*3 x pro Woche*
- Reis mit Austernpilzen, dazu eine Rahmsauce, jeweils als Mittagessen
- Grießpudding mit Sultaninen und Früchtekompott, jeweils als Abendessen
*1 x pro Woche*
- Reis mit Tintenfisch, jeweils als Mittagessen

*Machen Sie einfache Atemübungen.*

## Erfrierung

Kälteschädigung der Haut oder einzelner Körperglieder mit schmerzhafter Durchblutungsstörung, Verfärbung, Bildung von Frostblasen; Gefahr des Absterbens

Ernährungsdauer: 2 Wochen
*Täglich*
- Nach dem Aufstehen ½ Liter warmes Wasser, vermischt mit einem Teelöffel Honig; zum Frühstück Omelette mit Ahornsirup
- Scharf gewürzte Speisen
*3 x pro Woche*
- Kartoffeln mit Zwiebel- und Knoblauchschmelze, jeweils als Mittagessen
- Gemüsesuppe, gewürzt mit Muskatnuß und Pfeffer, jeweils als Abendessen

*Machen Sie Atemübungen.*

## Leistenbruch (Leistenhernie)

Ausstülpung von Eingeweideanteilen durch eine verdünnte Stelle der Bauchwand, verbunden mit schmerzhaften Schwellungen, meist ausgelöst durch schweres Heben oder starkes Pressen

Ernährungsdauer: 2 Wochen
*Täglich*
- Nach dem Aufstehen ein großes Glas warme Milch, vermischt mit einem Teelöffel Honig; zum Frühstück eine Banane

- Den Flüssigkeitskonsum um mindestens einen Liter erhöhen; vorteilhaft: Lindenblütentee
- Als Zwischenmahlzeit Früchte (keine Steinfrüchte)

*3 x pro Woche*
- Spinatrisotto mit Zwiebeln und Knoblauch, jeweils als Mittagessen
- Haferschleimsuppe, jeweils als Abendessen

*Legen Sie alte Gewohnheiten und Verhaltensmuster ab. Erweitern Sie Ihren Freundeskreis, und lernen Sie neue Dinge.*

## Muskelzerrung

Stechender Muskelschmerz durch kleinste Muskelfaserrisse nach Überlastung

Ernährungsdauer: 1 Woche
*Täglich*
- Nach dem Aufstehen ½ Liter warmes Wasser, vermischt mit einem Teelöffel Honig
- Zum Frühstück Omelette mit Ahornsirup

*3 x pro Woche*
- Mais mit Gemüse und Lammfleisch, jeweils als Mittagessen
- Grießbrei mit Früchtekompott, jeweils als Abendessen

## Schnittverletzung / Schürfwunden

Durch Unfälle hervorgerufene Hautverletzungen

Ernährungsdauer: 3 Tage
*Täglich*
- Nach dem Aufstehen ¼ Liter Milch erhitzen, nach dem Abkühlen die Milchhaut entfernen und verzehren. Die Milch mit einem Teelöffel Honig vermischen und trinken
- Zum Frühstück eine Banane

- Als Zwischenmahlzeit Datteln und Pinienkerne
- Vor dem Mittagessen ein Eßlöffel Ahornsirup

## Gelenkverrenkung (Luxation)

Durch Prellung oder Zug verursachtes Herausspringen eines Gelenks (Finger-, Schulter-, Sprunggelenk), verbunden mit Fehlstellungen und heftigen Schmerzen

Ernährungsdauer: 2 Wochen
*Täglich*
- Nach dem Aufstehen ein großes Glas lauwarme Milch, vermischt mit einem Teelöffel Honig; zum Frühstück eine Banane
- Als Zwischenmahlzeit Datteln, Feigen und Walnüsse

*3 x pro Woche*
- Curryreis mit Früchten und Fisch, jeweils als Mittagessen

*1 x pro Woche*
- Zwiebelkuchen, jeweils als Abendessen
*Regelmäßig*
- Schärfere Kost als normalerweise
- Ab und zu eine Avocado

## Knochenbruch (Fraktur)

Durch Unfall oder spontanen Bruch bei Osteoporose (v.a. Unterarm, Unterschenkel und Schenkelhals) verursachte schmerzhafte Fehlstellung, Schwellung und Bewegungseinschränkung; häufig Operation notwendig

Ernährungsdauer: 2 Wochen
*Täglich*
- Nach dem Aufstehen ein großes Glas lauwarme Milch. vermischt mit einem Teelöffel Honig; zum Frühstück eine Banane
- Als Zwischenmahlzeit Datteln, Feigen und Walnüsse

*3 x pro Woche*
- Curryreis mit Früchten und Fisch, jeweils als Mittagessen

*2 x pro Woche*
- Zwiebelkuchen, jeweils als Abendessen

*1 x pro Woche*
- Kokosnußmilchsuppe mit Krabben, gewürzt mit Ingwer und Curry, jeweils als Mittagessen

*Regelmäßig*
- Schärfere Kost als normalerweise
- Ab und zu eine Avocado

## Gelenkentzündung

Nach Gelenkverletzung, Operation oder im Rahmen einer Bakterienstreuung entstehende Entzündung, gefolgt von sehr schmerzhafter Schwellung, Rötung und Funktionseinschränkung des Gelenks; ernsthafte Schädigung des Gelenks möglich

**Ernährungsdauer:** 2 Wochen
*Täglich*
- Nach dem Aufstehen ein großes Glas lauwarme Milch, vermischt mit einem Teelöffel Honig; zum Frühstück eine Banane
- Als Zwischenmahlzeit Datteln, Feigen und Mandeln sowie ein Glas frisch gepreßter Grapefruitsaft

*3 x pro Woche*
- Kartoffeln mit Lauch, jeweils als Mittagessen
- Grießbrei mit Rhabarber- oder Aprikosenkompott, jeweils als Abendessen

## Meniskusschädigung

Riß oder Quetschung der gelenkführenden und dämpfenden Knorpelscheiben im Kniegelenk durch Verschleiß oder Verdrehen des Knies, verbunden mit einer schmerzhaften Einschränkung beim Strecken und mit der Schwellung des Knies

**Ernährungsdauer:** 1 Monat
*Täglich*
- Nach dem Aufstehen ein großes Glas lauwarme Milch, vermischt mit einem Teelöffel Honig; zum Frühstück eine Banane
- Den Flüssigkeitskonsum um mindestens einen Liter erhöhen; vorteilhaft: morgens Milch und am Nachmittag Lindenblütentee
- Auf Alkohol verzichten und zu viele Süßigkeiten meiden
- Als Zwischenmahlzeit abwechselnd Datteln und Granatäpfel

*3 x pro Woche*
- Curryreis mit Früchten und Huhn, jeweils als Mittagessen

*2 x pro Woche*
- Kartoffeln mit Bohnensalat, jeweils als Mittagessen
- Avocadosalat mit Mango, jeweils als Abendessen

*1 x pro Woche*
- Safranreis mit Meeresfrüchten, jeweils als Abendessen

*Zuwenig persönlicher Freiraum in Beziehung und Arbeit ist die Ursache dieser Störung. Haben Sie Mut zu Neuem. Praktizieren Sie Yoga und Meditation.*

## Bandscheibenvorfall (Diskushernie)

Durch Verschleiß oder Unfall verursachtes Hervortreten von Teilen der Bandscheibe (meist auf Höhe der Hals- oder Lendenwirbelsäule) in den Rückenmarkskanal, gefolgt von Einengung der Nerven, Schmerzen, Gefühlsstörungen oder Lähmungen in Armen und Beinen

**Ernährungsdauer:** 1 Monat

*Täglich*

- Nach dem Aufstehen ein großes Glas lauwarme Milch, vermischt mit einem Teelöffel Honig; zum Frühstück eine Banane
- Den Flüssigkeitskonsum um mindestens einen Liter erhöhen; vorteilhaft: morgens Milch und am Nachmittag Lindenblütentee
- Auf Alkohol verzichten und zu viele Süßigkeiten meiden
- Als Zwischenmahlzeit abwechselnd Datteln und Granatäpfel

*3 x pro Woche*

- Kartoffeln mit Bohnensalat, jeweils als Mittagessen (auf Wunsch dazu Truthahnfleisch)

*2 x pro Woche*

- Gurkensalat, angemacht mit Naturjoghurt, Salz und Pfeffer, jeweils als Mittagessen
- Safranreis mit Meeresfrüchten, jeweils als Abendessen
- Chicoréesalat mit Mandarinen und Walnüssen, jeweils als Abendessen

*Gönnen Sie sich Freizeit, gehen Sie hinaus in die Natur, und versuchen Sie ab und zu, Zeit allein zu verbringen. Machen Sie Yoga und Meditation.*

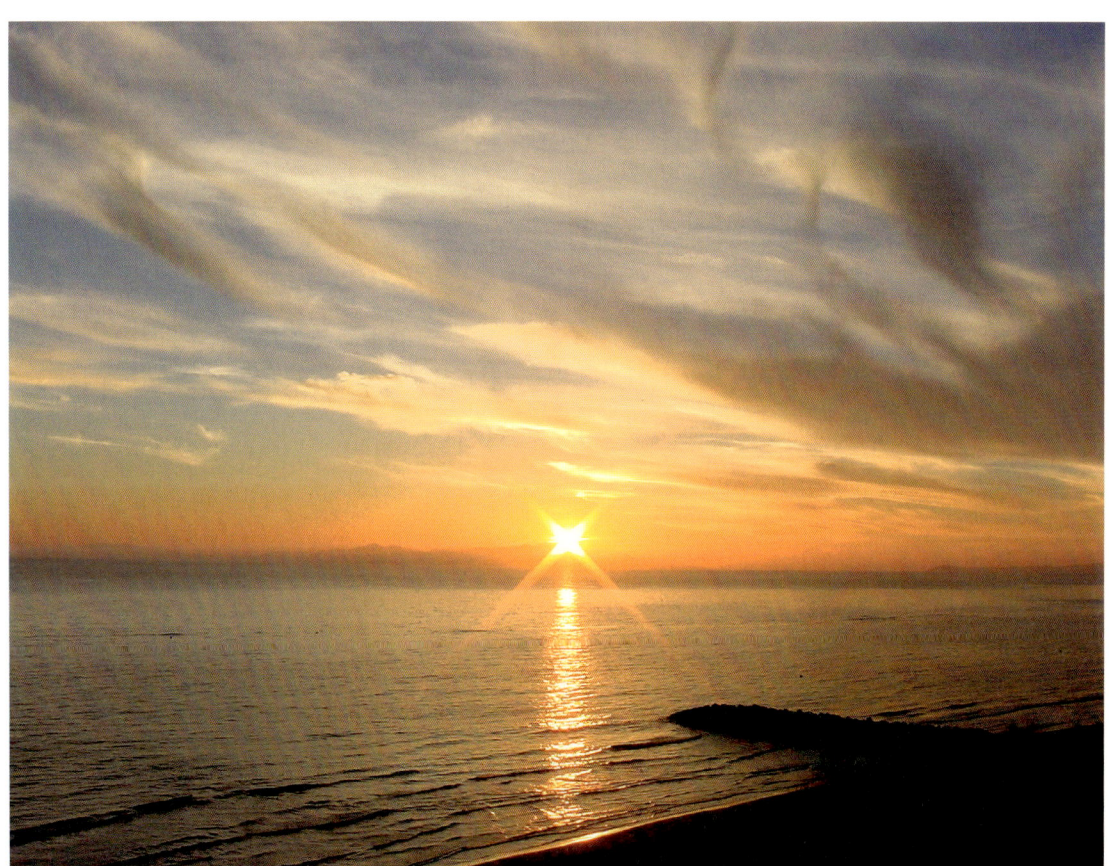

## Schlußwort

Liebe Leserin, lieber Leser,

ich wünsche Ihnen bei der Anwendung der Kochrezepte viel Erfolg und Freude. Will man Ayur-veda vertiefen, so braucht man viel Geduld und Übung. Erst nach Monaten, ja Jahren kann man die der täglichen Ernährung innewohnenden Geheimnisse verstehen. Immer wieder kann man Neues dazulernen, die Natur bietet uns dazu täglich Gelegenheit. Wie wunderbar sind all die Einblicke, die man durch dieses Studium über das eigene Leben erhalten kann! Letztlich mündet alles Gelernte in der Wahrnehmung der eigenen Seele als Teil der Schöpfung, als Teil des Lebens, als Teil der ewigen Liebe Gottes.

Janakananda

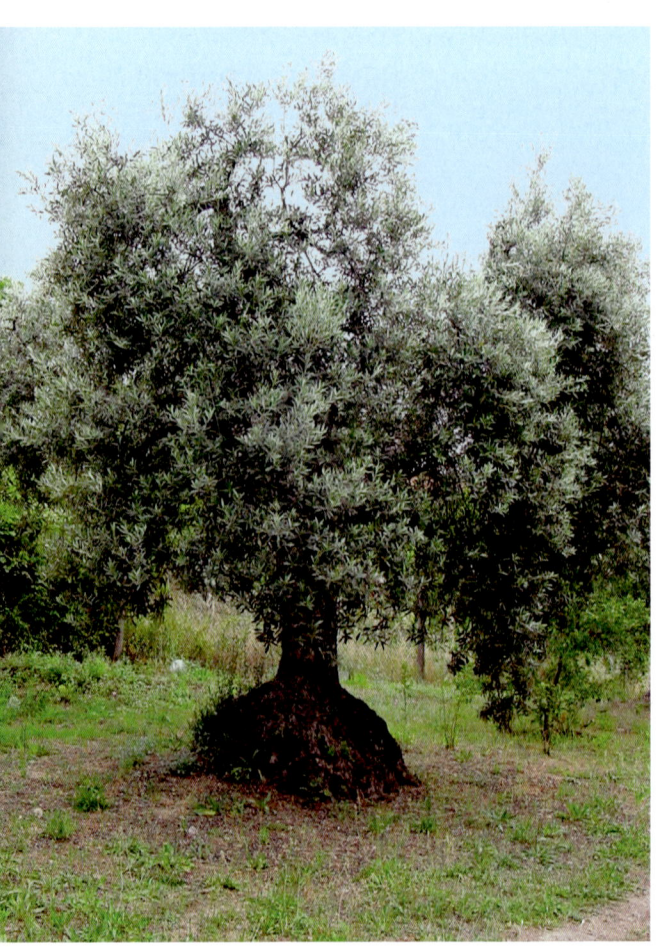

# DER BAUM DES LEBENS

*Wenn ein Mensch sich selbst erkannt hat,
erfährt er sich als Frucht eines Baumes,
von dem er zehrte bis zur Reife.*

*Die Fruchtbarkeit des Bodens erinnert ihn an die
Liebe seiner Mutter,
die Kraft der Wurzel an die Güte seines Vaters,
die Stärke des Stammes an die Geduld
seines Partners,
die Äste an die Toleranz seiner Freunde und
die Zweige an die unsichtbare Liebe seiner Feinde.*

*So dann der Mensch darüber nachsinnt,
fällt er ab vom Baum des Lebens in die Hände
des Herrn.*

*Janakananda*

Wenn Sie Ihre Ayurvedakenntnisse durch einen Vortrag, einen Kochkurs oder durch eine Ausbildung erweitern möchten, können Sie sich mit den untenstehenden Ausbildungszentren in Verbindung setzen.

**Schweiz:** Janakanandas Yogaschule
Ausbildungszentrum für Ayurveda
und Yoga
Friedensstraße 7
CH-4629 Fulenbach
www.janakananda.ch
Telefon: +41 62 926 06 00
Fax: +41 62 926 06 04
E-Mail: info@janakananda.ch

**Deutschland:** Amritas Yogaschule
Ausbildungszentrum für Ayurveda
und Yoga
Konnenbergstraße 67
73614 Schorndorf bei Stuttgart
www.amritanandamoyima.de
Telefon:  +49 7181 48 38 35
Fax: +49 7181 48 38 36
E-Mail: info@amritanandamoyima.de

Weitere Bücher von Janakananda erhalten Sie bei:

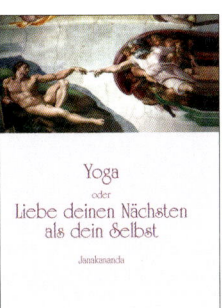

Daniel Jenni Unternehmungen GmbH
Friedensstraße 7
CH-4629 Fulenbach
Telefon: +41 62 926 06 03
www.yfaverlagsgmbh.ch
Fax: +41 62 926 06 04
E-Mail: info@yfaverlagsgmbh.ch
oder im Buchhandel

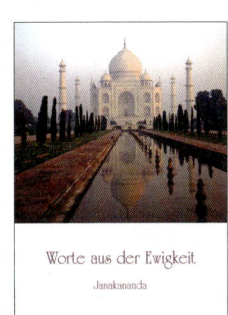

# INDEX
# KRANKHEITSBILDER

# INDEX
# NAHRUNGSMITTEL

Weitere Bücher vom

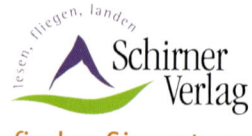

lesen, fliegen, landen

Schirner Verlag

finden Sie unter:

*www.schirner.com*

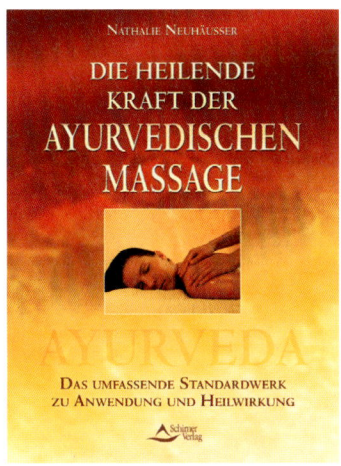
Natalie Neuhäusser
**Die heilende Kraft der
ayurvedischen Massage**
*Das umfassende Standardwerk zu
Anwendung und Heilwirkung*
ISBN 978-3-89767-251-2

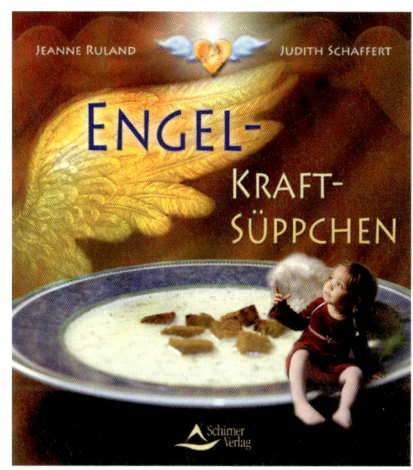

Jeanne Ruland • Judith Schaffert
**Engelkraftsüppchen**
*(Kochbuch)*
ISBN 978-3-89767-301-4

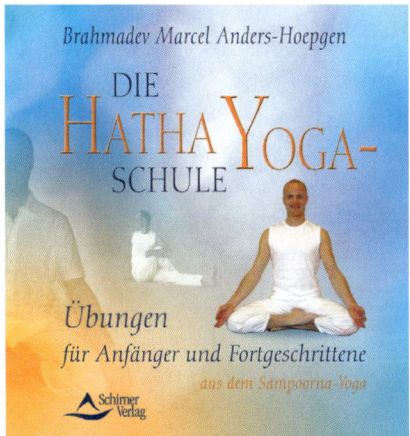

Brahmadev Marcel Anders-Hoepgen
**Die Hatha-Yoga-Schule**
*Übungen für Anfänger
und Fortgeschrittene*
ISBN 978-3-89767-232-1

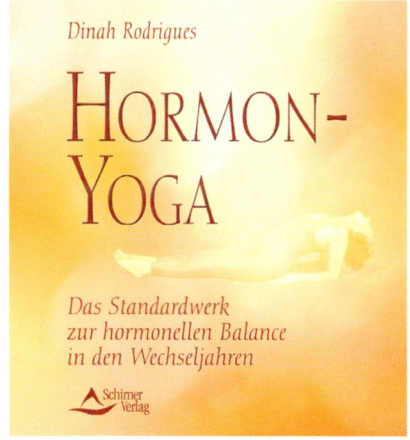

Dinah Rodrigues
**Hormon-Yoga**
*Das Standardwerk zur hormonellen
Balance in den Wechseljahren*
ISBN 978-3-89767-220-8

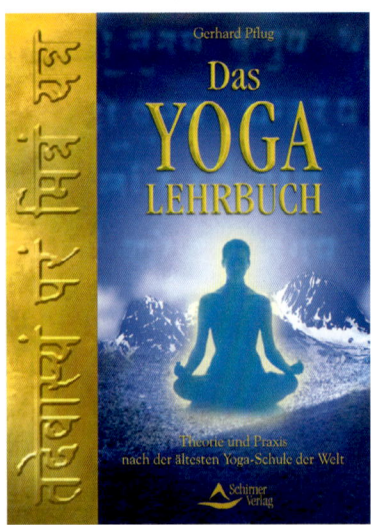

Gerhard Pflug
**Das Yoga-Lehrbuch**
*Theorie und Praxis nach der
ältesten Yoga-Schule der Welt*
ISBN 978-3-89767-163-8

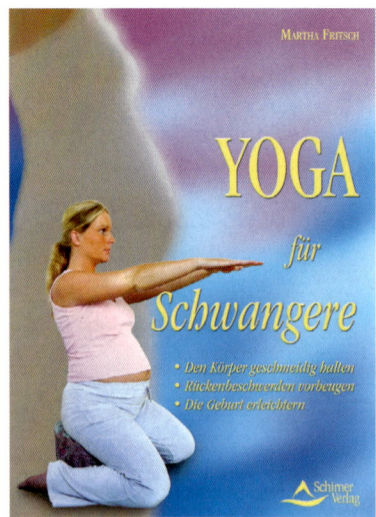

Martha Fritsch
**Yoga für Schwangere**
*Den Körper geschmeidig halten,
Rückenschmerzen vorbeugen,
die Geburt erleichtern*
ISBN 978-3-89767-169-0

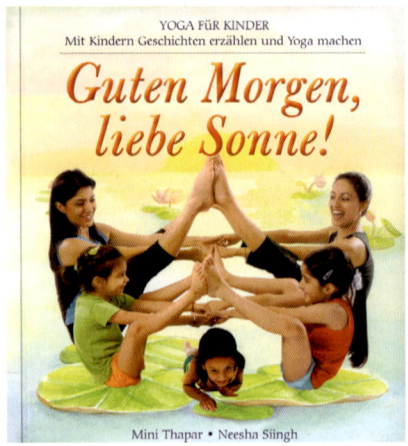

Mini Thapar • Neesha Singh
**Guten Morgen, liebe Sonne!**
*Yoga für Kinder:
Mit Kindern Geschichten erzählen
und Yoga machen*
ISBN 978-3-89767-237-6

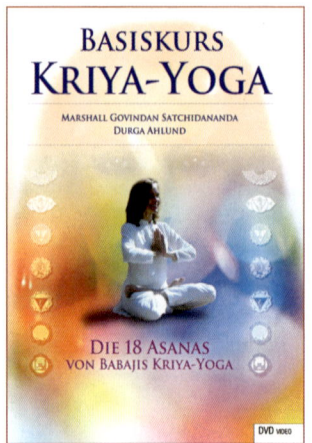

Marshall Govindan Satchidananda
Durga Ahlund
**DVD: Basiskurs Kriya-Yoga**
*Die 18 Asanas von
Babajis Kriya-Yoga*
ISBN 978-3-89767-268-0

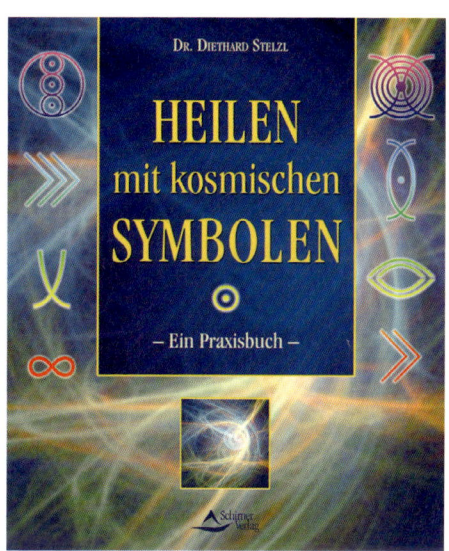

Diethard Stelzl
**Heilen mit kosmischen Symbolen**
*– Ein Praxisbuch –*
ISBN 978-3-89767-178-2

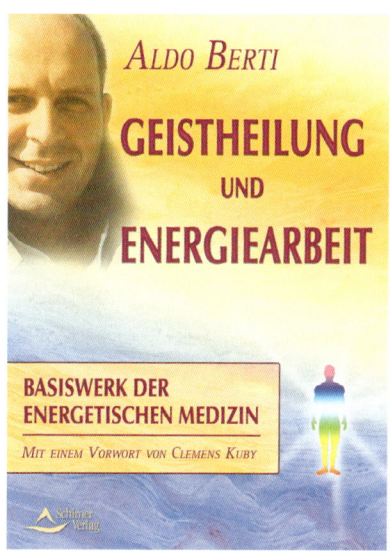

Aldo Berti
**Geistheilung und Energiearbeit**
*Basiswerk der energetischen Medizin*
*Mit einem Vorwort von*
*Clemens Kuby*
ISBN 978-3-89767-214-7

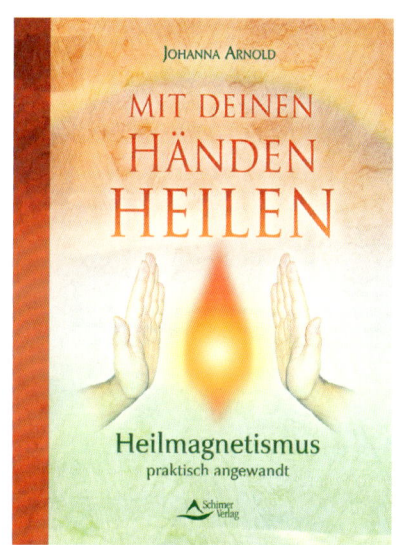

Johanna Arnold
**Mit deinen Händen heilen**
*Heilmagnetismus praktisch angewandt*
ISBN 978-3-89767-273-4

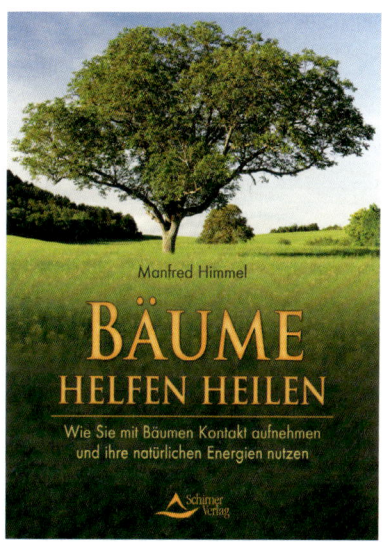

Manfred Himmel
**Bäume helfen heilen**
*Wie Sie mit Bäumen Kontakt*
*aufnehmen und ihre natürlichen*
*Energien nutzen*
ISBN 978-3-89767-183-6

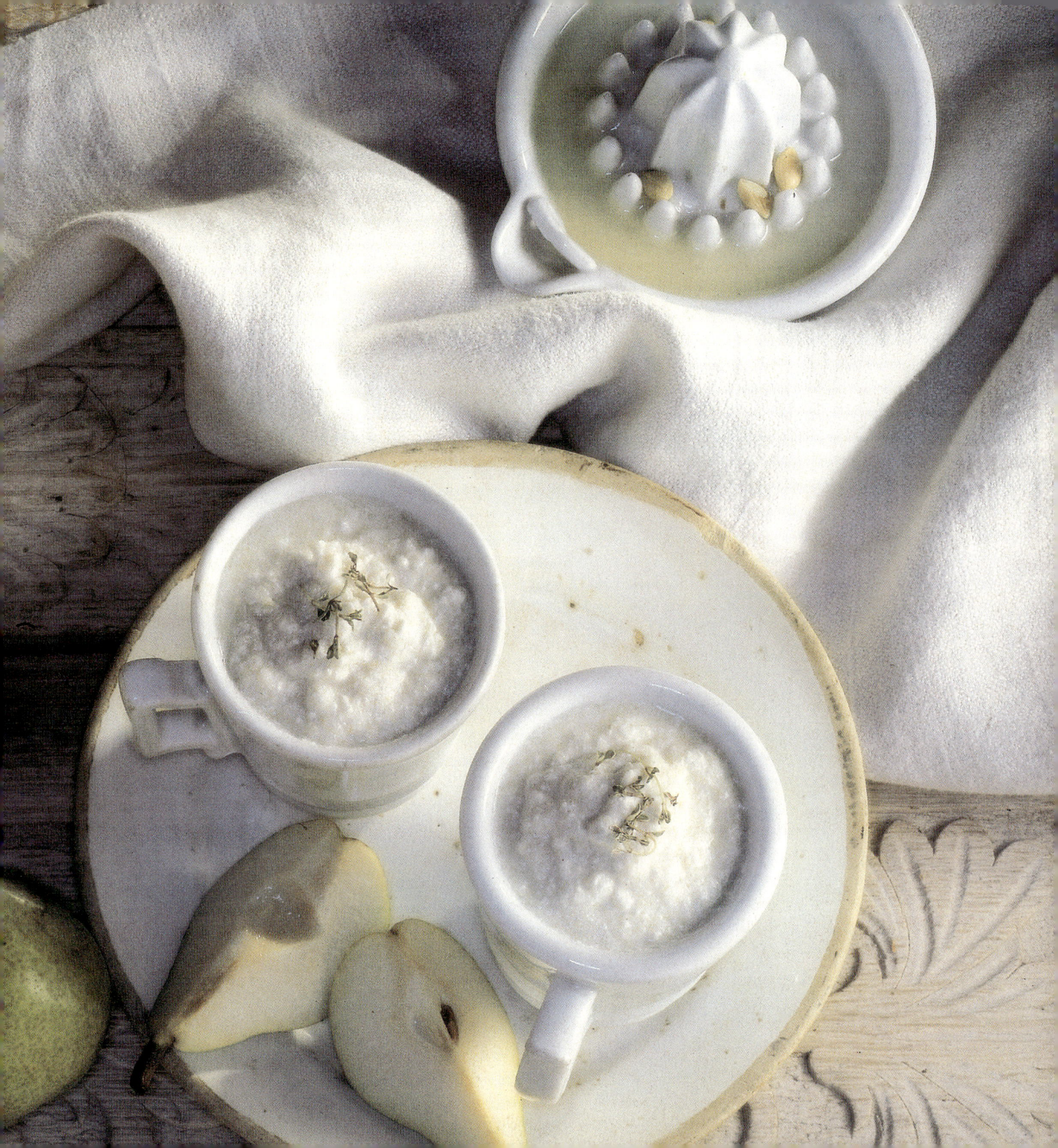

## SAHNE-EIS
### GELATO DI CREMA

5 Eigelb
200 g extrafeiner Zucker
1 l Sahne

*Auch ohne Eismaschine läßt sich dieses unwiderstehliche, sahnige Eis ohne weiteres herstellen. Sie müssen es, während es gefriert, lediglich mehrmals durchmischen. Anstelle des Zuckers können Sie auch einen guten Honig verwenden, der, falls er zu fest ist, im Wasserbad erwärmt wird.*

Das Eigelb mit dem Zucker in einer hitzebeständigen Schüssel verschlagen, bis eine dickschaumige Creme entsteht. Die Schüssel in einen Topf mit leise sprudelndem Wasser einhängen oder auch einen Doppeltopf verwenden. Langsam die Sahne zur Eicreme gießen und dabei ununterbrochen rühren. Die Mischung unter ständigem Rühren eindicken lassen, wobei sie jedoch nicht zum Kochen kommen darf.

Abkühlen lassen und in der Eismaschine gefrieren lassen oder ins Gefrierfach stellen und häufig durchrühren.

*Für 8–10 Personen*

## PFLAUMENMUS MIT ZIMT
### MARMELLATA DI PRUGNE ALLA CANNELLA

500 g Pflaumen, gewaschen
und entsteint
1 Zimtstange
250 g extrafeiner Zucker

*Mit Konfitüren lassen sich die fruchtigen Aromen des Sommers aufs wundervollste einfangen. Der Markt bietet jedoch exzellente Produkte in solcher Auswahl, daß sich die eigene Herstellung nur dann lohnt, wenn man Gelegenheit hat, die Früchte selbst zu ernten. So kann man später Konfitüren genießen, die nicht nur sorgfältig ausgewählte Früchte enthalten, sondern zugleich auch persönliche Erinnerungen wecken.*

Den Backofen auf 150 °C (Gasherd Stufe 1) erhitzen.

Die Pflaumen in einen Topf mit dickem Boden geben und bei niedriger Temperatur garen, bis sie weich sind.

Die Zimtstange und 60 g (5 Eßlöffel) Zucker hinzufügen und gut verrühren. Die Mischung auf ein Backblech geben und für etwa 40 Minuten in den Ofen schieben.

Weitere 60 g (5 Eßlöffel) Zucker hinzufügen, gut verrühren und das Pflaumenmus nochmals 40 Minuten backen. Diesen Vorgang noch zweimal wiederholen.

Die Zimtstange entfernen. Das Pflaumenmus in kleine, sterilisierte Gläser füllen. Fest verschließen, abkühlen lassen und im Kühlschrank aufbewahren.

*Ergibt etwa 500 g*

# BROMBEERGELEE
## GELATINA DI MORE

*1,8 kg Brombeeren*
*2 grüne Äpfel*
*(möglichst aus biologischem Anbau),*
*ungeschält mitsamt dem*
*Kerngehäuse in kleine Stücke*
*geschnitten*
*150 ml Wasser*
*Extrafeiner Zucker, entsprechend der*
*gewonnenen Fruchtsaftmenge*
*Saft von 1 Zitrone*

*Genauso verlockend, wie es aussieht, schmeckt dieses Gelee auch. Feiern*
*Sie doch nach einer erfolgreichen Beerensuche mit Freunden ein kleines Fest, bei*
*dem Sie eine Kostprobe servieren. Köstlich schmeckt dieses Gelee auf*
*Pfannkuchen oder Crêpes oder zu gebratenen Grießrauten (Rezept S. 142).*

Die Brombeeren mit den Äpfeln und dem Wasser in einen Topf geben und bei niedriger Temperatur unter gelegentlichem Rühren kochen, bis die Früchte sehr weich sind. Den Fruchtbrei in einen Saftbeutel füllen und über einer Schüssel abtropfen lassen. Den Beutel über Nacht stehen lassen, damit aller Saft abtropft. Nicht auspressen, da das Gelee sonst trüb wird.

Den Saft abmessen und pro 500 ml Saft 500 g Zucker unterrühren. Den Zitronensaft dazugeben und die Mischung unter ständigem Rühren kochen, dabei immer wieder den Schaum von der Oberfläche abschöpfen, bis der Gelierpunkt erreicht ist. Zur Probe einen Löffel Gelee auf einen kalten Teller geben und diesen kippen: Behält der Klecks seine Form, ist das Gelee fertig.

Das Gelee in sterilisierte Gläser füllen, diese verschließen und an einem kühlen, dunklen Ort lagern.

*Ergibt etwa 1 kg*

# MARONEN IN FENCHELSIRUP
## MARRONI AL FINOCCHIO

*500 g Maronen*
*200 g extrafeiner Zucker*
*2 EL Wasser*
*1 EL Fenchelsamen*
*Abgeriebene Schale und Saft*
*von 1 unbehandelten Zitrone*
*1 Vanilleschote*

*Die Kombination von Maronen und Fenchelsamen ist typisch für die*
*toskanische Küche. Ob zu Eiscreme oder einfach mit Schlagsahne serviert,*
*schmeckt diese Spezialität exquisit und erweist sich, wenn unerwartet*
*Besuch kommt, als wertvolle Notreserve.*

Die Maronen mit einem spitzen Messer über Kreuz einritzen. Portionsweise in kochendes Wasser geben, nach 1 Minute herausholen, schälen und die innere Haut abziehen.

Die Maronen in einem Topf mit Wasser bedecken und etwa 30 Minuten leise köcheln lassen, bis sie weich sind.

Den Zucker, das Wasser, die Fenchelsamen und den Zitronensaft in einen kleinen Topf geben und alles bei niedriger Temperatur zu einem Sirup verkochen – er hat die richtige Konsistenz, wenn er einen hineingetauchten Löffel beim Herausziehen dick überzieht.

Die Maronen in ein Einmachglas füllen und mit dem Sirup übergießen. Die Zitronenschale und die Vanilleschote dazugeben. Das Glas verschließen. Zum Sterilisieren in einem Topf mit Wasser bedecken und 20 Minuten kochen, danach im Wasser abkühlen lassen. Die Maronen an einem kühlen, dunklen Ort aufbewahren.

*Ergibt etwa 500 g*

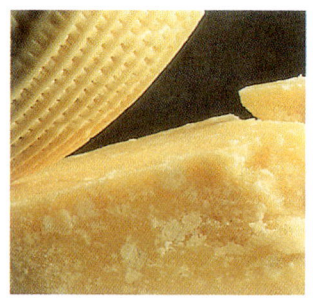

# BROTE UND KLASSISCHE SAUCEN

Ohne Brot wäre ein Essen in Italien nahezu undenkbar. Meist steht in der Tischmitte ein kleiner Korb mit verschiedenen Brotsorten, und während der gesamten Mahlzeit nimmt man sich immer wieder ein Stück, sogar zum Pasta-Gang. Tunkt man die letzten köstlichen Tropfen der Sauce oder auch des Salatdressings oder einer Suppe mit Brot auf, ist dies nicht ungebührlich, sondern vielmehr ein Kompliment an den Koch. Der ausgeprägten Vorliebe für Brot ist auch eine überaus reiche Vielfalt an Rezepten zu verdanken.

Ich erinnere mich noch lebhaft daran, wie früher nach toskanischer Tradition im Holzofen lange Brotlaibe gebacken wurden. Dieses Brot, das ohne Salz zubereitet war, wurde auf Holzregalen gelagert, wo es seine einmalige Beschaffenheit mehrere Tage behielt. Bis heute backt man in der Toskana das salzlose Brot, ohne das die kulinarischen Klassiker der Region wie *panzanella* (Bunter Salat von Brot und Tomaten, Rezept S. 111) undenkbar wären.

Neben Anleitungen für die Herstellung von herzhaftem Gebäck beinhaltet dieses Kapitel Rezepte für einige klassische Saucen – pikante wie auch süße –, die in den verschiedensten Kombinationen vorkommen. Sie bilden nicht nur eine unverzichtbare Grundlage der *cucina italiana*, sondern dienen zugleich als Ausgangsbasis für eine kreative, abwechslungsreiche Küche. Schon durch kleine, phantasievolle Abwandlungen, etwa den Ersatz eines Küchenkrauts durch ein anderes, entsteht eine neue Variation von ungeahntem Reiz.

## WEIZENVOLLKORNBROT MIT NÜSSEN UND SAMEN
### PANE INTEGRALE CON SEMI E NOCI

*30 g Frischhefe*
*1 TL Zucker*
*400 g Weizenvollkornmehl,*
*dazu weiteres Mehl für die*
*Teigbearbeitung*
*2 EL natives Olivenöl extra*
*1 Prise Salz*
*175 ml warmes Wasser*
*2 EL grobgehackte Walnüsse,*
*2 EL grobgehackte*
*Sonnenblumenkerne*
*30 g Rosinen, eingeweicht*
*und trockengetupft*
*1 EL feingehackter frischer*
*Rosmarin*
*Abgeriebene Schale von 1 Zitrone*
*2 EL Fenchelsamen*

*Weder richtig süß, noch eindeutig salzig, ist dieses Brot eine wunderbare*
*Ergänzung zu Käse, besonders zu frischen, saftigen Sorten. Nicht minder köstlich*
*aber schmeckt es mit Marmelade, Honig oder einem anderen süßen Aufstrich.*

Hefe und Zucker in etwas warmem Wasser verrühren. Das Mehl auf eine Arbeitsfläche häufen. In die Mitte eine Mulde drücken und die Hefemischung, das Öl, das Salz und das restliche Wasser hineingeben. Die Zutaten mit einer Gabel von innen nach außen ins Mehl einarbeiten. Wenn dies mit der Gabel nicht mehr möglich ist, die Hände zu Hilfe nehmen und alles zu einem weichen, glatten Teig verarbeiten. Überschüssiges Mehl mit einem Pinsel entfernen und den Teig noch einige Minuten kneten.

Eine Schüssel mit Mehl ausstreuen. Den Teig zu einer Kugel formen, hineingeben und an einem warmen Ort etwa 20 Minuten auf das doppelte Volumen aufgehen lassen.

Walnüsse, Sonnenblumenkerne, Rosinen, Rosmarin, Zitronenschale und Fenchelsamen dazugeben und den Teig nochmals gründlich kneten. In zwei Portionen teilen, diese jeweils zu einem runden Laib formen und abermals 1/2 Stunde gehen lassen.

Den Backofen auf 180 °C (Gasherd Stufe 2–3) vorheizen.

Ein Backblech buttern und mit Mehl bestreuen. Die Teiglaibe 40 Minuten backen. Vor dem Aufschneiden völlig auskühlen lassen.
*Ergibt 2 Laibe*

## KAROTTENBROT
### PANE DI CAROTE

*450 g Weizenvollkornmehl*
*175 ml Milch*
*30 g Frischhefe*
*1 TL Zucker*
*1 TL Salz*
*60 g (4 EL) Butter, zerlassen,*
*dazu Butter zum Einfetten*
*des Backblechs*
*175 ml Karottensaft*
*220 g Karotten, sehr fein gerieben*

*Das appetitlich gefärbte Brot ist eine interessante Bereicherung für den Brotkorb.*
*Es schmeckt wundervoll, einfach nur mit frischer Butter bestrichen oder auch als*
*Sandwich zubereitet.*

Das Mehl auf eine Arbeitsfläche häufen und in der Mitte eine tiefe Mulde formen. Die Milch in einem kleinen Topf erwärmen. Hefe und Zucker mit einer Gabel einrühren und die Mischung in die Mulde gießen. Das Salz, die zerlassene Butter, den Karottensaft und die geriebenen Karotten dazugeben. Alles vermengen und kneten, bis man eine glatte, elastische Teigkugel erhält. Wenn der Teig nicht das gesamte Mehl aufnimmt, macht dies nichts. Den Teig in einer Schüssel mit einem Tuch abdecken und etwa 20 Minuten an einem warmen Ort gehen lassen.

Anschließend den Teig nochmals kneten, dann in zwei Portionen teilen und daraus Laibe formen.

Die Teiglaibe auf ein mit Butter eingefettetes und bemehltes Backblech legen oder in eine eingefettete und mit Mehl ausgestreute Kastenformen geben. Erneut 20 Minuten gehen lassen.

Den Backofen auf 180 °C (Gasherd Stufe 2–3) vorheizen.

Die Brote 40 Minuten backen. Kalt werden lassen und erst dann aufschneiden.
*Ergibt 2 Laibe*

## ROSMARINZÖPFE
### TRECCE AL ROSMARINO

*350 g Weizenvollkornmehl, dazu
weiteres Mehl für die
Teigbearbeitung
150 g Roggenmehl
30 g Frischhefe
1 TL Zucker
125 ml warme Milch
60 g (4 EL) Butter, zerlassen
1/2 TL Salz
1 TL frisch gehackter Rosmarin
1 Ei, verquirlt*

*Servieren Sie dieses herzhafte Gebäck zusammen mit anderen Brötchen,
hübsch in einem Brotkorb angerichtet. Ganz ausgezeichnet schmeckt es zu einer
Käseplatte zum Abschluß einer Mahlzeit.*

Die beiden Mehlsorten zusammen auf die Arbeitsfläche häufen und in die Mitte eine Mulde drücken. Die Hefe in eine kleine Schüssel bröckeln. Zucker und Milch hinzufügen und alles gründlich vermengen. Die Mischung zusammen mit der Butter, dem Salz und dem Rosmarin in die Vertiefung geben.

Diese Zutaten mit kreisförmigen Bewegungen mit einer Gabel ins Mehl einarbeiten und dann den Teig weiter mit den Händen kneten, bis er glatt und elastisch ist. Versuchen Sie nicht, mehr Mehl einzuarbeiten, als der Teig von sich aus aufnimmt. Eine Kugel formen, in eine Schüssel geben, mit einem Tuch abdecken und an einem warmen Ort etwa 25 Minuten gehen lassen.

Den Teig nochmals einige Minuten kneten. In sechs gleiche Portionen teilen und diese zu etwa 25 cm langen Rollen formen. Aus jeweils drei Rollen einen Zopf flechten. Ein Backblech mit Mehl bestreuen, die Zöpfe darauflegen und mit dem verquirlten Ei bestreichen. Erneut 20 Minuten gehen lassen. Inzwischen den Backofen auf 180 °C (Gasherd Stufe 2–3) vorheizen.

Die Zöpfe etwa 40 Minuten backen. Sie schmecken frisch besonders gut.

*Ergibt 2 Zöpfe*

## KARTOFFEL-GRISSINI MIT SESAM
### GRISSINI DI PATATE AL SESAMO

*220 g große Kartoffeln
220 g Weizenvollkornmehl, dazu
weiteres Mehl für die Teigbearbeitung
100 g Butter, dazu Butter zum
Einfetten des Backblechs
2 EL Sesamkörner
1 TL Salz, dazu grobes Salz zum
Bestreuen*

*Exquisit schmecken diese Grissini zu den nur walnußgroßen Mozzarellas
oder auch zu Frischkäse wie Ricotta.*

Einen Topf mit Wasser aufsetzen. Sobald es aufwallt, die Kartoffeln hineingeben und in etwa 20 Minuten gar kochen. Abgießen, schälen und zerdrücken und das Püree auf eine Arbeitsfläche geben. Mehl, Butter, Sesamkörner und Salz hinzufügen. Alles mit den Händen zu einem glatten Teig verkneten. Alternativ die in Stücke geschnittenen Kartoffeln mit den übrigen Zutaten in der Küchenmaschine verarbeiten.

Den Teig zu einer dicken, etwa 20 cm langen Rolle formen. Etwa 2 cm dicke Scheiben abschneiden und diese jeweils zu einer dünnen Rolle von etwa 20 cm Länge formen. Dabei die Arbeitsfläche wiederholt einmehlen, damit der Teig nicht festklebt.

Den Backofen auf 170 °C (Gasherd Stufe 2) vorheizen.

Ein Backblech mit Butter einstreichen. Die Rollen mit etwas Abstand darauflegen und leicht mit Salz bestreuen. Die *grissini* für etwa 20 Minuten in den Ofen schieben, bis sie goldbraun sind.

*Ergibt 8–10 Stück*

*Rosmarinzopf*

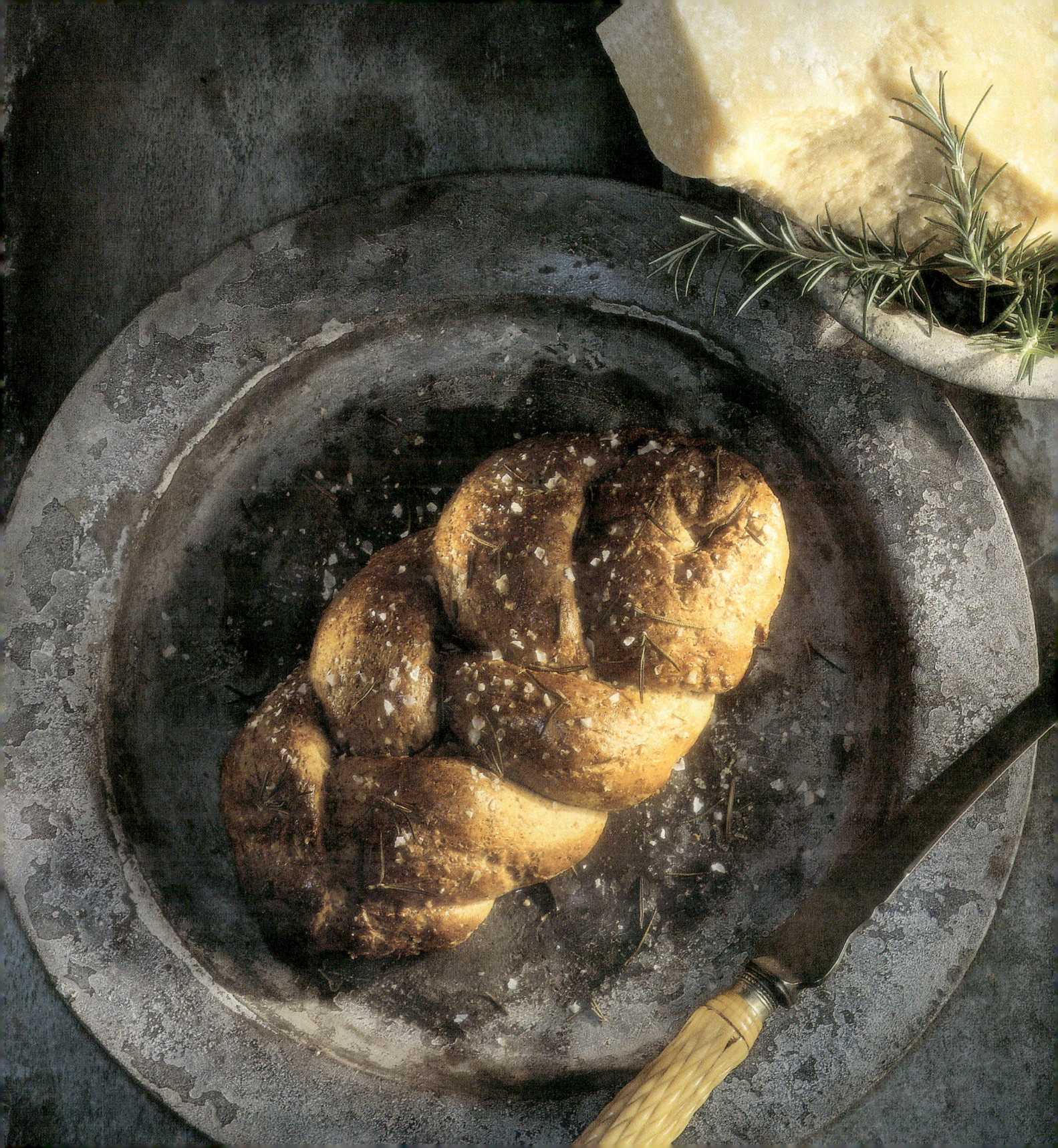

## BÉCHAMELSAUCE
### SALSA BESCIAMELLA

500 ml Milch
30 g (2 EL) Butter
30 g (3 EL) Mehl
1 Prise geriebene Muskatnuß
Salz

*Mit ihrer samtigen Konsistenz paßt diese Sauce zu den verschiedensten Zubereitungen, herrlich schmeckt sie etwa zu Omelettes und Kartoffeln. Nachfolgende Version eignet sich besonders für Pasta und andere Speisen, die viel Flüssigkeit aufnehmen.*

Die Milch in einem kleinen Topf erhitzen, aber nicht aufkochen, und dann warm stellen.

Die Butter in einem Topf bei mäßiger Temperatur zerlassen. Das Mehl einstreuen und ständig rühren, bis die Mischung leicht gebräunt ist. Den Topf von der Kochstelle nehmen und die Milch langsam und unter ständigem Rühren in feinem Strahl hinzugießen. Wenn sie von der Sauce aufgenommen ist, diese mit Muskatnuß und Salz abschmecken, unter Rühren aufkochen und dann leise köchelnd eindicken lassen.

An einen warmen Platz stellen und abdecken, damit sich keine Haut bildet.

Aus einem einfachen Gemüse wie Blumenkohl wird ein delikates Gericht, wenn man ihn soeben halb gar kocht, in einer Gratinform mit Béchamelsauce überzieht und etwa 20 Minuten im Ofen backt. Auch viele Arten von Pasta werden, mit Béchamelsauce, Tomaten und frisch geriebenem Parmesan vermischt und unter dem Grill gebräunt, zu einem exquisiten und sättigenden Genuß.

*Für 4 Personen*

## BASILIKUMSAUCE
### PESTO

60 g frische Basilikumblätter
30 g frische Minzeblätter
60 g Pinienkerne
4 EL frisch geriebener Parmesan
2 EL frisch geriebener Pecorino
125 ml natives Olivenöl extra
Salz

*Traditionsgemäß wird diese uralte Genueser Spezialität im Mörser zubereitet. Zunächst werden die Blätter einer besonders aromatischen kleinblättrigen Basilikumart mit dem Stößel fein zerrieben und dann nach und nach die übrigen Zutaten eingearbeitet, so daß schließlich eine Sauce entsteht, die beinahe so cremig ist wie Mayonnaise. Der Elektromixer nimmt uns heute diese Arbeit ab und erzielt ebenfalls ein exzellentes Ergebnis. In der hier vorgestellten Variante habe ich das Pesto mit Minzeblättern angereichert und dafür den Knoblauch weggelassen, der in der Originalversion allerdings nicht fehlen darf.*

Basilikum, Minze, Pinienkerne, Parmesan, Pecorino, Öl und etwas Salz in den Mixer geben und alles zu einer sämigen Sauce verarbeiten. Mit einer dünnen Ölschicht bedeckt, die ein Anlaufen des Basilikums verhindert, läßt sich Pesto im Kühlschrank mindestens eine Woche aufbewahren. Soll die Sauce zu gedämpften oder gekochten Kartoffeln und aufgeschnittenem Siedfleisch gereicht werden, verdünnt man einige Eßlöffel davon mit etwas Brühe oder heißem Wasser. Vorzüglich schmeckt Pesto auch in Gemüsesuppen oder einer Brühe mit Reiseinlage.

*Für 4–6 Personen*

## TOMATENSAUCE MIT BASILIKUM
### SALSA DI POMODORO AL BASILICO

*500 g reife Eiertomaten*
*(ersatzweise Dosentomaten)*
*100 g Butter*
*1 kleine Zwiebel, gehackt*
*1 TL Zucker*
*Salz*
*8–10 frische Basilikumblätter,*
*in Streifen geschnitten*

*Dieser Grundpfeiler der traditionellen italienischen Küche ist, so könnte man sagen, zweifach verankert: einerseits im Norden, wo die Sauce mit Butter und Zwiebel zubereitet wird, und andererseits im Süden – Florenz und südlicher –, wo die salsa al pomodoro auf gutem Olivenöl und Knoblauch basiert. Während die Version mit Butter und Zwiebel besser zu frischen Eiernudeln wie Fettuccine und Tagliatelle schmeckt, ist die knoblauchhaltige Variante ideal zu Spaghetti, Maccheroni und anderer getrockneter Pasta.*

Bei Verwendung frischer Tomaten diese $1/2$ Minute blanchieren, abgießen und mit einem kleinen Messer enthäuten; danach in Stücke schneiden und nach Wunsch entkernen. Dosentomaten einfach abgießen und hacken.

Die Butter in einem Topf bei niedriger Temperatur zerlassen. Die Zwiebel mit einigen Eßlöffeln Wasser dazugeben und im geschlossenen Topf etwa 10 Minuten glasig dünsten, dabei gelegentlich rühren. Die Tomaten, den Zucker sowie Salz nach Geschmack hinzufügen und im fast geschlossenen Topf etwa 20 Minuten garen. Gelegentlich rühren und, falls nötig, etwas Wasser hinzugießen – die fertige Sauce soll cremig und nicht zu trocken sein. Das Basilikum einrühren. Den Topf vom Herd nehmen und bis zur Verwendung warm stellen. Zu Pasta mit Tomatensauce reicht man gewöhnlich reichlich frisch geriebenen Parmesan. Gut paßt diese Sauce auch zu Gnocchi, Polenta, weißem Reis, Eierspeisen und Gemüse. Im Kühlschrank läßt sie sich einige Tage aufbewahren.
*Für 4 Personen*

## GRÜNE SAUCE
### SALSA VERDE

*60 g altbackenes Landbrot*
*4 EL frisch gehackte glatte Petersilie*
*1 hartgekochtes Ei, feingehackt*
*2 EL gehackte Kapern*
*Salz und frisch gemahlener Pfeffer*
*125 ml natives Olivenöl extra*
*2 EL Essig*

*Gedämpftes oder gekochtes Gemüse wie Kartoffeln, Karotten, Zucchini, weiße Rüben oder Zwiebeln wird durch diese klassische norditalienische Sauce herzhaft abgerundet. Vorzüglich schmeckt Grüne Sauce auch zu Reis oder als Dressing über Tomatenhälften.*

Das Brot 10 Minuten in Wasser einweichen, abgießen und kräftig ausdrücken.
Mit der Petersilie, den Eiern und den Kapern in eine Schüssel geben. Salz und Pfeffer nach Geschmack sowie das Öl und den Essig hinzufügen und alles gründlich verrühren. In eine Sauciere füllen und servieren.
Im Kühlschrank hält sich Grüne Sauce einige Tage.
*Für 4 Personen*

## SOFFRITTO MIT OREGANO
### SOFFRITTO ALL'ORIGANO

*4 EL natives Olivenöl extra*
*3 Knoblauchzehen, gehackt*
*1 kleine Karotte, gehackt*
*½ Zwiebel, gehackt*
*1 Lorbeerblatt*
*1 Stange Bleichsellerie, gehackt*
*125 ml trockener Weißwein*
*Salz und frisch gemahlener Pfeffer*

*Soffritto bildet die Grundlage zahlloser Zubereitungen. So darf es in einer Tomatensauce nach mediterraner Art, wie man sie in Mittel- und Süditalien zu Spaghetti und anderer getrockneter Pasta serviert, niemals fehlen. Auch alle Gerichte aus Getreide, Hülsenfrüchten und Gemüse erhalten durch ein soffritto mehr Geschmack. Mit verschiedenen Kräutern wie Oregano, Basilikum, Thymian und Petersilie können Sie ihm immer wieder eine andere Note verleihen.*

Ein guter Koch zeichnet sich dadurch aus, daß er genau weiß, wann das *soffritto* fertig ist, denn die Garzeit variiert je nach der Zubereitung, für die das *soffritto* gedacht ist. Für eine Minestrone etwa muß es nicht so lange gedünstet werden, während eine Tomatensauce besonders schmackhaft gerät, wenn das Gemüse leicht angebräunt wird.

Das Öl in einem Topf erhitzen und den Knoblauch unter Rühren darin braten. Nicht anbrennen lassen, sonst schmeckt er bitter. Karotte, Zwiebel, Lorbeerblatt und Sellerie hinzufügen und alles zusammen noch 5–6 Minuten bei hoher Temperatur braten, dabei häufig rühren.

Den Weißwein angießen und völlig verkochen lassen.

Die Temperatur herunterschalten. Das *soffritto* nach Geschmack salzen und pfeffern und zugedeckt weitere 15–30 Minuten schmoren. Dabei gelegentlich rühren und bei Bedarf – insbesondere bei einer längeren Garzeit – etwas Wasser dazugeben, damit die Mischung nicht austrocknet.

Verwenden Sie das *soffritto* als Grundlage für Saucen, Suppen, Risottos, Gemüsegerichte und anderes mehr. Im Kühlschrank hält es sich einige Tage.

*Für 4 Personen*

## MAYONNAISE
### SALSA MAIONESE

*1 Eigelb*
*Saft von ½ Zitrone*
*Salz und frisch gemahlener Pfeffer*
*150 ml natives Olivenöl extra*

*Die Qualität des Olivenöls ist von entscheidender Bedeutung für das Gelingen einer Mayonnaise. Es muß ohne Wärmebehandlung bei der ersten Pressung gewonnen sein. Mayonnaise ist eine äußerst vielseitige Sauce. Man kann sie durch Zugabe von Joghurt leichter und umgekehrt mit Sahne reichhaltiger machen. Mit Knoblauch oder Kräutern, mit Bedacht verwendet, ergibt sich eine schier endlose Geschmackspalette. Mayonnaise ist ein herrliches Dressing für Eier, Kartoffeln, Tomaten, Gurken und die verschiedensten Gemüse.*

Eigelb und Zitronensaft mit etwas Salz und Pfeffer in den Mixer geben. Den Schalter kurz betätigen, um die Zutaten zu vermischen. Dann bei laufendem Gerät das Öl in feinem Strahl hinzugießen, bis die Mayonnaise eindickt und eine samtige Konsistenz annimmt. Im Kühlschrank läßt sich Mayonnaise einige Tage aufbewahren, doch sollte man sie gut verschließen.

*Für 4 Personen*

## VINAIGRETTE
### SALSA VINAIGRETTE

*1 Prise Salz*
*2 EL Weinessig*
*4 EL natives Olivenöl extra*

*Dieses klassische Dressing für Gemüse und Salate wird in Italien allgemein bevorzugt. Mit seiner bewußten Schlichtheit unterstreicht es die natürlichen Aromen von Salaten, anstatt sie zu übertönen.*

Bei diesem Dressing ist es unerläßlich, daß die Zutaten von bester Qualität sind. So ist natives Olivenöl extra zu verwenden, das nicht mit Hilfe von Chemie gewonnen, sondern mechanisch gepreßt wurde. Nur bei dieser Art der Ölgewinnung bleibt der unverfälschte Oliven- geschmack erhalten. Der Essig muß aus gutem Wein hergestellt und natürlich vergoren sein.

In einer kleinen Schüssel das Salz mit einer Gabel im Essig verrühren. Das Öl zufügen und gründlich einrühren.

*Für 4 Personen*

## WEINSCHAUMSAUCE
### ZABAIONE

*3 Eigelb*
*90 g extrafeiner Zucker*
*4 EL Marsala oder Vin Santo*

*Es handelt sich um eine ursprünglich venezianische Spezialität. Mit zerbröselten Amaretti (italienische Mandelkekse) oder Mascarpone vermischt, ergibt sie eine exquisite Dessertcreme. Sehr lecker ist sie auch, über Beeren, Feigen, Kirschen oder gedünstete Birnen gegeben oder als Tortenfüllung verwendet.*

Das Eigelb mit dem Zucker in eine hitzebeständige Schüssel geben. Mit einem Schneebesen oder Handmixer einige Minuten rühren, bis sich der Zucker vollständig aufgelöst hat und man einen hellen Schaum erhält.
Den Marsala oder Vin Santo hinzugießen und gründlich einrühren.
Die Schüssel in einen Topf mit leise sprudeln- dem Wasser einhängen oder die Mischung in einen Doppeltopf geben und noch etwa 4 Minuten kräftig rühren, bis die Weinschaumsauce ihr Volumen verdoppelt hat. In eine Sauciere oder Dessertgläser füllen und sogleich servieren oder aber bis zur baldigen Verwendung in den Kühlschrank stellen.

*Für 4 Personen*

## CREMIGE VANILLESAUCE
### CREMA DI VANIGLIA

*250 ml Milch*
*250 ml Crème double*
*1 Vanilleschote*
*2 Eigelb*
*60 g (5 EL) extrafeiner Zucker*

*Heiß oder kalt ist diese Sauce ausgesprochen köstlich, zum Beispiel über Eiscreme, Puddings oder gedünsteten Früchten wie Pflaumen, Birnen, Äpfel oder Beeren. Wenn sie nicht sofort verwendet wird, sollte man sie gelegentlich umrühren, damit sich auf der Oberfläche keine Haut bilden kann.*

Die Milch mit der Crème double und der Vanilleschote in einem Doppeltopf oder in einer Schüssel im Wasserbad erhitzen.

Das Eigelb mit dem Zucker zu einer dickschaumigen Creme aufschlagen. Ein wenig von der heißen Milchmischung langsam hinzugießen. Die Mischung in den Doppeltopf beziehungsweise die Schüssel geben und rühren, bis sie dick und cremig wird, dabei nicht aufkochen lassen.

Vor dem Servieren die Vanilleschote entfernen.

*Für 4 Personen*

## WEINSIRUP
### SALSA DI VINO

*1 l trockener Rotwein*
*400 g extrafeiner Zucker*

*Das Rezept wurde in einer Zeit ersonnen, in der jeder Weinrest verwertet wurde. Doch ist dieser Sirup so gut, daß er durchaus verdient, mit einem hochwertigen, allerdings nicht zu körperreichen Wein zubereitet zu werden. Heiß oder kalt schmeckt er gleichermaßen gut – ob über Eiscreme oder zu gedünsteten Früchten, besonders Äpfeln und Birnen. Ein Stück Zimtstange oder auch Gewürznelken verleihen ihm eine ganz eigene Note.*

Den Wein in einen Topf geben und den Zucker bei mittlerer Temperatur einrühren, bis er sich aufgelöst hat. Die Mischung leise köcheln lassen, bis sie sirupartig eindickt. Einen Löffel kurz hineintauchen und anblasen: Der Sirup hat die richtige Konzentration, wenn er am Löffel kleben bleibt.

Abkühlen lassen und in sterilisierte Gläser füllen.

Weinsirup läßt sich gut auch über längere Zeit im Kühlschrank aufbewahren – damit können Sie jederzeit ein unwiderstehliches Dessert zaubern.

*Ergibt etwa 500 g*

# Register